ENT［耳鼻咽喉科］臨床フロンティア

Clinical Series of the Ear, Nose and Throat

Frontier

急性難聴の鑑別とその対処

専門編集　髙橋晴雄　長崎大学

編集委員　小林俊光　東北大学
　　　　　髙橋晴雄　長崎大学
　　　　　浦野正美　浦野耳鼻咽喉科医院

中山書店

【読者の方々へ】

本書に記載されている診断法・治療法については,出版時の最新の情報に基づいて正確を期するよう最善の努力が払われていますが,医学・医療の進歩からみて,その内容がすべて正確かつ完全であることを保証するものではありません.したがって読者ご自身の診療にそれらを応用される場合には,医薬品添付文書や機器の説明書など,常に最新の情報に当たり,十分な注意を払われることを要望いたします.

中山書店

シリーズ刊行にあたって

　この《ENT臨床フロンティア》は，耳鼻咽喉科の日常診療に直結するテーマに絞った全10巻のユニークなシリーズです．従来の体系化された教科書よりも実践的で，多忙な臨床医でも読みやすく，日常診療の中で本当に必要と考えられる項目のみを，わかりやすく解説するという方針で編集しました．

　各巻の内容を選択するにあたっては，実地医家の先生方からの意見や要望を参考にさせていただき，現場のニーズを反映し，それにきめ細かく応える内容を目指しました．その結果，もっとも関心が高かった「検査」，「処置・小手術」，「急性難聴」，「めまい」，「薬物療法」，「口腔・咽頭・歯牙疾患」，「風邪」，「のどの異常」，「子どもと高齢者」，「がんを見逃さない」の10テーマを選びました．

　内容は臨床に直ぐに役立つような実践的なものとし，大病院のようなフル装備の診断機器を使わなくてもできる診断法，高価な機器を必要としない処置，小手術などに重点をおきました．また最新の診療技術や最近の疾患研究などの話題もコラムやトピックスの形で盛り込みました．記載にあたっては視覚的に理解しやすいように，写真，図表，フローチャートを多用するとともに，病診連携も視野に入れ，適宜，インフォームドコンセントや患者説明の際に役立つツールを加えました．

　各巻の編成にあたっては，テーマごとにそれぞれのスペシャリストの先生方に専門的な編集をお願いし，企画案の検討を重ね，ようやくここに《ENT臨床フロンティア》として刊行開始の運びとなりました．また，ご執筆をお願いした先生方も，なるべく「実戦重視」の方針を叶えていただくべく，第一線でご活躍の方々を中心に選定させていただきました．

　このシリーズは，耳鼻咽喉科診療の第一線で直ぐに役立つことを最大のポイントとするものですが，実地医家や勤務医のみならず，耳鼻咽喉科専門医を目指す研修医の先生方にも広く活用していただけるものと大いに期待しております．

2012年5月吉日

小林俊光，髙橋晴雄，浦野正美

序

　聴覚は人間の高度の社会生活を支える五感のうちでも視覚と並んで最も重要な感覚で，それが突然に失われる急性難聴は患者さんのQOLを著しく障害します．そのため，耳鼻咽喉科診療の中でも急性難聴の迅速，正確な診断，治療は主要な部分の一つといえます．その一方で，最近の医学の進歩により，上半規管裂隙症候群などが新たに知られるようになるなど，急性難聴をきたす疾患も多岐にわたることが分かってきていることもまた事実です．

　本書では，この急性難聴の鑑別と対処をテーマにまとめました．まず，前半の診断・鑑別診断については，医師側から診断を進める経過に沿って，問診，鼓膜所見，検査でどれほど疾患を絞り込めるかを解説し，それに加えて緊急性がある要注意疾患もまとめて解説する章も設けました．

　また，検査も特殊施設にしかないような高度な機器を用いるものよりも，一般診療施設にある最小限の機器で確実に診断できる方法を解説するように心がけました．とくに，一般に普及している検査法について，このようなことまで診断できる，あるいはあまり知られていない使用上のコツなどもコラム，アドバイスで記されています．

　後半は急性難聴をきたす諸疾患の診療の各論を専門家に解説してもらうようにしました．急性難聴をきたす各疾患を取り扱ううえではそれぞれ最重要事項があります．ある疾患ではそれは治療開始を急ぐことであり，また別の疾患では外科治療の適応決定であり，あるいはそれが患者への病因や予後の説明や診断書の書き方である疾患もあります．このような各疾患の重要ポイントを知っておくことは，実は日常診療で最も重要な部分の一つであり，本書では疾患ごとにそれを解説することにも重点を置きました．

　また，本シリーズ既刊の『実戦的耳鼻咽喉科検査法』，『耳鼻咽喉科の外来処置・外来小手術』と同様に，巻末に各種のイラストなどがついていますので，患者さんへの説明等にご活用いただければと思います．

　このように本書は最前線で活躍しておられる耳鼻咽喉科の先生方や専門医を目指す若手耳鼻咽喉科の先生方に診療中でもすぐに参考にしていただけるようにコンテンツをまとめました．日常診療におおいにお役立ていただければ幸いです．

2012年7月

長崎大学 耳鼻咽喉・頭頸部外科
髙橋晴雄

ENT 臨床フロンティア
急性難聴の鑑別とその対処
目次

第❶章 急性難聴とは

急性難聴とは……………………………………………………………神崎　仁　2
概念　2／急性難聴の分類　2／難聴以外の主訴に伴う急性難聴　3／診断のための検査　4／急性難聴の診断にあたって注意すべき点　4

第❷章 問診・視診でどこまでわかるか

病歴から診断する………………………………………………………小川　郁　6
代表的症例（病歴）　6／鑑別診断：病歴からのポイント　7／急性感音難聴診断のための問診のポイント　9

随伴症状から診断する……………………………………田渕経司，和田哲郎，原　晃　13
耳漏　13／耳痛　13／耳閉感　14／耳鳴　15／めまい　15／急性難聴および随伴症状の経過からの鑑別　15

難聴の経過から診断する………………………………………………隈上秀高　16
難聴の経過をパターンとして分類する　16／進行性，反復性のパターンと原因　17／すでに明らかな一側性難聴がある場合　19

鼓膜所見からどこまでわかるか………………………………………山本　裕　20
正常な鼓膜所見のもつ意味　20／外耳道疾患　20／中耳換気不全に基づく疾患　21／炎症性疾患　24／外傷　25

第❸章 検査の進め方と鑑別診断のポイント

急性難聴をきたす疾患と鑑別のポイント……………………………山岨達也　28
急性難聴をきたす疾患　28／伝音難聴　28／感音難聴　30／内耳障害と後迷路障害の鑑別　32

聴覚系検査から鑑別する………………………………………………髙橋晴雄　34
ポイントとなる検査　34／さらに鑑別が必要な場合に加える検査　37／実際の検査・診断手順　38

画像検査から鑑別する………………………………………中島　務，長縄慎二　40
急性難聴における画像診断　40／内耳炎　40／外傷（外リンパ瘻）　40／聴神経腫瘍　42／前庭水管拡大症　43／一側感音難聴　43／突発性難聴　43／内リンパ水腫　44

第4章 緊急性のある疾患を見逃さないコツ

中枢疾患，全身疾患，悪性腫瘍の一症候として …… 高橋真理子，村上信五　48
中枢疾患　48／全身疾患　50／悪性腫瘍　52

第5章 成人急性中耳炎

骨導低下は内耳障害か？ その対処は？ ………………………… 工田昌也　56
急性中耳炎と内耳障害　56／診断の進め方　56／対処法　58／中耳炎から内耳障害の発症機序　60／中耳から内耳への炎症の波及経路　60

第6章 外傷性鼓膜穿孔

治療アルゴリズム ……………………………………… 三代康雄，阪上雅史　64
診断　64／治療の手始め　64／留意すべき合併症　65／パッチは有効か？　65／自然閉鎖率と手術に踏み切るタイミング　66／手術治療　66／診断・治療の進め方　67

他人に原因のある外傷性鼓膜穿孔 ………………………………… 湯浅　有　70
頻度　70／問診　70／視診　71／純音聴力検査　73／処置　74／経過　75／学校において発生した外傷性鼓膜穿孔例への対応　75

インフォームドコンセントの実際 ……………………… 三代康雄，阪上雅史　77
鼓膜穿孔の自然閉鎖率　77／注意事項　77／手術　78

第7章 頭部打撲による難聴（交通事故，転落事故）

側頭骨骨折
まずチェックすべきポイントは？ ………………………………… 内藤　泰　82
急性期・救急段階でのチェックポイント　82／耳鼻咽喉科診療でのチェックポイント　84

確実な診断法は？ ………………………………………………… 内藤　泰　87
自覚症状と視診所見　87／側頭骨骨折の分類　87／縦骨折　88／横骨折　90／高次脳機能障害の合併　91

随伴症状のプライマリケアはどこまで可能か？ ………… 土屋克之，東野哲也　93
聴覚系随伴症状　93／前庭系合併症　95／顔面神経麻痺　95

耳小骨離断
診断のポイントは？ ……………………………………………… 岩野　正　97
耳小骨離断の原因と病態　97／症状　97／診断　97

手術適応は？ .... 岩野　正　101
外傷の範囲と程度による治療方針の決定　101／耳小骨離断とともに外リンパ瘻が疑われる例　102／耳小骨離断単独例での治療方針　103

第❽章　気圧外傷

病因別の症状の特徴 .... 松田雄大，守田雅弘　106
気圧外傷の病態　106／外耳気圧外傷　107／中耳気圧外傷　108／内耳気圧外傷　108

治療のポイント .... 山口展正　110
気圧外傷の治療のポイント　110／外因性　111／内因性：鼻咽腔〜耳管経由の加圧に基づく気圧外傷　115

再発予防のアドバイス .... 守田雅弘　118
気圧外傷を起こす危険な圧変化と因子　118／気圧外傷の予測　118／気圧外傷の予防　119

第❾章　外リンパ瘻

診断のポイント .... 池園哲郎　122
外リンパ瘻総論　122／外リンパ瘻各論　126／鑑別診断　128

Column　新しい診断マーカー CTP .... 池園哲郎　130

保存治療はどこまで有効か—治療方針 .... 池園哲郎　132
カテゴリー A　132／カテゴリー B，C，D の外リンパ瘻　135

手術療法の適応とタイミング .... 飯野ゆき子　136
先天性外リンパ瘻（耳性髄液漏）　136／外傷性外リンパ瘻（耳かき棒などによる直達性や側頭骨骨折によるもの）　137／特発性外リンパ瘻　139

医原性—その対処，説明 .... 西山信宏，鈴木　衞　141
医原性に外リンパ瘻をきたす可能性があるもの　141／外来診療中，外リンパ瘻を誘発してしまったら　142／外リンパ瘻をきたした際の患者，家族への説明　144／外来診療で注意すべき点　145

第❿章　内耳炎

内耳炎の原因は？ .... 吉田尚弘　148
細菌性内耳炎の臨床像　148／内耳炎をきたす疾患　149

プライマリケアでのポイント .... 吉田尚弘　153
診断の進め方　153／診断のポイント　153／各疾患の診断と治療　155

第11章 ウイルス性難聴

ムンプス難聴への最適な対処は？ ……………………………… 坂田英明 160
ムンプスの流行状況　160／ムンプス患者への対応　161／学童への対応　161／ムンプス難聴　161／一側性難聴　163／聴力検査　163／ムンプス難聴の発症機序　164／ムンプス難聴の治療　164／両側ムンプス難聴症例に対する人工内耳　165

ムンプス以外の急性難聴をきたすウイルスは？ ……………… 坂田英明 167
ウイルス性内耳炎　167／先天性難聴　167／顔面神経麻痺（ラムゼイ・ハント症候群）　169／ウイルス性中耳炎　170

ムンプス難聴の予防は可能か？ ………………………………… 坂田英明 171
ムンプスワクチン　171／現状と今後の課題　172

第12章 メニエール病，蝸牛型メニエール病，遅発性内リンパ水腫

難聴からみた診断のポイント …………………………………… 肥塚　泉 176
メニエール病，蝸牛型メニエール病，遅発性内リンパ水腫について　176／純音聴力検査　176／グリセロールテスト　177／蝸電図検査（ECoG）　179

急性期の治療法 …………………………………………………… 肥塚　泉 183
どのような疾患か　183／治療　185

リハビリは有効か？ ……………………………………………… 武田憲昭 189
平衡訓練とその効果　189／平衡訓練の方法　189／平衡訓練のEBM　189

再発防止のための日常的アドバイス …………………………… 武田憲昭 191
メニエール病の発作予防対策　191／メニエール病に対する生活指導　191

第13章 急性低音障害型感音難聴

疫学 ………………………………………………… 桑島　秀，佐藤宏昭 194
患者数　194／患者数の推移　194／性別・年齢分布　194／自覚症状　195／発症前の状況　195／予後　196／予後を規定する因子　196

すべてが内リンパ水腫か？ ……………………………………… 北原　糺 198
急性低音障害型感音難聴の病態　198／急性低音障害型感音難聴からメニエール病への移行　198／急性低音障害型感音難聴における非内リンパ水腫病態の考え方　200

その病因—遺伝的要因，環境的要因？ ……………………………… 宇佐美真一　202
メニエール病／内リンパ水腫との関連性　202／低音障害型難聴の遺伝子解析　204

準確実例の診断と最も重要な鑑別診断 ……………………………… 阿部　隆　207
ALHL の準確実例の診断　207／鑑別を要する最も重要な2疾患　208／鑑別を要するその他の疾患　210

最適な治療は何か？ ……………………………………… 桑島　秀，佐藤宏昭　213
薬物治療　213／安静・食事　215／治療をめぐる問題点　215／治療法の選択　215

再発防止は可能か？ ……………………………………………………… 井上泰宏　217
ALHLとメニエール病は同じか？　217／再発予防の方法は？　217／更年期障害や睡眠障害にも注意　219

インフォームドコンセントの実際 ……………………………………… 阿部　隆　220
初診時のインフォームドコンセントと治療　220／再来時のインフォームドコンセントと治療　222

第14章　突発性難聴

最低限必要な鑑別診断，必須の検査は？ ……………………………… 神﨑　晶　224
突発性難聴と鑑別すべき疾患　224／鑑別診断のための問診と検査　227

予後診断は可能か？ …………………………………… 寺西正明，中島　務　229
年齢・性　229／発症から治療開始までの期間　229／初診時聴力レベル　229／オージオグラムの聴力型　229／めまいの有無　230／耳鳴の有無　230／聴力回復過程　230／歪成分耳音響放射（DPOAE）　230／温度眼振検査における半規管麻痺（CP），前庭誘発筋電位（VEMP）検査　231／生活習慣病　231／MRI画像所見　231／多変量解析による聴力予後の推定　232

紹介の最適のタイミングは？ ………………………… 寺西正明，中島　務　233
めまいのある症例　233／安静　233／難聴の進行する症例　233／糖尿病など全身の合併症がある症例　234／聴力の改善が乏しい症例　234／耳鳴が残存した症例　234／画像診断　235／機能検査　235

陳旧例は治らないのか？—高圧酸素療法を中心に ………………… 三浦　誠　236
突発性難聴の陳旧例治療　236／症例の背景　236／治療効果評価法　236／治療効果　237／突発性難聴陳旧例に対する高圧酸素療法の適応　239

ステロイド鼓室内注入療法について …………………………………… 欠畑誠治　240
初期治療と救済治療　240／問題点と今後の課題　240／内耳へのドラッグデリバリーシステム　241／投与方法の実際　243

第15章 音響外傷

最適なプライマリケアは？ ……………………………… 神田幸彦 248
音響外傷とは 248／海外の音響外傷に対する啓蒙 248／どんな音が NIHL をきたすのか？ 249／問診 249／検査 250／どこが障害を受けるのか？ 250／診断 251／治療 251／NITTS か NIPTS かの判断 252／protect- 防御 252／社会への啓蒙 253

インフォームドコンセントの実際 ……………… 和田哲郎, 原　晃 254
いわゆるディスコ難聴 254／いわゆるヘッドホン難聴 255／銃火器による音響外傷 256／音響外傷を防ぐために 256

職業性のものへの配慮は？ ………………………… 和田哲郎, 原　晃 257
騒音性難聴の診断の要件 257／騒音性難聴における臨床上の問題点 258

第16章 中枢性難聴

突発性難聴との鑑別診断のポイントは？ …………… 平海晴一, 伊藤壽一 262
急性感音難聴をきたす頭蓋内疾患 262／診断の進め方 264／症例からみる鑑別診断 266

その最適なプライマリケアは？ ……………………………… 佐藤　斎 268
診断の進め方 268

第17章 機能性難聴

その最適な診断法は？ ……………………………………… 髙橋晴雄 276
診断の進め方 276

インフォームドコンセントの実際 …………………………… 工藤典代 280
診療過程において発症原因を振り返る 280／診断後に話す内容について 283／今後の方針・予後について 283

付録　患者への説明用

患者への説明用書類 実例集
- 外傷性鼓膜穿孔について ………………………………………… 三代康雄，阪上雅史　288
- 急性低音障害型感音難聴について ……………………………………… 阿部　隆　289
- 音響外傷について ………………………………………………… 和田哲郎，原　晃　290
- 機能性難聴について ……………………………………………………… 工藤典代　291

患者への説明用 イラスト ……………………………………………… 髙橋晴雄　292
- 耳の構造 ……………………………………………………………………………… 292
- 蝸牛の構造 …………………………………………………………………………… 293

付録　画像でみる代表的疾患の鼓膜所見

- 中耳換気不全に基づく疾患 ………………………………………………………… 296
- 炎症性疾患 …………………………………………………………………………… 298
- 外傷 …………………………………………………………………………………… 299

索引 ……………………………………………………………………………………… 301

■ 執筆者一覧 (執筆順)

神崎　仁	国際医療福祉大学熱海病院耳鼻咽喉科	池園哲郎	埼玉医科大学耳鼻咽喉科
小川　郁	慶應義塾大学耳鼻咽喉科学教室	飯野ゆき子	自治医科大学附属さいたま医療センター耳鼻咽喉科
田渕経司	筑波大学耳鼻咽喉科	西山信宏	東京医科大学耳鼻咽喉科
和田哲郎	筑波大学耳鼻咽喉科	鈴木　衞	東京医科大学耳鼻咽喉科
原　晃	筑波大学耳鼻咽喉科	吉田尚弘	自治医科大学附属さいたま医療センター耳鼻咽喉科
隈上秀高	長崎大学耳鼻咽喉・頭頸部外科学分野	坂田英明	目白大学保健医療学部言語聴覚学科
山本　裕	新潟大学耳鼻咽喉科学分野	肥塚　泉	聖マリアンナ医科大学耳鼻咽喉科
山岨達也	東京大学耳鼻咽喉科学教室	武田憲昭	徳島大学耳鼻咽喉科
髙橋晴雄	長崎大学耳鼻咽喉・頭頸部外科学分野	桑島　秀	岩手医科大学耳鼻咽喉科
中島　務	名古屋大学耳鼻咽喉科	佐藤宏昭	岩手医科大学耳鼻咽喉科
長縄慎二	名古屋大学放射線科	北原　糺	大阪労災病院耳鼻咽喉科
高橋真理子	名古屋市立大学耳鼻咽喉・頭頸部外科	宇佐美真一	信州大学耳鼻咽喉科
村上信五	名古屋市立大学耳鼻咽喉・頭頸部外科	阿部　隆	阿部耳鼻咽喉科医院
工田昌也	広島大学耳鼻咽喉科・頭頸部外科	井上泰宏	慶應義塾大学耳鼻咽喉科学教室
三代康雄	兵庫医科大学耳鼻咽喉科	神﨑　晶	慶應義塾大学耳鼻咽喉科学教室
阪上雅史	兵庫医科大学耳鼻咽喉科	寺西正明	名古屋大学耳鼻咽喉科
湯浅　有	仙台・中耳サージセンター	三浦　誠	日本赤十字社和歌山医療センター耳鼻咽喉科
内藤　泰	神戸市立医療センター中央市民病院	欠畑誠治	山形大学耳鼻咽喉・頭頸部外科
土屋克之	宮崎大学耳鼻咽喉・頭頸部外科学教室	神田幸彦	耳鼻咽喉科神田E・N・T医院／長崎ベルヒアリングセンター
東野哲也	宮崎大学耳鼻咽喉・頭頸部外科学教室	平海晴一	京都大学耳鼻咽喉科・頭頸部外科
岩野　正	岩野耳鼻咽喉科サージセンター	伊藤壽一	京都大学耳鼻咽喉科・頭頸部外科
松田雄大	杏林大学耳鼻咽喉科・頭頸科	佐藤　斎	本町ふるまち耳鼻科
守田雅弘	杏林大学耳鼻咽喉科・頭頸科	工藤典代	千葉県立保健医療大学健康科学部
山口展正	山口内科耳鼻咽喉科		

第1章 急性難聴とは

第1章 急性難聴とは

概念

- 急性難聴（acute hearing loss）は種々の原因，病態の難聴疾患の総称である[1,2]．
- 急性難聴には伝音難聴，感音難聴の両者がある[★1]．
- 病変は中耳，内耳，聴神経，脳のいずれにも起こりうる．
- 急性とは3日以内に発症した例とする報告があるが，4日目は該当しないともいえず，報告者がどのような例を急性発症としたかを明記するしかない．聴力障害は連続する3周波数で30 dB以上の例とするか5周波数とするかは議論のあるところである．いずれにしろ報告者はまず定義をしてから報告すべきである．
- 突発性難聴（sudden hearing loss）は急性難聴に含まれるが，発症の日時についてかなり明確にいえなければならない．これに該当する原因不明の感音難聴は突発性難聴として別に扱われる[3]．

★1 まれに混合難聴のこともある．

報告者が急性発症とした定義を明記して報告すべき

急性難聴の分類（❶）

- 初診時に鼓膜所見と純音聴力検査で，伝音性か感音性，混合性かを判断する．
- 伝音性で鼓膜に穿孔がなく，所見が乏しいときにはティンパノメトリー（tympanometry）を行ってみるとB型を示し，滲出性中耳炎や中耳炎後遺症のこともある．これらが否定されれば，耳硬化症を疑ってみる．耳硬化症ではティンパノグラムでAs型を示すとは限らずA型のことも多い．Ad型を示せば耳小骨連鎖離断を疑う．
- 感音性であれば問診と併せて原因と考えられる既往があるかを検討し，原因が不明と考えられても中枢性疾患（❷）が否定されるまでは，暫定的に突発性難聴または急性難聴としておく．しかし，これはあくまでもその時点での仮の病名である．高齢者，循環障害（高血圧，糖尿病など）が疑われる例では，緊急にCT検査かMRI検査を考慮すべきである．
- 急性感音難聴や突発性難聴でステロイド治療を行ったあと，しばらくして難聴が再発することがある．その際，再度ステロイド投与を行って聴力が改善した場合にはステロイド依存性感音難聴を疑う[4]．
- 両側性に発症する例（❸）は少ないが，❶に示した原因が両側性に発症した可能性について検討する．この際も問診が重要である．

初診時に鼓膜所見と純音聴力検査で難聴の種類を判断

❶急性難聴の分類

1. 伝音難聴

急性中耳炎，滲出性中耳炎，耳小骨連鎖離断，耳硬化症など

2. 感音難聴

原因不明：突発性難聴，メニエール（Ménière）病，急性低音障害型難聴，外リンパ瘻（一部），加齢性難聴の悪化，特発性両側性難聴，機能性難聴

原因のあるもの：

外傷性：音響外傷，騒音性難聴，外リンパ瘻（一部），内耳振盪症，気圧外傷

耳毒性物質：アミノ配糖体，シスプラチン，アスピリン，フロセミド，エタクリン酸など

腫瘍：錐体先端部の腫瘍，聴神経腫瘍，小脳橋角部腫瘍

血液，循環器疾患：白血病，凝固能亢進状態，脳卒中（皮質，脳幹，脳底動脈，前下小脳動脈などの梗塞，または出血），脳動脈瘤

感染症：種々の感染症による内耳炎（髄膜炎，梅毒性，細菌性，ウイルス性〈ムンプス，アデノウイルス，風疹，インフルエンザ，麻疹，帯状疱疹，EBウイルス，など〉）

免疫異常：自己免疫性難聴，ウェゲナー（Wegener）肉芽腫症，コーガン（Cogan）症候群，ステロイド依存性難聴など

代謝障害：糖尿病，腎不全

医原性：耳科手術後の内耳炎，脳神経外科手術後，心臓・大動脈血管手術後，ワクチン接種後など

3. 混合難聴

頭部外傷，側頭骨骨折，気圧外傷などの一部の例

❷中枢性疾患に伴う急性難聴

炎症	ギラン・バレー（Guillain-Barré）症候群など
脱髄疾患	多発性硬化症など
変性疾患	脊髄小脳変性症など
脳血管障害	❶の種々の脳梗塞，脳出血などの脳血管障害

❸両側性急性難聴の原因

ウイルス性	流行性耳下腺炎，風疹，麻疹など
薬剤性	アミノ配糖体，利尿薬，抗癌剤，鎮痛薬（アスピリンなど）
遺伝性	ミトコンドリア遺伝子変異など
感染症	髄膜炎，梅毒，AIDSなど
外傷性	音響，頭部打撲など
脳血管障害	脳底動脈閉塞，両側性聴皮質脳梗塞，椎骨脳底動脈の蛇行拡張（dolichoectasia），橋部血管腫など

❹難聴以外の主訴に伴う急性難聴

耳閉感	伝音難聴	耳垢栓塞，耳硬化症，急性中耳炎，滲出性中耳炎など
	感音難聴	低音障害型，メニエール病初期など
耳鳴	伝音難聴	急性中耳炎，滲出性中耳炎，耳硬化症など
	感音難聴	高音域に限局した感音難聴
めまい	伝音難聴	半規管瘻孔を伴う真珠腫性中耳炎
	感音難聴	メニエール病，内耳炎，外リンパ瘻（一部），内耳動脈瘤，脳動静脈奇形，小脳梗塞

難聴以外の主訴に伴う急性難聴

- 主訴として難聴を訴えないが，聴力検査をすると急性難聴である症例が存在する（❹）．難聴以外の主訴とは耳閉感，耳鳴，めまいである．
- これらのなかには中枢性疾患のこともあるので，注意が必要である．
- また，患者はめまいに意識がいって，軽度の難聴では気がつかないことがある．
- 問診上もとくに手がかりになる事柄がなく鼓膜所見にも乏しいが，真珠腫による半規管瘻孔や外リンパ瘻のこともあるので，注意が必要である．
- 高音域のみ障害される例では急性難聴や突発性難聴の定義に該当しないことがあるが，これらの扱いをどうするかは今後の検討課題である．

診断のための検査

- 鼓膜視診と純音聴力検査は，まず行うべき検査である．
- 鼓膜所見の乏しい伝音難聴では，前述したティンパノグラムが参考になる．
- めまいを伴う感音難聴では，瘻孔症状検査が真珠腫性中耳炎や外リンパ瘻を疑わせるのに有用である．次いで自発眼振検査，頭位眼振検査，温度眼振検査も行う．
- 聴神経腫瘍が疑われる例では，内耳道X線検査，ABR（auditory brainstem response；聴性脳幹反応）検査，MRI検査と進む[5]．
- 聾の例ではムンプス難聴を疑って，ウイルス抗体価を測定する．
- 一般的血液検査，赤沈，血小板数，出血，凝固時間，プロトロンビン時間，コレステロール（HDL，LDL），中性脂肪，甲状腺機能，免疫学的検査，抗核抗体，ANCA（antineutro-phil cytoplasmic antibody；抗好中球細胞質抗体），リウマチ因子などは原因推測のための検査として考慮する．

急性難聴の診断にあたって注意すべき点

- 急性難聴は耳垢栓塞など一部の疾患を除き，救急に取り扱う疾患との認識をもつこと．
- 鼓膜所見と純音聴力検査をしてもわからない例に機能性難聴があることは，絶えず念頭におく必要がある．疑わしければABR検査などを考慮する．
- 難聴以外の耳鳴，耳閉感，めまいが主訴のことがあるので，これらの耳症状がある例では，聞こえについての問診と聴力検査が必要である．
- 以前より難聴があり，それが急に悪化する場合がある（加齢性難聴，特発性両側性感音難聴）．この場合，以前の記録がないとどの程度進行したのかは確実にはわからないが，問診上患者が急に悪化したという場合は治療の対象にする．
- 初診時には急性難聴の原因についての患者への説明は診断名を断定しないこと．感音難聴の場合，これから検査をするので，現時点では突発性難聴が疑われても，検査の過程で診断名が変わることがあることを説明しておくことが必要である．

（神崎　仁）

引用文献

1) Tamhankar M, Solomon D. Acute hearing loss. Curr Treat Options Neurol 2004；6：55-65.
2) 神崎　仁．急性高度難聴　解説：厚生労働省特定疾患対策研究．医療 2002；56：371-5.
3) 神崎　仁，佐藤美奈子．突発性難聴．野村恭也ほか編．聴覚．CLIENT 21 6．東京：中山書店；2000．p.336-45.
4) 神崎　仁，神﨑　晶．ステロイド依存性感音難聴．小川　郁編．よくわかる聴覚障害─難聴と耳鳴のすべて．大阪：永井書店；2010．p.181-9.
5) 神崎　仁．聴神経腫瘍．野村恭也ほか編．聴覚．CLIENT 21 6．東京：中山書店；2000．p.455-62.

第2章 問診・視診でどこまでわかるか

第2章 問診・視診でどこまでわかるか

病歴から診断する

- 急性難聴とは，難聴や耳鳴，耳閉塞感などの聴覚症状がある日突然，または2〜3日のあいだに生じる疾患の総称で，外耳道から中枢聴覚路までのいずれの部位の障害でも生じうる．
- 外耳道から中耳の障害により生じる急性伝音難聴と，内耳から中枢聴覚路の障害によって生じる急性感音難聴とに大きく分類されるが，外耳道から中耳の障害によって生じる急性伝音難聴では中耳炎による炎症症状の合併や外傷後の発症など，特徴的な病歴，症状を呈することが多く，その鑑別診断は比較的容易である．
- 一方，急性感音難聴は内耳（蝸牛）の有毛細胞から大脳聴覚野に至る聴覚伝導路の障害によって生じるが，多くの疾患で類似の聴覚症状のみを認めることが多く，その鑑別診断には注意が必要である．
- とくに日常臨床で遭遇するものとしては蝸牛または蝸牛神経の障害による急性感音難聴が多く，これら急性感音難聴の多くではいまだ有効な治療法は確立されていないという問題がある．
- しかし，発症早期の突発性難聴をはじめとする急性感音難聴は完治しうる感音難聴であり，耳鼻咽喉科の日常臨床の最前線ではその鑑別診断はきわめて重要である[1-6]．

代表的症例（病歴）

病歴の聴取から急性難聴の鑑別診断がどこまで可能か

- 本項では代表的症例として，急性難聴を主訴に受診した患者を想定して，その病歴の聴取から急性難聴の鑑別診断がどこまで可能であるかを検証する．

症例1 急性難聴を主訴に受診

48歳の男性（①），外資系商社に勤務する営業マン（②）．

主訴：左難聴，耳鳴，めまい（③）．

現病歴：3か月前から新しいプロジェクトのリーダーとして営業戦略会議などで連日，深夜までの勤務が続いていた．プロジェクト案提出期限1か月前ころから，案の詳細がまとまらないこともあり精神的にもストレスを感じるようになり，熟睡できない日も多くなった（④）．5日間の海外出張があり，この間かぜ気味で，帰国の飛行機の離着陸時に左耳閉塞感と耳痛があったが，帰国後，耳抜きなどしているうちに軽快した（⑤）．その後も左の肩から頸にかけて強い凝りと軽い頭痛を感じていた（⑥）．2日後の一昨日の朝，起床時から左耳鳴

（ゴー，ザー）に気づいた．時々耳が詰まったような感じもあった．出社して電話を使用した際に左耳の聞こえが悪いことに気づいた．午後からは軽い回転性めまいを感じ，嘔気もあった．海外出張の報告もあり，一日仕事をしながら様子をみていたが症状が改善しないため来院した．

家族歴：父親が難聴で補聴器を装用しているが，原因の詳細は不明である（⑦）．

既往歴：会社の健診で毎年，軽い高血圧と糖尿病，脂質異常症を指摘され，減量，カロリー制限の指導を受けているが，服薬はしていない（⑧）．

鑑別診断：病歴からのポイント（❶）

● 症例1の病歴でのポイントを整理する．

①年齢，性別

- 48歳の男性
- 急性難聴の鑑別診断でも年齢，性別は重要な情報である．
- 小児の急性難聴ではまずはじめに中耳炎などの急性伝音難聴を疑うが，小児でも急性感音難聴の可能性，成人でも急性伝音難聴の可能性は常に考える必要がある．
- 小児の急性感音難聴ではムンプス難聴が鑑別診断上，重要であるが，ムンプス難聴罹患時に気がつくことは少なく，就学時の聴覚検診などで指摘されることが多い．
- 小学生高学年から中学生ごろのとくに女子の場合は，心因性難聴も念頭に鑑別診断を進める必要がある．
- 外傷性鼓膜穿孔は耳かき中に子どもが手にぶつかるなどの契機が多く，小さな子どもをもつ女性に多い．
- 突発性難聴は若年から高齢者にも生じるが，50〜60歳代の中年層に多い．性差はない．
- 一方，急性低音障害型感音難聴やメニエール（Ménière）病は女性にやや多い．

②就労（就学）環境，生活環境

- 外資系商社に勤務する営業マン
- 就労（就学）環境や生活環境も問診で詳細に把握する必要がある．
- 保育園に通う幼児の場合は，保育園での中耳炎や溶連菌感染症の流行の有無を問診する必要がある．

プロフィール：基本的な情報を確認する！
- 年齢，性別
- 就労（就学）環境，生活環境

↓

主訴：まず，はじめに聞く問診事項，主要症状は誘導的に聴取する！
- 主症状
- 随伴症状

↓

現病歴：いつ，どのような状況で症状が生じたのか，時系列的に整理する！
- 発症前後の状況
- 発症前後のストレス

↓

既往歴：耳疾患の既往と現在治療中の疾患について確認する！
- 中耳炎など耳疾患の既往
- 生活習慣病

↓

家族歴：遺伝的要因だけではなくストレス環境要因を確認する！
- 難聴者の有無
- 介護などのストレスの原因となる家族環境の有無

❶ 病歴からのポイント

年齢，性別は重要な情報

就労（就学）環境や生活環境も詳細に把握

- 小学生高学年から中学生ごろの学童・生徒の場合，学校での友人との関係，学業によるストレスの有無，家庭環境などで心因性難聴の可能性を考慮する．
- 最近は心因性難聴の高年齢化もあり，学童だけではなくすべての年齢層で心因性難聴も念頭に鑑別診断を進めなければならなくなっている．
- 外資系商社に限らず営業マンなど就労者の心身のストレスが問題となっている．急性難聴，とくに急性感音難聴の発症に心身のストレスが深く関与していることは明らかであり，就労環境，生活環境の詳細な問診は鑑別診断上，不可欠である．

③症状，⑥随伴症状

- 左難聴，耳鳴，めまい
- 症状，随伴症状，難聴の経過も当然のことながら最も重要な問診事項である．
- 急性難聴発症時に肩から頸にかけて凝りや頭痛などの随伴症状を伴うことは多い．
- これらは次項で論じられるので本項ではふれないことにする．次項「随伴症状から診断する」を参照されたい．

▶ p.13 参照．

④心身のストレス

- 心身のストレスに関する問診事項であり，②で述べた事項と重複する．
- 心身のストレスには急性難聴発症前後の仕事の内容など，単なる就労環境，生活環境だけの問診では不十分なこともある．さらに，食欲や睡眠の状況，時には夫婦関係や親子関係などにも問診で踏み込むことが必要になる．

⑤発症前後の状況

- 飛行機の離着陸時
- 発症前後に何をしていたのか，発症2～3日前後の状況を把握することは重要である．
- かぜ気味であったかどうかは，中耳炎の可能性だけではなく突発性難聴の鑑別診断でも重要である．
- かぜ気味のときに飛行機に搭乗した場合やダイビングをした場合は，発症前後に大きな中耳圧負荷があった可能性が考えられる．
- また，発症前後に咳嗽やくしゃみ発作，重いものを持ち上げたなどの髄液～内耳リンパ圧の急激な上昇の可能性も問診する必要がある．
- 外リンパ瘻ではこれら中耳・内耳の圧負荷が原因となるため，必ず確認する必要がある．
- 発症前後に大きな音を聞いたかどうかも問診する必要がある．強大音聴取だけではなく，不快な音を長時間聴取した場合など，その詳細を問診する必要がある．

発症2～3日前後の状況を把握

⑦家族歴

- 父親が難聴で補聴器を装用している．
- 急性難聴で遺伝的要因が問題にされることは少ないが，今後，心身のストレスや圧負荷，音響負荷による聴器の易傷性についての個人差に関与する遺伝的要因が解明されると期待される．

⑧既往歴

- 会社の健診で毎年，軽い高血圧と糖尿病，脂質異常症を指摘され，減量，カロリー制限の指導を受けている．
- 高血圧，糖尿病，脂質異常症，痛風などの生活習慣病が急性感音難聴発症に関与する血栓，塞栓，出血，血管攣縮などの循環障害の原因となることは明らかであり，その問診もきわめて重要である．
- 急性感音難聴の治療としての副腎皮質ステロイド投与に際しても糖尿病の有無は不可欠な情報である．

> 高血圧，糖尿病など生活習慣病についての情報は不可欠

急性感音難聴診断のための問診のポイント

■ 突発性難聴

- 突発性難聴（sudden sensorineural hearing loss：SSNHL）は，1944年のDe Kleynによる初めての報告以来，半世紀以上が過ぎ，わが国でも厚生省（厚生労働省）の特定疾患調査研究班（現，急性高度難聴調査研究班）が組織され継続的に研究がなされてきたが，その病態はいまだ不明であり，特効的治療法も確立されていない．
- しかし，急性高度難聴調査研究班による約10年ごとの疫学調査では，突発性難聴の罹患率は30人/10万人と10年前に比べて1.5倍に増加しており[7]，その対応の重要性が認識されるようになっている．
- 突発性難聴は原因の明らかな疾患を除外して診断される症候群ととらえるべきであるが，これまでの臨床的・基礎的研究により循環障害とウイルス感染が最も有力な2大病因として支持されている．
- 循環障害としては血栓，塞栓，出血，血管攣縮などがあげられているが，突発性難聴の多くは循環障害を生じるような背景因子のない健常者であり，血栓，塞栓，出血などを一次的な病因とするのには問題がある．また，突

▶ p.224も参照．

> **Column　突発性難聴と脳血管障害との関係**
>
> 近年，突発性難聴と脳卒中などの脳血管障害との関連についての台湾での大規模なコホート研究が報告された[8]．1年間に台湾全国で入院治療が行われた突発性難聴1,423例を対象として，その後の5年間の脳卒中罹患について調査したものであるが，突発性難聴罹患例では5年間に対照群に比べて有意に高い12.7％が脳卒中に罹患しており，突発性難聴の病因を循環障害とする説を裏づけるデータといえる．

発性難聴が働き盛りの中年層に多くみられることから，心身のストレスや過労などの心身的背景により血管攣縮が生じるとする説は説得力があるが，突発性難聴が通常は再発しないという事実を説明するには難がある．
- 一方，ムンプスで一側の高度難聴をきたすことはよく知られており，突発性難聴発症時に感冒に罹患していた症例も多いことからウイルス感染説も有力である．実際に突発性難聴の約7％はムンプスの不顕性感染であるとする報告もある[9]．また，ムンプス，麻疹，風疹のワクチン接種後に突発性難聴の罹患率が減少したとする報告もウイルス感染説を支持するものである[10-12]．
- このように，ストレスや過労などの心身的背景やウイルス感染としての感冒や他のウイルス感染についての問診は不可欠である．

■ 急性低音障害型感音難聴（ALHL）

▶ p.194 も参照.

- 急性低音障害型感音難聴（acute low-tone sensorineural hearing loss：ALHL）は，主に1,000 Hzより低周波域の聴覚障害を呈する疾患として近年注目されている[13]．
- ALHLの特徴としてストレスが発症の誘因になること，症状を反復しやすいこと，比較的難聴の予後が良好なことなどがあげられている．
- また，メニエール病と同様にグリセロールテストに反応することが多いことから，内リンパ水腫がその病態の一つである可能性も考えられているが，いまだ明らかな原因は不明である．
- ALHLは①原因不明，②急速または突発発症，そして③めまいを伴わない低音障害型感音難聴と定義され，その臨床的特徴として，①20～30歳代の若年女性に好発，②自覚症状としては耳閉塞感が最も多く，そのほか耳鳴，難聴，自声強聴などがあり，③一側性低音障害型難聴で，④聴力予後が比較的良好であることがあげられている[14,15]．
- ALHLと鑑別診断上問題となるのはメニエール病，とくにめまいを伴わない蝸牛型メニエール病の初期と低音障害型の突発性難聴であるが，蝸牛型メニエール病とALHLは同一疾患とも考えられる[16]．それぞれの診断基準から考えてもこれらの疾患には多少のオーバーラップがあるものと考えられ，このことを考慮した鑑別診断を進める必要がある．
- このようにALHLは20～30歳代の若年女性に好発し，ストレスや過労などが発症の誘因となることが多く，これらの背景を問診しながら鑑別診断を進めることになる．

■ 急性音響性感音難聴

▶ p.248 も参照.

- 音響負荷により急激に難聴をきたす難聴は，急性音響性感音難聴（acute noise-induced sensorineural hearing loss）や急性音響外傷とよばれている．
- 不意に耳もとで銃を撃たれたり，火薬が爆発することなど突然の不意の強大音により難聴をきたすものを急性音響外傷，ロック音楽や自分で銃を撃つなど意識して強大音を聞いた際に生じる難聴を急性音響性難聴，また，

職業的に長期間曝露されてきた騒音により突然発症する難聴を騒音性突発性難聴と区別する場合もある．
- ロック音楽やウォークマン，iPodなどのデジタル音楽再生機器による難聴はそれぞれロック難聴，ウォークマン難聴，iPod難聴とよばれる．
- 急性音響外傷発症には強大音の音圧と曝露時間，周波数特性が関係しており，ある一定周波数帯域での音圧と曝露時間との積（音響エネルギーの総和）が発症を左右すると考えられる．しかし，同一の強大音曝露を受けた被曝者がすべて発症するとは限らず，個体側の強大音による易傷性または脆弱性も問題となり，これら複雑な発症のメカニズムを考慮した治療法および予防法を考える必要がある[17]．
- 急性音響性難聴では，音響負荷直後に通常一側の耳に難聴，耳鳴，耳閉塞感が生じる．音響負荷後しばらくしてから発症することもある．発症にはやはり心身のストレスや疲労，睡眠不足，飲酒などの身体的背景があることも多い．このことは，音響負荷に対する生理的防御機構などを含めた聴器の脆弱性が発症に関係していることを示唆している．急性音響性難聴は発症の原因が明確であり，鑑別診断は比較的容易であるが，発症に関与する身体的背景について問診を行う必要がある．

■ 外リンパ瘻

▶ p.122も参照．

- 外リンパ瘻（perilymphatic fistula）は，内耳外リンパが前庭窓または蝸牛窓の穿孔から中耳腔に流出するもので，とくに原因の明確ではないものを特発性外リンパ瘻とよぶ．
- 外リンパ瘻の確定診断は難しく，臨床症状・検査所見により外リンパ瘻が疑われた症例に対して，試験的鼓室開放術を行い診断しているのが実情である[18,19]．
- 外リンパ瘻の診断基準は厚生省急性高度難聴調査研究班により作成されているが，この診断基準では診断項目のほとんどが自覚的症状に関するものであり，このことは他覚的検査所見より外リンパ瘻を診断することの困難さを示している．
- 典型的な外リンパ瘻では髄液圧，鼓室圧の急激な変動を起こすような誘因があることが多い．髄液圧，鼓室圧の急激な変動を起こすような誘因としては，潜水，飛行機の上昇・下降時，重い物の運搬などがあげられるが，排便時のカみ・鼻かみ・咳・くしゃみなどの日常的動作も外リンパ瘻の誘因となることがあり，発症時の状況に関して詳細に問診する必要がある．
- また，このように日常的動作でも発症する背景には蝸牛導水管や内耳窓の解剖学的異常などの個人的素因の関与も考えられている．

以上，急性難聴の鑑別診断のポイントについて，とくに急性感音難聴を中心に概説した．
急性感音難聴では多くの疾患で類似の聴覚症状のみを認めるが，それぞれ発

症時の状況など特徴的な所見も多く，その鑑別診断上，問診はきわめて重要である．

適切ですみやかな鑑別診断によって急性感音難聴の聴力予後も改善することは明らかであり，十分な時間を費やして慎重に問診をとる必要がある．

(小川　郁)

引用文献

1) Strokroos RJ, et al. The etiology of idiopathic sensorineural hearing loss：A review of the literature. Acta Otorhinolaryngol Belg 1996；50：69-76.
2) Schweinfurth JM, et al. Current concepts in the diagnosis and treatment of sudden sensorineural hearing loss. Eur Arch Otorhinolaryngol 1996；253：117-21.
3) 小川　郁．突発性難聴の治療法．耳鼻咽喉科・頭頸部外科 2006；78：205-11.
4) O'Malley MR, et al. Sudden hearing loss. Otolaryngol Clin North Am 2008；41：633-49.
5) Rauch SD. Clinical practice. Idiopathic sudden sensorineural hearing loss. N Engl J Med 2008；359：833-40.
6) 小川　郁．「急性感音難聴の取り扱い」－急性感音難聴の鑑別診断．耳鼻咽喉科・頭頸部外科 2010；82：19-24.
7) Teranishi M, et al. Thirty-year trends in sudden deafness from four nationwide epidemiological surveys in Japan. Acta Otolaryngol 2007；127：1259-65.
8) Lin H-C, et al. Sudden sensorineural hearing loss increases the risk of stroke．A 5-year follow-up study. Stroke 2008；39：2744-8.
9) Fukuda S, et al. An anti-mumps IgM antibody level in the serum of idiopathic sudden sensorineural hearing loss. Auris Nasus Larynx 2001；28 Suppl：S3-5.
10) Patkaranta A, et al. Sudden deafness and viral infection. Otorhinolaryngol Nova 1999；9：190-7.
11) Gross M, et al. Enterovirus, cytomegalovirus and Epstein-Barr virus infection screening in idiopathic sensorineural hearing loss. Audiol Neurootol 2007；12：179-82.
12) Merchant SN, et al. Sudden deafness：Is it viral? ORL 2008；70：52-62.
13) Yamasoba T, et al. Acute low-tone sensorineural hearing loss without vertigo. Arch Otolaryngol Head Neck Surg 1994；120：532-5.
14) 志津木健ほか．急性低音障害型感音難聴　重症度分類．Audiology Japan 2002；45：144-8.
15) 小川　郁ほか．急性低音障害型感音難聴は予後良好か．JOHNS 2008；24：1245-9.
16) Junicho A, et al. Prognosis of low-tone sudden deafness－does it inevitably progress to Meniere's disease? Acta Otolaryngol 2008；128：304-8.
17) Le Prell CG, et al. Mechanisms of noise-induced hearing loss indicate multiple methods of prevention. Hear Res 2007；226：22-43.
18) Goto F, et al. Perilymph fistula－45 case analysis. Auris Nasus Larynx 2001；28：29-33.
19) Friedland DR, et al. A critical appraisal of spontaneous perilymphatic fistulas of the inner ear. Am J Otol 1999；20：261-79.

第2章 問診・視診でどこまでわかるか

随伴症状から診断する

- 急性難聴を主訴とする患者では難聴のみを訴える場合もあるが，しばしば，耳痛，耳漏，耳閉塞感，耳鳴，めまいなど，ほかに随伴症状を訴える．
- 急性難聴を訴える患者の鑑別診断を進めるうえで，難聴に関する病歴聴取，難聴の経過の聴取に加え，これら随伴症状の有無を確認することも重要なポイントとなる．
- 本項では，急性難聴の鑑別診断に必要と思われる随伴症状について述べる．主な疾患については随伴症状を❶にまとめた．

急性難聴患者の随伴症状の有無を確認することは重要

耳漏（❷）

- 外耳道，中耳の炎症性疾患に伴う難聴でしばしば認められる．
- 外耳道炎，外耳道真珠腫による分泌物の貯留や外耳道腫脹に伴う外耳道閉塞では，急性に経過する難聴を訴えうる．
- 外傷後などでは，髄液漏（髄液耳漏）の可能性に注意する．また，急性難聴を呈する頻度は少ないものの，悪性腫瘍に伴う耳漏にも注意する．
- 中耳疾患でも，急性中耳炎のほか，単純性慢性中耳炎や真珠腫性中耳炎の急性増悪時に急性難聴が認められる．また，内耳炎続発によっても急性難聴を呈する．
- 外耳道炎や中耳炎症例では，症状を反復していることも多く，症状反復の有無，発症時期についても詳細な聴取を行うことにより，病状の経過をとらえやすくなる．

耳痛

- 外耳道，中耳疾患に伴う難聴でしばしば認められるほか，内耳・後迷路疾患の一部でも認められる．
- 急性中耳炎，外耳道炎などが多い．急性中耳炎では上気道炎に続発することが多い[★1]．
- 水痘・帯状疱疹ウイルス（varicella-zoster virus：VZV）による耳性帯状疱疹（ハント〈Hunt〉症候群）では，急性の第Ⅷ脳神経症状とともに，耳痛，耳介周囲や外耳道内疱疹，顔面神経麻痺などが認められる．

★1
外耳道炎では水泳後，耳かき後などに発症することが多く，耳介牽引痛が参考となる．

❶主な疾患の随伴症状

		耳痛	耳漏	耳閉感	耳鳴	めまい	顔面神経麻痺	病歴
外耳疾患	外耳道炎	○	○	△				耳かき，水泳
	外耳道異物	△		○				外耳道内異物挿入
	耳垢栓塞			○				耳かき，入浴後
	外耳道真珠腫	△	○	△				
中耳疾患	急性中耳炎	○	○	△				急性上気道炎の先行
	滲出性中耳炎			○				急性上気道炎の先行
	慢性中耳炎		○	△				
	真珠腫性中耳炎	△		△	△	△	△	
	中耳外傷	○	△	△	△	△	△	耳周囲・頭部外傷
内耳・後迷路疾患	音響外傷				○	○		強大音聴取
	低音障害型難聴			○	○			反復する病歴
	突発性難聴			△	○	△		
	メニエール病			○	○	○		反復する病歴
	外リンパ瘻			△	○	○		水の流れる音・pop音
	内耳炎（ムンプス等）			△	○	△		唾液腺腫脹（ムンプス）
	耳性帯状疱疹	○		△	△	△	○	耳周囲疱疹
	聴神経腫瘍	△		△	○	△		

○：よくみられる症状，△：時にみられる症状．

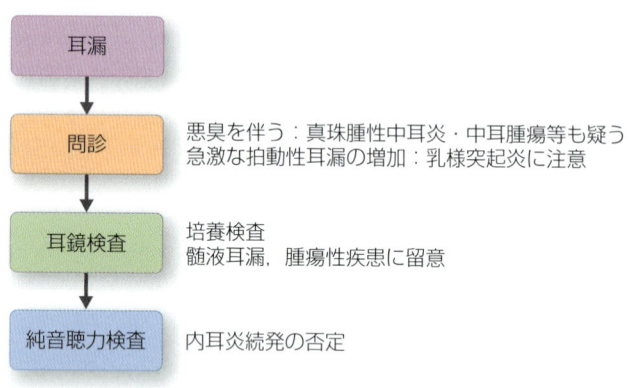

❷耳漏症例での問診，検査の流れ

耳閉感

- 耳閉感についても，外耳，中耳，内耳性のいずれの疾患でも認められる症状である．
- 耳垢栓塞，外耳道異物などの外耳道疾患で生じうる．
- 耳管機能不全，滲出性中耳炎などの中耳疾患で，耳閉感が随伴症状として認められる．主に小児，高齢者に多く認められ，急性上気道炎後に認められることが多い．

- とくに，外耳道・鼓膜所見に異常を認めない症例では，内耳・後迷路疾患を疑う．耳閉感はさまざまな内耳・後迷路疾患で認められ，突発性難聴，急性低音障害型感音難聴，メニエール（Ménière）病，音響外傷などで認められる．

耳鳴

- 一部の耳鳴を除き，基本的に耳鳴は内耳から中枢の聴覚伝導路での発生が考えられている．そのため，耳鳴症例で認められる難聴は伝音難聴に比べ，感音難聴を呈する症例が多い．
- ほとんどの内耳・後迷路疾患は，耳鳴を呈しうる．
- 高齢者では耳鳴を急性難聴発症前から自覚している症例も多く，急性難聴発症に付随した耳鳴の発症か否かの確認が必要である．
- 耳鳴の音色に疾患特異性はないとされているが，外リンパ瘻症例では pop 音[★2]の自覚とともに「水の流れるような耳鳴」が比較的特徴的とされる．

★2 **pop 音**
パチッという音．

めまい

- 内耳・後迷路疾患を考える．
- メニエール病ではめまいを反復するが，突発性難聴ではめまいを反復しない．
- 回転性めまいを伴う急性難聴症例は内耳性難聴症例の頻度が高いが，聴神経腫瘍，前下小脳動脈梗塞などでも同様の症状を呈しうる．他の脳神経症状を呈さず，第VIII脳神経症状が主症状となる症例もあり，注意が必要である．これらの疾患の確定診断にはMRIが有効である．

急性難聴および随伴症状の経過からの鑑別

経過中に症状反復のないもの
- 突発性難聴，音響外傷，ウイルス性内耳炎（ムンプス，麻疹，風疹）では，急性に発症する難聴に耳閉感，耳鳴，めまいを呈しえるが，これらの症状を反復しない．

症状反復もしくは変動するもの
- 急性低音障害型感音難聴，メニエール病，外リンパ瘻では，急性難聴やその随伴症状が反復，変動しうる．
- 急性低音障害型感音難聴では蝸牛症状のみが反復する．

（田渕経司，和田哲郎，原　晃）

第2章 問診・視診でどこまでわかるか

難聴の経過から診断する

- 急性難聴を自覚する原因は耳垢栓塞から中枢性疾患まで多岐にわたる．
- 的確な診断・治療のためには問診，鼓膜所見などの局所所見，全身所見の把握，聴力検査，場合によっては平衡機能検査などの神経耳科学的検査，画像検査が必要である．

問診で，急性難聴の経過をうまく聴取して疾患を絞り込む

- 問診上，発症形式，進行性，反復性，持続時間などをうまく聴取し，その経過をとらえることにより疑うべき疾患を絞り込むことができる．

難聴の経過をパターンとして分類する ❶, ❷

- 難聴の進行性についてうまく聞き出す．

難聴の進行には，4つのパターンがある

- 難聴の進行は例外的な症例はあるが，おおむね次の4つのパターン・型がある．
  - A. 短期間に悪化
  - B. 緩徐に進行中に急激に悪化
  - C. 階段状に悪化
  - D. 変動を繰り返しながら緩徐に悪化

急性難聴のどの型，どの時点を診ているのか

- 急性難聴のどの型，発症時点を診ているかを考える．

■ 経過を知るうえでの問診のポイント

- 急性難聴の型を知るうえで，以下のことに留意する．

発症日時をはっきり覚えているか

- この場合は，ごく短期間に難聴が発症している．たとえば突発性難聴では多くの場合，発症の日時を自ら認識している（何月何日何時ごろ）．

過去の難聴の有無・性状を把握する

- 過去に難聴がなかったか，医師が意識的にうまく聞き出す必要がある．
- 軽度の一側性難聴の場合，日常生活に支障を感じることなく患者は難聴を強く意識していないことがある．

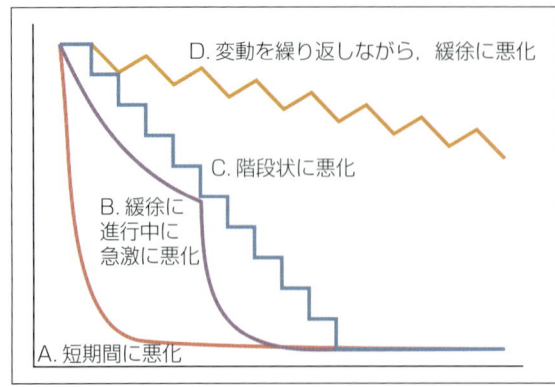

❶難聴の進行のパターン

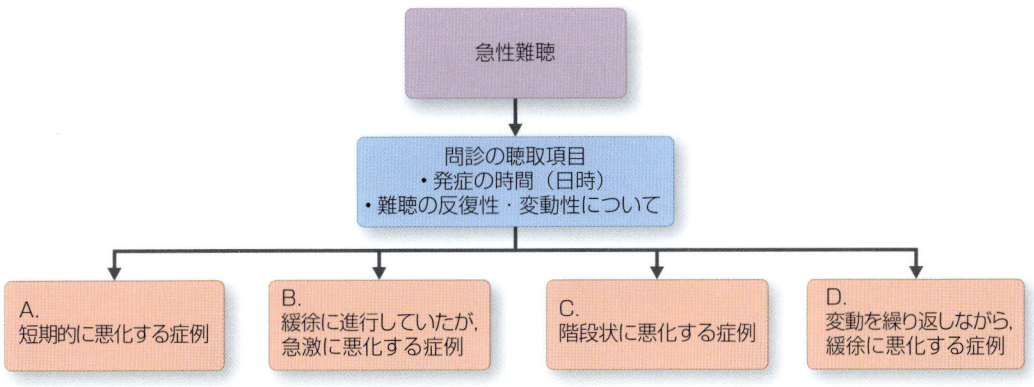

❷問診と急性難聴のパターン

- これらは主に突発性難聴との鑑別のため重要である．
- たとえば次のような点に注意し聴取する．
  ① 以前より軽い耳閉感や耳鳴などの蝸牛症状がなかったか．
  ② 電話の受話器はどちらの耳を使用しているか，およびその理由（患側が悪いため良聴耳で電話をとっていることに無頓着な場合もある）．
  ③ 改善していない原因不明の難聴があるか．
  ④ いったん治癒または改善している蝸牛症状はないか．
  ⑤ 変動する蝸牛症状がないか．

進行性，反復性のパターンと原因（❸）

■ A．短期間に悪化する難聴の場合

- 突発的に始まり，ほとんどの症例が1回の発症であり，まれに再発はありうるが原則的には反復性がない疾患である．
- 患者は明確に発症時間・時間帯，日時を言及できる場合が多い．
- 原因は突発性難聴[★1]，外リンパ瘻[★2]，急性音響外傷，内耳圧外傷，頭部・側頭骨骨折，ムンプス難聴[★3]，脳血管障害[★4]など．外耳・中耳疾患では，耳垢栓塞，異物，外傷性鼓膜穿孔，急性中耳炎，真珠腫などが感染を起こし急性増悪した場合など．
- 進行性，反復性がある場合でも初回の急性難聴の場合は経過を追うことが必要である[★5]．

■ B．緩徐に進行中に急激に悪化する難聴の場合

- 通常は緩徐に進行する難聴が急性難聴を呈することがある．
- 聴神経腫瘍，慢性中耳炎，真珠腫性中耳炎，耳硬化症などはこのようなパターンを呈することがある．
- 聴神経腫瘍の数％は突発性難聴類似の急性発症を呈する[1]．

★1
まれに再発例，両側発症例もあるとされるが，通常，難聴の反復性はなく，発症後は数時間から数日の経過で進行することもある．

★2
外傷性外リンパ瘻や潜水のような明らかな原因がある例では，難聴が24時間〜2, 3日をかけて進行する．

★3
顎下部，耳下部腫脹がある明らかなムンプス症例で腫脹出現4日前から腫脹出現後18日以内に生じた急性感音難聴は確実例とされる．

★4
前下小脳動脈症候群，椎骨動脈解離など．

★5
慢性的な経過をたどる疾患の一点をみている可能性もある．

❸急性難聴の原因と発症・進行性のパターン

障害部位	疾患名	A 短期間に悪化	B 緩徐に進行中に急激に悪化	C 階段状に悪化	D 変動を繰り返しながら緩徐に悪化
外耳・中耳	耳垢栓塞	◎	○		
	異物	◎			
	外耳炎	◎	○		
	急性中耳炎	◎			
	滲出性中耳炎	○	○	(○)	(○)
	真珠腫性中耳炎	○	◎	○	
	耳硬化症	○	◎	○	(○)
	外傷性鼓膜穿孔	◎			
	側頭骨骨折	◎			
	側頭骨腫瘍（原発性・転移性）	○	◎	○	
内耳	突発性難聴	◎			
	メニエール病				◎
	急性低音障害型感音難聴				◎
	前庭水管拡大症		○	◎	○
	特発性両側性感音難聴		○	◎	
	遺伝性難聴	○	○	○	○
	梅毒	(○)	○	○	○
	自己免疫疾患	○	○	○	○
	ステロイド依存性感音難聴	(○)		○	○
	原田病	○	○	○	○
	外リンパ瘻	◎		○	
	薬剤性難聴	◎	○		
	上半規管裂隙症候群			○	◎
	急性外傷性感音難聴（音響・圧）	◎			
	ハント症候群	◎			
	ムンプス難聴	◎			
中枢	聴神経腫瘍	○	◎	○	○
	多発性耳硬化症	○	○	○	
	髄膜炎	◎			
	椎骨脳底動脈系閉塞	◎	(○)		
	その他の脳血管障害	◎			
その他	機能性難聴	○	○	○	○

◎：最もよくみられる型，○：よくみられる型，(○)：まれにみられる型．

■ C．階段状に悪化する難聴の場合

- 聴力変動は少ないが，進行性疾患の経過中に急性増悪をきたし聴力は悪化していく．
- 特発性両側性感音難聴がこのようなパターンを呈することがある．まれに

聴神経腫瘍，慢性中耳炎，真珠腫性中耳炎，耳硬化症などでもこのような型がある．
- 突発性難聴が両側に異なる時期に発症した場合，特発性両側性感音難聴との鑑別を要する．一側の難聴発症から3年以内に反対側に難聴が生じた場合，特発性両側性感音難聴の可能性が高い．特発性両側性感音難聴の進行度には個人差があるが，2，3年から25年ほどの経過で両側高度難聴になる．

■ D. 変動を繰り返しながら緩徐に悪化する難聴の場合

- 急性難聴を反復しながら聴力が変動し慢性的な経過をたどる場合，メニエール（Ménière）病，急性低音障害型感音難聴，前庭水管拡大症，上半規管裂隙症候群，自己免疫疾患，ステロイド依存性感音難聴などが考えられる．
- メニエール病，急性低音障害型感音難聴の初回発作は突発性難聴と鑑別を要する．これらは突発性難聴ほど発症日時を特定できないことが多い[2]．
- 機能性難聴はさまざまなパターンがある．

▶詳細は「機能性難聴」の章（p.276）を参照．

すでに明らかな一側性難聴がある場合

- 良聴耳に急性難聴が起こった場合は，特発性両側性感音難聴，前庭水管拡大症などの遺伝性難聴，neurofibromatosis type 2（NF2），自己免疫疾患，両側メニエール病，遅発性内リンパ水腫などが疑われる．
- 特発性両側性感音難聴は両側同時に増悪することなく，異なる時期に片耳の急性難聴をきたすことがある．

> **ポイント**
> ①突発性難聴の診断では，聴神経腫瘍，外リンパ瘻，機能性難聴，メニエール病との鑑別をとくに意識する．
> ②反復性がない急性難聴と診断した後にも，経過観察や増悪した場合の対応についての説明が必要である．
> ③突発性難聴と診断したその後の経過中に聴力が変動する場合は，聴神経腫瘍を疑う．

問診から推定される急性難聴の経過と原因について述べた．急性難聴は感音難聴でも早期に治療すれば改善・治癒できるものもあり，問診から対象疾患を効率良く絞り込み，さらに検査・診断・治療へとつなげていくことが重要である．

〈隈上秀高〉

引用文献

1) Sauvaget E, et al. Sudden sensorineural hearing loss as a revealing symptom of vestibular schwannoma. Acta Otolaryngol 2005；125：592-5.
2) 佐藤宏昭. 急性低音障害型感音難聴をめぐる諸問題. Audiology Japan 2010；53：241-50.

第2章　問診・視診でどこまでわかるか

鼓膜所見からどこまでわかるか

- 難聴を訴える患者を診察する際に，われわれが最初に得ることができる他覚的所見は外耳道・鼓膜の所見であり，診断・治療のプロセスの出発点としてきわめて重要な意味をもつ．

急性難聴治療の緊急性の判断に鼓膜所見は大きく影響

- とくに急性難聴をきたす症例では，治療の緊急性の判断を下すことが必要となるが，その判断に鼓膜所見は大きな影響を与える．本項では，急性難聴をきたす疾患の診断にどのように鼓膜所見が寄与するかを考察したい．

正常な鼓膜所見のもつ意味

- われわれが急性難聴症例に遭遇した場合，一般に治療の緊急性があるのは，骨導閾値の上昇を伴う感音難聴症例である．

急性感音難聴では，外耳道，鼓膜所見が正常であることが重要な所見

- 外耳道，鼓膜に異常所見があれば気骨導差を有する伝音難聴である可能性が高くなるが，逆に異常所見がない場合，治療に急を要する感音難聴症例である可能性が高くなる．すなわち急性感音難聴においては，外耳道・鼓膜所見が正常であることが重要な所見であるといえる．
- 処置用顕微鏡，内視鏡で外耳道，鼓膜緊張部，弛緩部を詳細に観察する．
- 処置用顕微鏡では鼓膜の陥凹の有無などを立体的に観察する．
- 外耳道の大きさ，形状には個人差が著しいため，深部に死角が生じている症例にもしばしば遭遇する．このような症例には積極的に内視鏡を使用し，死角になりやすい外耳道深部，鼓膜前下方の所見をとるように心がける[1]．

外耳道疾患

- 外耳道の閉塞性病変が急に生じた場合，急性難聴をきたしうる．
- よく日常診療で遭遇するのは耳垢栓塞であるが，もともと外耳道や鼓膜上に潜在する耳垢が，入浴や汗の流入などで水分を吸収し膨張する際に急に難聴を自覚することが多い．丁寧に除去した後に，自覚症状と聴力検査所見の改善を確認する．
- 外耳道炎，耳癤などの外耳道の感染が急性増悪をきたした場合でも，強い疼痛とともに腫脹が外耳道を閉塞し，急性難聴をきたすことがある．
- 耳鏡検査では外耳道の腫脹のため鼓膜所見が得られないことが多いので，鼓膜，中耳疾患の合併または潜在も考慮に入れておく必要がある．
- とくに急性中耳炎が乳突腔に波及し，急性乳突洞炎となった場合は，外耳

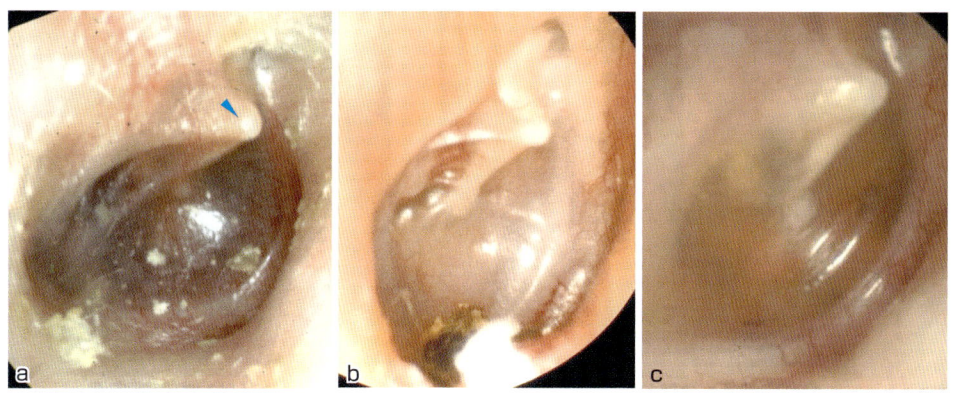

❶滲出性中耳炎の鼓膜所見
a：鼓膜緊張部の陥凹のためツチ骨柄も内陥し，ツチ骨短突起（►）が相対的に突出してみえる．弛緩部にも軽度の陥凹がみられる．
b：鼓膜は菲薄化し高度に内陥しているが，貯留液はわずかである．
c：鼓膜の陥凹は軽度であるが，鼓室全体に透明に近い色調の貯留液がみられる．

道の腫脹をきたすので，鑑別として重要である．耳鏡所見とともに耳後部の発赤，腫脹の有無も観察するように心がける．

中耳換気不全に基づく疾患

耳管換気不全，滲出性中耳炎

- 耳管の換気不全をもつ患者は慢性的に耳症状をもつことが多いが，機能不全が潜在していない患者でも上気道炎などを契機に比較的急激に症状を自覚することがある．その場合は，耳閉感，難聴とともに鼓膜の陥凹や鼓室内貯留液が出現する．
- 鼓膜の陥凹の有無を判断するには，立体視ができる処置用顕微鏡のほうが内視鏡より優れる．鼓膜と他の解剖学的構造物[★1]との相対的な位置関係を判断基準に利用しながら，鼓膜緊張部，弛緩部それぞれの陥凹の有無と程度を検討する（❶-a）．その際，鼓膜の弾性には個人差が著しいので，同じように中耳腔に陰圧が生じていても陥凹の程度には症例によって大きな差があることを念頭におかなければならない（❶-b）．
- 鼓室内滲出液が確認されるかどうかも鼓膜の状態に大きく左右される．透明感の強い鼓膜で気泡や滲出液の液面形成があれば比較的容易に判断できるが，厚い鼓膜の症例や透明に近い漿液性の液が鼓室腔を満たしている場合には，気相なのか液相なのか判断がつきにくい場合も多い（❶-c）．対側耳の所見と比較検討するなどの工夫が必要となる．
- なお，鼓膜の陥凹の程度や滲出液の量と，症状の強さや実際の難聴の程度は必ずしも相関しないことも念頭におくべきである．とくに滲出液を伴わずに岬角に鼓膜が接着している症例では，所見に比し症状や難聴が軽度なことが多い．

★1 他の解剖学的構造物
ツチ骨短突起，キヌタ・アブミ関節，後ツチ骨靱帯，鼓膜輪．

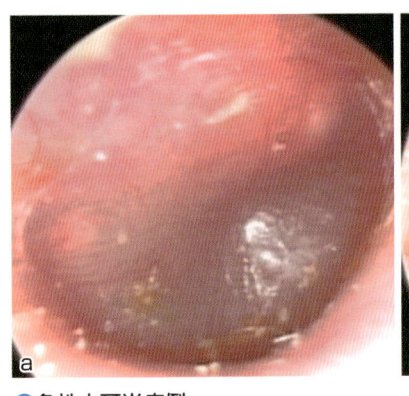

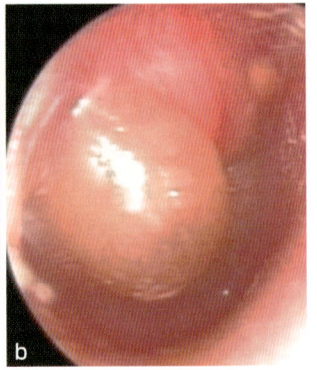

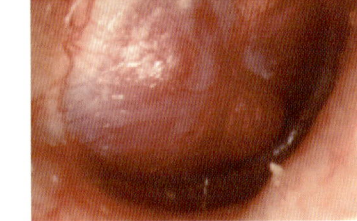

❻ 急性中耳炎症例
a：鼓膜，外耳道皮膚の発赤，腫脹がみられる．
b：鼓膜後部からの水疱を形成している．

（浦野正美先生より提供）

❼ 鼓室型グロムス腫瘍症例
血管の怒張を伴う不正な赤色病変が鼓室内にみられる．

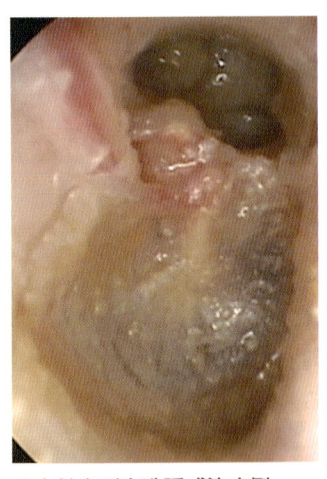

❽ 上鼓室型真珠腫感染症例
上鼓室に大きな骨欠損部を認める．同部位の感染により鼓膜，外耳道に膿が流出している．

不良時に強いバルサルバによる耳抜きをしたときに，過大な圧負荷が中耳腔，内耳窓に生じることにより発症することが多い．鼓膜所見は上記の鼓膜，中耳障害に類似するが，耳抜きの直後に難聴，めまい感が生じた場合は本症を疑わなければならない[5]．

- 不適切な潜水深度管理により，浮上後血液中の窒素が気泡化し内耳動脈に塞栓することにより難聴，めまいが生じることがある．内耳型減圧症といわれる病態である．鼓膜所見には異常が乏しい．浮上後，数時間で難聴，めまいが生じる点が外リンパ瘻との鑑別のポイントとなる[5]．

炎症性疾患

急性中耳炎

- 上気道炎の先行後，耳痛とともに比較的急に難聴，耳閉感を自覚することが多い．鼓膜の発赤，混濁，腫脹が特徴的な所見であるが（❻-a），びらんや水疱形成も時にみられる（❻-b）．鼓膜が自壊し排膿した段階で受診した症例では，膿汁の流出がみられるが，腫脹のため鼓膜穿孔が明らかではない場合もある．
- 本症は基本的には経耳管的な細菌の感染により生じるが，ウイルス性の急性中耳炎も存在する．特異的な鼓膜所見は少ないが，水疱形成，ツチ骨柄周囲の発赤や出血，後上象限の毛細血管点状出血などが多いといわれている[6]．
- 急性中耳炎では骨導聴力閾値上昇を伴う症例もあるので注意を要する．ただし，骨導聴力閾値上昇と鼓膜所見のあいだには明らかな関連性は見いだされていない．
- 類似の鼓膜所見を有するものに鼓室型グロムス腫瘍（❼），頸動脈の鼓室内走行異常，高位頸静脈球などがある．これらでは鼓膜切開は禁忌となるので注意を要する．

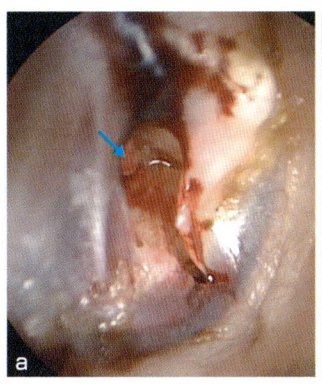

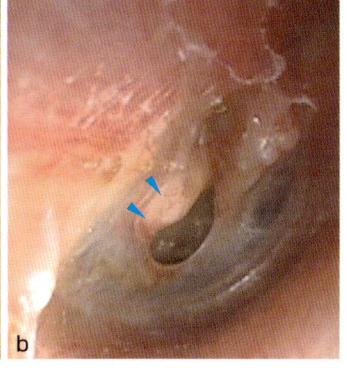

❾**外傷性鼓膜穿孔症例**
a：外リンパ瘻合併例．鼓膜後上部に穿孔を認め，穿孔から内方に偏移したキヌタ・アブミ関節（→）が認められる．
b：耳小骨離断合併例．鼓膜後方に穿孔を認め，穿孔後部に偏移したキヌタ骨長脚（▶）がみられる．

■ 慢性中耳炎急性増悪

- 鼓膜穿孔症や鼓室硬化症などの鼓膜穿孔を有する症例，癒着性中耳炎，真珠腫性中耳炎などで慢性の経過をたどっていた症例が，感染を併発し難聴の急性増悪をきたすことがある．
- それぞれの症例で鼓膜穿孔，癒着部位，真珠腫上皮の侵入部位を詳細に観察し，感染のフォーカスを検討する（❽）．
- これらの症例では，急性感染とともに骨導聴力閾値の上昇をみることがあることも念頭におく必要がある．

外傷

- 外耳道，鼓膜に対する外傷は，耳かきなどによる直達外傷と，平手打ちや爆風などにより生じる急激な外耳道圧の変化による圧外傷に分かれる．
- 急性難聴をきたす病態は，凝血塊による外耳道の閉塞，鼓膜穿孔，耳小骨連鎖の離断，外リンパ瘻，内耳の直接的な障害など多岐にわたる．また複数の病態が合併することも多い．
- いずれの症例でも詳細な耳鏡所見をとることが対応の第一歩となる．外耳道の裂傷，出血の有無，鼓膜穿孔の有無をまずチェックする．さらに鼓膜穿孔がある場合は，大きさと位置を詳細に観察する．外耳道の出血や凝血塊がある症例では，鼓膜を十分に観察できない場合もあるが，無理をしない範囲で外耳道を清拭しながら所見を得るように努力する．
- 鼓膜穿孔症例では，穿孔の位置がキヌタ・アブミ関節が存在する後上象限にある場合には，耳小骨連鎖離断，外リンパ瘻，内耳障害の可能性が高くなるのでとくに注意を要する（❾-a）．耳小骨の偏移が著しい症例では，鼓膜所見から確認することができることもある（❾-b）．
- なお鼓膜穿孔がなく，所見からは重症とは思えないような症例でも，内耳障害を併発している場合があるので注意を要する．

> 詳細な耳鏡所見をとることが対応の第一歩

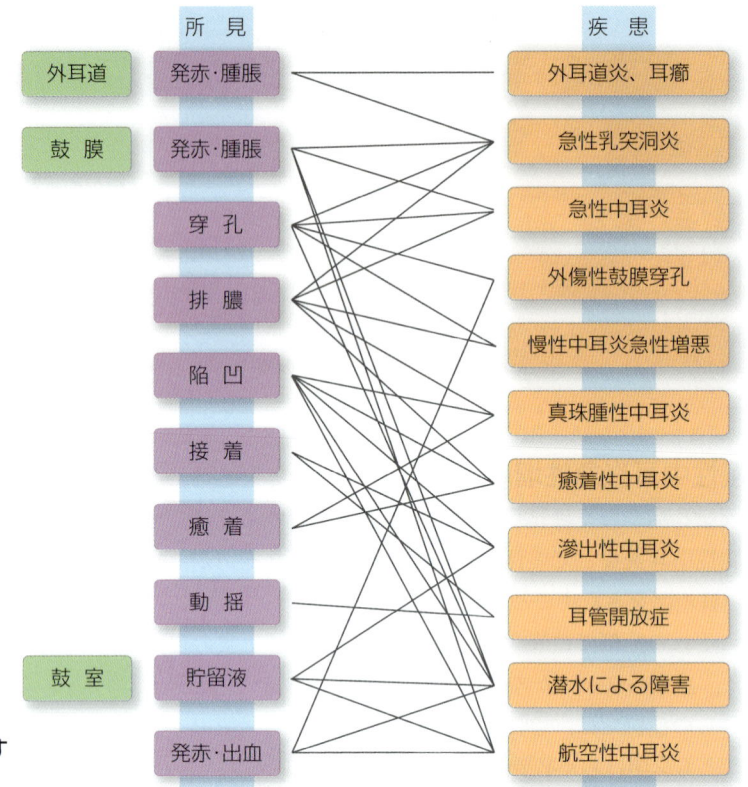

⓾鼓膜所見と急性難聴をきたす疾患との関係

所見		疾患
外耳道	発赤・腫脹	外耳道炎、耳癤
鼓膜	発赤・腫脹	急性乳突洞炎
	穿孔	急性中耳炎
	排膿	外傷性鼓膜穿孔
	陥凹	慢性中耳炎急性増悪
	接着	真珠腫性中耳炎
	癒着	癒着性中耳炎
	動揺	滲出性中耳炎
鼓室	貯留液	耳管開放症
	発赤・出血	潜水による障害
		航空性中耳炎

> **ポイント**
> - 急性難聴の診断に寄与する鼓膜所見について病態別に概説した．
> - 前述したように急性難聴の診断への第一歩は正確な外耳道，鼓膜所見を得ることである．⓾に鼓膜所見と疾患との関連をまとめたので参考にしていただきたい．
> - もちろん診断の確定には病歴，自覚症状の推移，各種聴覚機能検査，画像検査なども必要になる．
> - これらの情報と鼓膜所見を有機的に結び付けることが重要と考える．

（山本　裕）

引用文献

1) 山本　裕．慢性中耳炎，中耳真珠腫，乳突腔障害に対する内視鏡の使い方とコツ．JOHNS 2010；26：47-50．
2) 山本　裕ほか．中耳コレステリン肉芽腫．肥塚　泉編．すぐに役立つ外来耳鼻咽喉科疾患診療のコツ．東京：全日本病院出版会；2008．p.209-13．
3) 小林俊光．耳管閉塞障害の臨床．日本耳鼻咽喉科学会宿題報告モノグラフ．仙台：笹氣出版印刷；2005．
4) 山口展正．航空性中耳炎に関する基礎的ならびに臨床的研究．耳鼻咽喉科展望 1986；29：353-90．
5) 三保　仁．耳鼻咽喉科臨床医が知っておきたい潜水医学．JOHNS 2011；27：1222-4．
6) 上出洋介．乳幼児急性中耳炎における RS ウイルスの関与と予測―急性期初期の鼓膜所見から．耳鼻咽喉科感染症研究会誌 2010；28：43-7．

第3章 検査の進め方と鑑別診断のポイント

第3章 検査の進め方と鑑別診断のポイント

急性難聴をきたす疾患と鑑別のポイント

急性難聴をきたす疾患

急性難聴は，突発性の難聴と亜急性の難聴に分けられる

- 急性の難聴は，朝起きたら生じていたような，または何日の何時ごろに生じたかがはっきりしている突発性の難聴と，だいたい何日ごろに生じたか覚えているような，急性ではあるが比較的ゆっくりと難聴が進行した亜急性の難聴に分けられる．

❶急性難聴をきたす疾患

伝音難聴
耳垢栓塞
外耳道異物
鼓膜外傷・穿孔
急性中耳炎
滲出性中耳炎
外傷性耳小骨離断
耳硬化症
上鼓室固着症
中耳腫瘍
側頭骨骨折　　など

感音難聴
突発性難聴
急性低音障害型感音難聴
（蝸牛型）メニエール病
遅発性内リンパ水腫（対側型）
外リンパ瘻
気圧外傷
聴神経腫瘍
頭部外傷
音響外傷
薬剤性（ループ利尿薬，アスピリン，キニン）
ウイルス（不顕性）感染（ムンプス，帯状疱疹）
特発性感音難聴急性増悪
ステロイド依存性感音難聴（大動脈炎症候群など）
髄膜炎
脳幹梗塞
多発性硬化症　　など

そのほか
詐聴
心因性難聴　　など

- どちらの場合も伝音難聴（conductive hearing loss），感音難聴（sensorineural hearing loss）のいずれによっても生じうる．❶に急性難聴をきたす疾患を列挙する．
- 伝音難聴の多くは鼓膜所見により診断できるが，鼓膜が正常な場合には標準純音聴力検査において骨導聴力閾値が正常で気導聴力閾値が上昇していることの確認が必要である．一側性伝音難聴の場合，ウェーバー（Weber）検査で難聴側に偏倚することも診断に役立つ．
- 感音難聴では標準純音聴力検査で骨導・気導聴力閾値が同程度に上昇し，一側性の場合，ウェーバー検査では健側に偏倚する．
- 低音障害型感音難聴と耳管狭窄・滲出性中耳炎では耳閉感，自声強聴，低音性の耳鳴など症状が類似する．したがって低周波数帯域の骨導聴力検査を正確に行うことが診断上重要であるが，ウェーバー検査やティンパノメトリー（tympanometry）も役に立つ．
- 急性の後迷路性難聴はきわめてまれではあるが，脳幹の梗塞や大きな聴神経腫瘍内の出血などで生じることがある．聴覚中枢の病変では純音聴力検査上の閾値は正常であるが，言語が理解できないなどの症状が出る．

伝音難聴

- ❷に伝音難聴をきたす疾患の診断プロセスを示す．

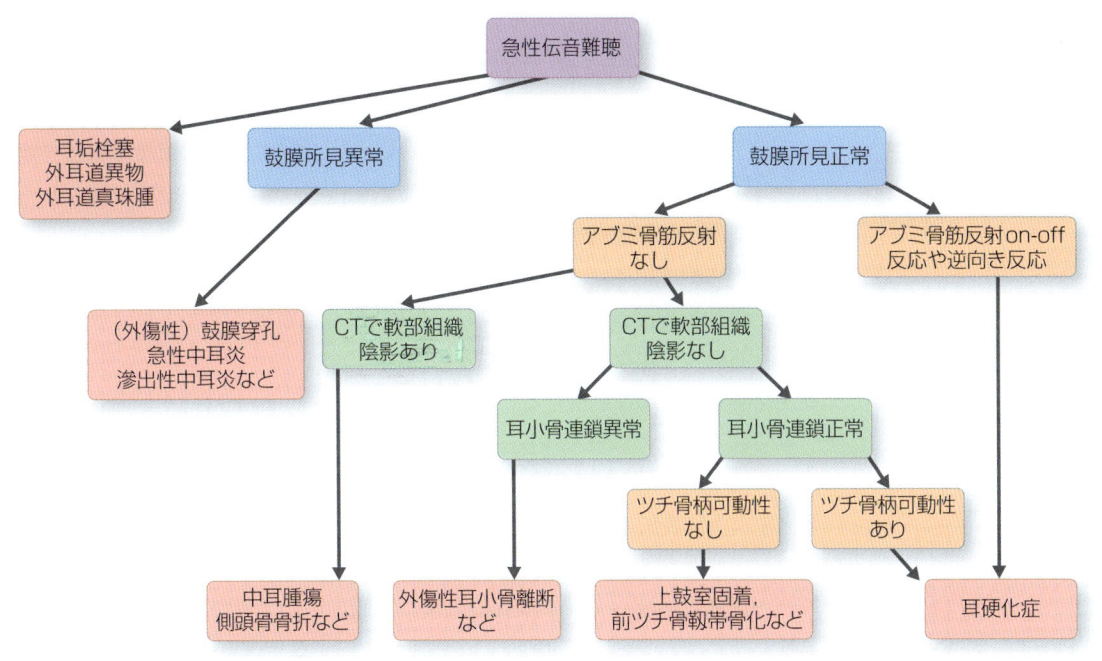

```
                              急性伝音難聴
                    ┌──────────────┼──────────────┐
                    ↓              ↓              ↓
              耳垢栓塞         鼓膜所見異常      鼓膜所見正常
              外耳道異物                      ┌──────┴──────┐
              外耳道真珠腫                    ↓             ↓
                    │                  アブミ骨筋反射    アブミ骨筋反射on-off
                    │                      なし         反応や逆向き反応
                    │              ┌────────┴────────┐      │
                    ↓              ↓                 ↓      │
              （外傷性）鼓膜穿孔   CTで軟部組織      CTで軟部組織
              急性中耳炎           陰影あり          陰影なし
              滲出性中耳炎など                  ┌──────┴──────┐
                                                ↓             ↓
                                          耳小骨連鎖異常  耳小骨連鎖正常
                                                         ┌────┴────┐
                                                         ↓         ↓
                                                    ツチ骨柄可動性 ツチ骨柄可動性
                                                       なし         あり
                          ↓              ↓             ↓           ↓           ↓
                     中耳腫瘍       外傷性耳小骨離断  上鼓室固着,              耳硬化症
                     側頭骨骨折など   など            前ツチ骨靱帯骨化など
```

❷ 急性難聴を示す伝音難聴の鑑別

- 診断には外耳道・鼓膜所見の視診が重要であり，耳垢栓塞，外耳道異物，急性中耳炎，滲出性中耳炎，鼓膜穿孔などは視診だけで診断されることが多い．

- 視診では顕微鏡下の観察も必要に応じて行う．また，ジーグル（Siegle）耳鏡やブリューニングス（Brünings）拡大耳鏡で鼓膜を加減圧して動かすと，鼓膜・ツチ骨柄の可動性，加圧時に鼓膜に接する構造物，貯留液の有無などがわかりやすい．

- 鼓膜の異常には穿孔，陥凹，硬化などがあり，中心性穿孔の場合は中耳機能検査（パッチテスト）により中耳・耳小骨の状態がある程度推測できる．パッチを貼って穿孔を覆うと聴力が著明に改善する場合は中耳・耳小骨に大きな異常はない．パッチを当てても聴力がほぼ不変の場合は肉芽・硬化・固着・癒着などにより，耳小骨や鼓膜の可動性が低下していることが示唆される．

- 鼓膜所見のみでは難聴の程度・型が説明できない場合は，さらに側頭骨高分解能CT（high resolution computed tomography：HRCT）を行い，中耳・耳小骨の状態を調べることが必要となる．

- 耳鏡所見で鼓膜正常の場合，ツチ骨柄の可動制限がある場合は，前ツチ骨靱帯の骨化や上鼓室の前・外側壁とツチ骨頭（またはキヌタ骨体部）の固着が示唆される．このような病変では難聴は通常徐々に進行し，急性の難聴はまれであるが，可動性が低下したときに比較的急に難聴になったと訴えることもたまにみられる．

- 中耳内の腫瘍性病変による場合には，鼓膜を通して病変を観察できる場合

外耳道・鼓膜所見の視診が重要

がある．腫瘍により耳小骨の可動性が抑制されて生じることが多いので，通常緩徐進行を示すが，内部出血などで急速に増大した場合，炎症を併発した場合，耳小骨が破壊された場合などは難聴が比較的急に出現しうる．
- 視診上鼓膜所見に異常がない場合は，側頭骨 HRCT による画像診断と音響性耳小骨筋反射（アブミ骨筋反射）検査を行う．側頭骨 HRCT では（とくに中耳内に軟部組織がない場合）耳小骨の状態がよく把握できる．
- 中耳内に軟部組織がなく耳小骨連鎖が正常の場合は耳小骨の固着が疑われ，ツチ骨柄の可動性がある場合はアブミ骨の可動制限（アブミ骨固着やアブミ骨筋腱の骨化など）のことが多い．
- アブミ骨の可動性が落ちると，アブミ骨筋反射で on-off 反応や逆向き反応がみられ，高度の固着では反応が消失する．このような病変の代表は耳硬化症[★1]と先天性アブミ骨固着症である．側頭骨 HRCT で内耳周囲，とくに前庭窓前方に脱灰巣（時に骨増殖）を認めると耳硬化症の診断に役立つ．
- 中耳内に軟部組織陰影がある場合は，先天性真珠腫，炎症性病変，腫瘍などが鑑別にあげられ，耳小骨の破壊や可動制限により急性難聴をきたしうる．
- 腫瘍病変では HRCT にて周囲骨破壊の有無，進展範囲について観察するほか，MRI にて腫瘤の性状，造影効果の有無を調べる．最終的には手術（または生検）による病理学的診断が必要となる．

★1 30〜40 歳代の女性に好発し，また妊娠中に発症または難聴が急に増悪することがある．

感音難聴

- ❸に急性感音難聴をきたす疾患の発症パターンを示す．
- 感音難聴のうち，検査により病態を推測できるものは外リンパ瘻と内リンパ水腫程度であり，多くは推測困難である．
- このため，難聴が，①一側か両側か，②突発性か亜急性進行性か，③単発性か再発・変動性か，などが鑑別診断のポイントになる．また難聴の原因の有無の問診（騒音環境・強大音曝露の既往，聴器毒性薬物の使用経験，家族歴など）が鑑別に有用である．
- 急性難聴の原因として，強大音曝露，アミノグリコシドなど聴器毒性薬物使用，頭部外傷・側頭骨骨折，ムンプスやハント（Hunt）症候群などのウイルス感染，気圧外傷，髄膜炎，脳幹梗塞などがある．
- 音響外傷では，4 kHz 周囲の難聴（c^5 dip）にとどまる場合は予後が良いが，低音障害型の難聴や高度の難聴では聴力は改善しにくい．
- 薬剤性（聴器毒性）：
  ①シスプラチンは化学療法 2，3 クール以降に難聴が出現することが多く，高音域の障害が優位である．
  ②アミノグリコシド系抗菌薬は一般に大量投与で難聴をきたす．少量投与で両側の感音難聴が生じた場合は，ミトコンドリア 1555 位 A → G 点変異をもっている可能性が高い．

感音難聴の多くは推測困難

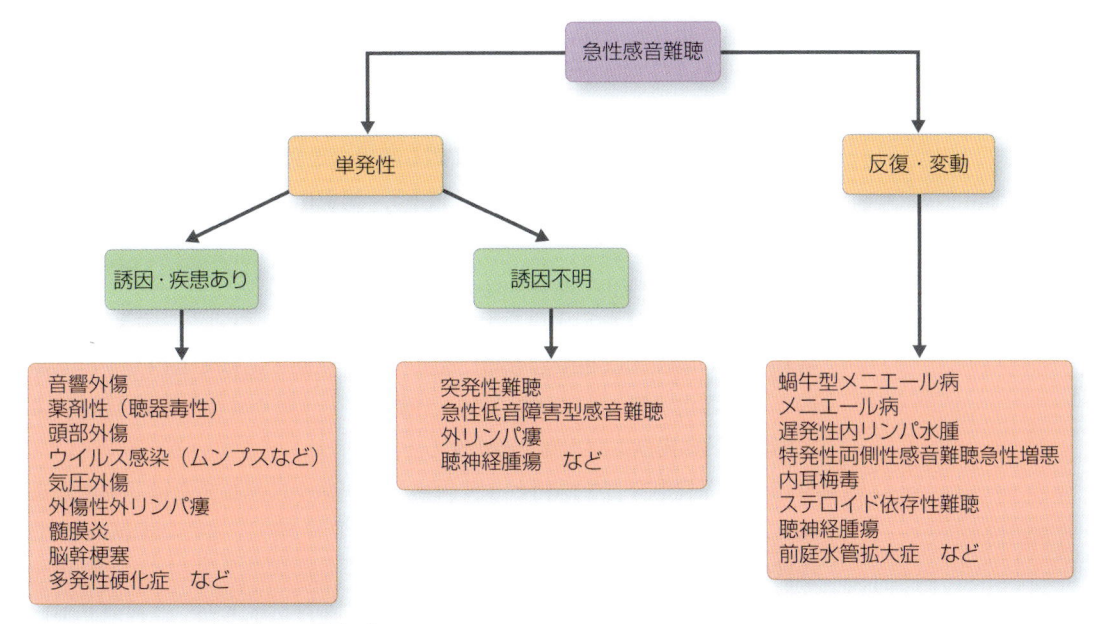

```
                        急性感音難聴
                       ／        ＼
                    単発性        反復・変動
                   ／    ＼           ↓
              誘因・疾患あり  誘因不明
```

誘因・疾患あり	誘因不明	反復・変動
音響外傷 薬剤性（聴器毒性） 頭部外傷 ウイルス感染（ムンプスなど） 気圧外傷 外傷性外リンパ瘻 髄膜炎 脳幹梗塞 多発性硬化症　など	突発性難聴 急性低音障害型感音難聴 外リンパ瘻 聴神経腫瘍　など	蝸牛型メニエール病 メニエール病 遅発性内リンパ水腫 特発性両側性感音難聴急性増悪 内耳梅毒 ステロイド依存性難聴 聴神経腫瘍 前庭水管拡大症　など

❸急性難聴を示す感音難聴の発症パターン

　③点耳薬には最近はアミノグリコシド系抗菌薬は入っていないが，鼓膜穿孔耳の局所に投与すると難聴を起こしやすいので注意が必要である．
　④このほか，アスピリンやループ利尿薬などでも難聴をきたす可能性がある．
● 外リンパ瘻は外耳道の直達外力によっても，鼻かみやカみなどによっても生じる．膜が破れたような音（pop）や水の流れる感じを訴えることが特徴的ともされるが，その頻度は高くない．患側下や懸垂頭位での眼振の誘発，瘻孔症状の有無を観察し，外リンパ瘻が疑われる場合は試験的鼓室開放術を行って確認する．最近では中耳洗浄液から cochlin-tomoprotein（CTP）を検出する方法も研究的になされている．
● 誘因が明らかでない場合，単発性の難聴では突発性難聴が強く示唆されるが，メニエール（Ménière）病の初回発作の可能性もあり，また聴神経腫瘍や外リンパ瘻と鑑別する必要がある．
● 難聴が比較的軽く，1,000 Hz 以下の低音域に限局した感音難聴は急性低音障害型感音難聴（acute low-tone sensorineural hearing loss：ALHL）として別に扱う．ALHL では耳閉感および自声強聴が主症状のことがあり，耳管狭窄と誤診しないように慎重に標準純音聴力検査を行う．ALHL は 3 割から半数で初回発作後に難聴が再発または変動し，蝸牛型メニエール病に移行する．めまいも生じメニエール病に移行する例も 1〜2 割でみられる．
● 聴神経腫瘍の鑑別には聴性脳幹反応（auditory brainstem response：ABR）が有用であり，疑わしい場合は頭部 MRI も行う．
● 急性感音難聴が反復したり，発症後に聴力が変動するものとしては，メニエール病のほか，対側型遅発性内リンパ水腫，自己免疫疾患に伴う難聴，

ステロイド依存性難聴，内耳梅毒，前庭水管拡大症などがあげられる．鑑別にはめまいの有無や平衡機能検査所見が有用である．自己免疫疾患では赤沈や抗核抗体なども診断に役立つ．

- 内リンパ水腫の診断には利尿薬による聴力の改善（グリセロールテスト）と温度眼振の改善（ラシックステスト），蝸電図での negative summating potential の増大（－SP/AP 比の増大）などが用いられる．最近では multiple frequency tympanometry の有用性も示されている．これらの検査において異常所見を示す場合は内リンパ水腫の存在が強く示唆されるが，各検査での陽性率は必ずしも高くなく，正常範囲であっても内リンパ水腫の存在を否定することにはならない．またガドリニウム投与併用 MRI によって画像的に内リンパ水腫を描出する方法も普及してきている．

- 軽度の頭部外傷などを誘因として両側聴力が徐々に悪化または急性増悪を繰り返す場合は，前庭水管拡大症を疑う．側頭骨 HRCT または頭部 MRI で画像的に診断が確定できる[★2]．

★2
遺伝子検査による診断も研究的になされている．

- 特発性両側性感音難聴は通常緩徐に進行する難聴であるが，急性増悪を反復することもある．難聴の進行は 10 dB 程度のわずかなことも多いが，増悪時に治療してできるだけ回復しておくことが長期予後に影響する．定期的に聴力検査で経過観察をしておくことでこのような小さな聴力悪化も診断できる．

- 聴神経腫瘍や内耳梅毒による難聴は，急性発症，再発・変動，緩徐進行のいずれもきたしうるので，誘因・原因が明らかでない感音難聴では側頭骨 X 線検査，ワッセルマン（Wassermann）反応を調べる必要がある．

- 遺伝性難聴の聴力型は低音障害型，水平型，高音漸傾型などいろいろであり，発症時期も出生時から難聴のみられる場合から成人発症までさまざまである．家族歴からある程度遺伝様式[★3]が推測できる．聴力の安定している，または緩やかな進行を示す遺伝性難聴においても時に急性増悪をきたすことがあり，注意を要する．

★3
常染色体優性・劣性，X 連鎖性，母系など．

心因性難聴は児童や若年の女性に多い

- 心因性難聴は児童や若年の女性に多いことが特徴であり，中等度の皿型または水平型の感音難聴を示すことが多い．標準純音聴力検査所見と語音明瞭度が合致しないことが多く，自記オージオグラムでは Jerger V 型を示す．耳音響放射や ABR は正常である．ストレスが高度なときには両側が聴力検査上聾になり，会話もできないようになる場合もある．

内耳障害と後迷路障害の鑑別

- 急性感音難聴の多くは内耳障害により生じるが，後迷路障害によることもまれではない．代表的なものとして，脳幹梗塞，多発性硬化症，小脳橋角部腫瘍などがある．

- 脳幹梗塞では通常他の神経症状（小脳失調，顔面神経麻痺など）を示すことが多いが，小さな梗塞では明らかでない場合もある．

❹ 内耳性難聴と後迷路性難聴の鑑別

	内耳性難聴	後迷路性難聴
補充現象（ABLB）	陽性	陰性
補充現象（SISI）	陽性	陰性
補充現象（メッツテスト）	陽性	陰性
疲労現象	なし	あり
Jerger 分類	典型的にはⅡ型（時にⅠ型やⅣ型）	典型的にはⅢ型
語音明瞭度	聴力相当に悪化	聴力に比べて著明に悪化
耳音響放射	軽度難聴では反応低下 中等度難聴以上では消失	正常
聴性脳幹反応	軽度難聴では正常またはⅠ波以降の遅延, 中等度難聴ではⅠ波が消失し, Ⅲ波またはⅤ波以降のみ出現, 高度難聴ではすべての波が消失	障害部位以降の波が消失または潜時の遅延

ABLB : alternate binaural loudness balance, SISI : short increment sensitivity index.

- ❹に内耳性難聴と後迷路性難聴の鑑別上のポイントを示す．
- 内耳障害では補充現象は陽性のことが多い．疲労現象[★4]はない．語音弁別能は軽度難聴ではほぼ100％であり，中等度以上の難聴では閾値が上昇するにつれ悪化する．耳音響放射は聴力に応じて障害され，軽度難聴では振幅の低下，中等度以上の難聴では消失する．
- 一方，後迷路障害では補充現象はなく，疲労現象がみられ，語音弁別能は聴力が比較的良好でも著明に悪い．耳音響放射は正常である．
- 聴性脳幹反応（ABR）では，内耳障害の場合，軽度〜中等度の難聴では音圧を上げると急速に振幅が増大する補充現象を示し，I-V波間の潜時は短縮傾向にある．難聴が中等度以上になるとⅢ波とⅤ波のみになり，さらに閾値が上昇するとⅤ波のみとなり，90〜100 dB以上の難聴では無反応となる．後迷路障害では聴覚経路の神経線維の障害が著しい場合は障害部位以降の波が消失するか，振幅の著明減少・潜時の著明延長などがみられる．

（山岨達也）

★4 疲労現象
自記オージオメータにおいて，周波数を一定にしておいて連続してその音で描記すると閾値が時間の推移とともに徐々に上昇する現象で，TTS(temporary threshold shift) 陽性ともいう．

第3章　検査の進め方と鑑別診断のポイント

聴覚系検査から鑑別する

急性難聴は迅速な処置ができるかどうかで予後が異なる

- 難聴は耳鼻咽喉科領域でも最も頻繁に遭遇する主訴の一つであり，そのなかでも急性のものは迅速な処置ができるかどうかによって予後がはっきり異なるものが少なくない．
- その意味で急性難聴の的確な診断，ひいてはそれに必要な検査の進め方は日常臨床において知っておくべき必須の部分であるといえる．
- ちなみに難聴の程度として軽度，中等度などの表現がよく使われるが，それぞれの聴力レベルと日常での聞こえの状態は案外知られていないので，❶に一般的なものをまとめる．
- 本項では諸検査の羅列は避け，必要最小限の，しかも多くの耳鼻咽喉科診療所で所有している診察手段，検査機器でどこまで診断でき，それによりどう対処できるかを中心に述べる．ここでは耳垢栓塞や鼓膜穿孔などのように外耳道，鼓膜に明らかな異常がない耳での急性難聴に限って解説する．

ポイントとなる検査

■ 病歴

特徴的病歴は非常に有力な診断の手がかり

- 本項のタイトルは検査の進め方ではあるが，特徴的病歴は検査を行う前の段階で非常に有力な診断の手がかりとなるため，病歴でのポイントを述べる．

上気道炎

- 上気道炎が先行した病歴がある場合には，滲出性中耳炎，また小児で一側性ならムンプス難聴の可能性が考えられる．

pop音などの耳内雑音

- とくにいきみや力みの直後の耳内でのpop音に続いて難聴，さらにめまいが生じた病歴があれば，外リンパ瘻が強く疑われる．

頭部打撲，外傷

- 交通事故，転落事故などの頭部打撲，外傷の病歴があれば耳小骨離断が，さらにめまい，ふらつきが加われば内耳障害による感音難聴が疑われる．

❶難聴のレベル

難聴の程度	聴力(dB)	日常生活での状態
軽度	21〜40	ささやき声が耳元でないと聞こえない．
中等度	41〜70	会話中に聞き落としがあるが対面しての会話は可能．70dBとなると大声でなければ通じない．
高度	71〜90	聞き落としが多く，会話はほとんど不可能．耳元に口を近づけて話しかける必要がある．
聾	91≦	言語音，一般環境音ともに聴取不能．

その他

- 当然ではあるが，爆発や突発事故的な大音響に曝露した場合には音響外傷の可能性が高く，航空機搭乗やスキューバダイビングなどの急激な気圧変化に曝露した病歴があれば圧外傷（barotrauma），さらにめまいを伴えば内耳障害の可能性が高い．
- また，アミノグリコシド系抗菌薬や白金製剤の抗癌剤投与後には薬物性難聴が考えられる．

■ 純音聴力検査

- いうまでもなく最も基本の重要な検査である．
- 難聴の程度とともにまずみるのは気骨導差である．
- 急性の伝音難聴，感音難聴にそれぞれどのような疾患があるかはここでは割愛するが，急性の混合難聴をみることはまれで，その場合には上半規管裂隙症候群や前庭水管拡大症候群での急性内耳障害なども否定できない．
- 以下に示す聴力型（パターン）も診断に有用なことが多い．

低音型

- 伝音難聴で低音域の低下がみられれば滲出性中耳炎などの中耳貯留液が最も疑われ，感音難聴なら急性低音障害型感音難聴が疑われる．

高音漸傾型

- 伝音難聴でこのタイプは少ないが，感音難聴では突発性難聴などでよくみられる．

水平型

- 伝音難聴なら耳小骨離断でよくみられ，感音難聴ではやはり突発性難聴でみられる．

その他

- 急性難聴にはあらゆる聴力型がありうるが，時に聴神経腫瘍の初期に耳閉感のみが主訴で，周波数はさまざまであるが dip 型の難聴を示すことがあり注意を要する（❷）．

■ ティンパノグラム（❸）

A 型[★1]

- 伝音連鎖の正常パターンであるが，ピークの低い As 型が中耳伝音連鎖の固着，ピークの高い Ad 型が離断とされている[1]．
- しかし，その診断的価値（感受性）は高くなく，次のアブミ骨筋反射と組み合わせて初めて診断的価値が高まる．

★1
As 型は外耳道容積がおよそ 0.3 mL 以下，Ad 型は外耳道容積がおよそ 1.4 mL 以上．

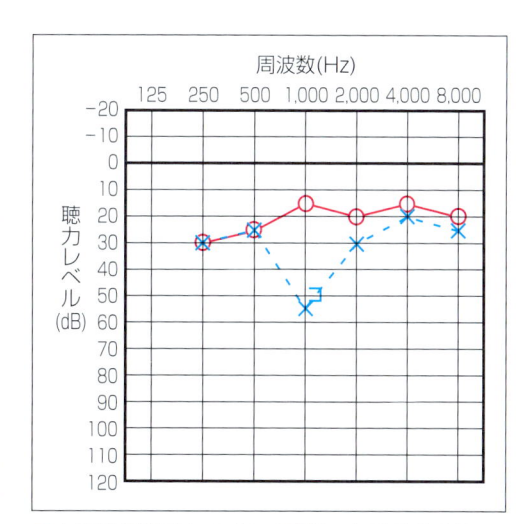

❷ 左聴神経腫瘍（47 歳，男性）の初診時聴力像
主訴は左耳閉感のみで症状に変動がみられたため，MRI 検査を行ったところ，左内耳道底に約 3 mm の腫瘍陰影を認めた．

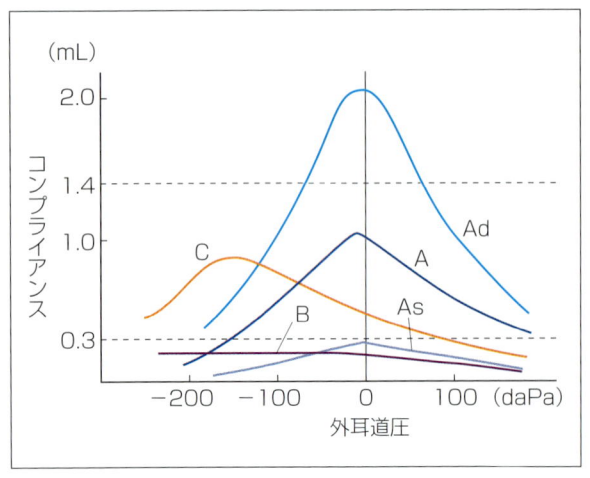

❸ティンパノグラムの型分類

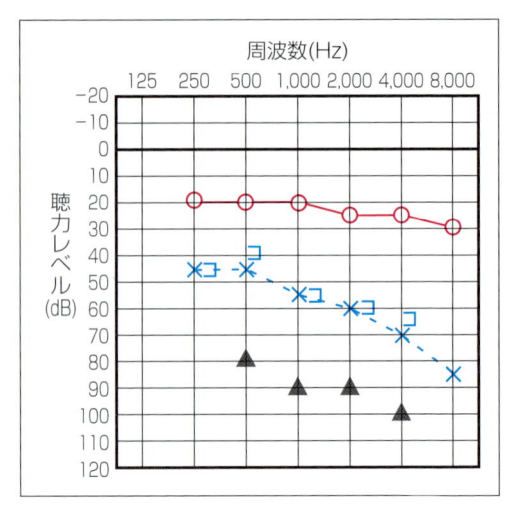

❹左突発性難聴（56歳，男性）の聴力像と左耳の同側音刺激によるアブミ骨筋反射閾値（▲）

左耳の最小可聴閾値は 45～85 dB で中等度難聴を示すが，アブミ骨筋反射閾値は正常耳と同等の 80～100 dB であり，補充現象が陽性である．

★2 C_2型
−200 daPa より高度の陰圧．

B型
- 急性難聴で中耳貯留液や滲出性中耳炎は少ないが皆無ではなく，あわてて受診するケースもある．
- さらに鼓膜が肥厚していると貯留液が透見できず，突発性難聴と誤診する場合がある．

C型
- 中耳陰圧を示すが，C_2型[★2]では中耳貯留液がある可能性は低くはなく[2]，急性難聴の原因にもなりうる．

■ アブミ骨筋反射（SR）検査

- アブミ骨筋反射（stapedial reflex：SR）検査は，一般には反射の有無による中耳伝音連鎖の異常が診断できることが成書にも記されているが，感音難聴の場合に反射閾値も非常に重要であることを強調したい．
- 感音難聴には内耳性と後迷路性があるが，内耳性では補充現象（recruitment phenomenon）があるため，反射閾値は正常聴力耳と大差なく，80～100 dB の音刺激で発生する（メッツテスト〈Metz test〉，❹）[3]．一方，後迷路性では補充現象がないので最小可聴閾値から SR が生じる閾値との差は 80～100 dB あり，軽度難聴以外では 110 dB までの音刺激では反射は生じないことが多い．
- 補充現象の検査として，SISI（short increment sensitivity index）検査，Jerger 自記オージオメトリーなどがあるが，いずれも自覚的検査であり確実性を欠くが，SR は他覚的検査であるため，被検者の主観に左右されないという大きな利点がある．

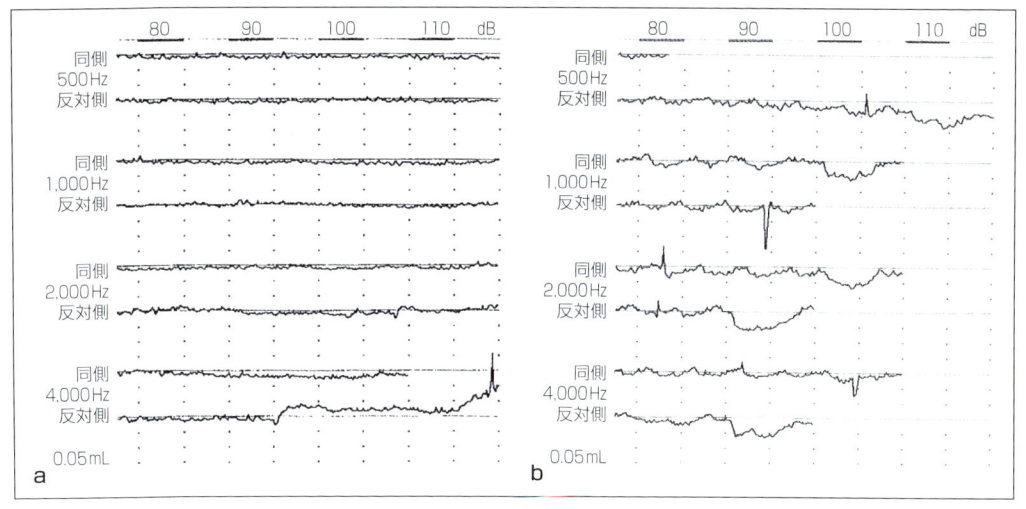

⑤ティンパノグラムC型（中耳陰圧）でのアブミ骨筋反射
外耳道圧を平圧にしてアブミ骨筋反射を測定すると検出されないが（a），外耳道圧を中耳圧と同じ圧（−150 daPa）にして測定すると正常に反射が検出される（b）．

> **ポイント**
> 感音難聴でアブミ骨筋反射が正常耳と同等の閾値で検出されれば，ほぼ内耳性感音難聴と診断できる．

さらに鑑別が必要な場合に加える検査

■ 歪成分耳音響放射検査（DPOAE）

- 歪成分耳音響放射検査（distortion product otoacoustic emission：DPOAE）は，内耳外有毛細胞の機能を反映する検査で，これが低下していれば内耳

> **Advice　SR検査のコツ**
>
> ①ティンパノグラムC型のとき
> ➡ **中耳圧と同じ外耳道圧にして測定**
>
> 　SR検査を行う際に，中耳貯留液があってティンパノグラムがB型を示すときには反応が検出されないことはよく知られているが，C型やAd型の場合も検出できないことがある．
> 　通常SRは外耳道内が平圧の状態で測定するが，C型では中耳が陰圧なので鼓膜の可動性が悪く，SRによる微妙なコンプライアンスの低下が波形に反映されないことがある．最近は自動的に外耳道圧を中耳圧と同じ圧に設定してSR検査を行う機器も増えているが，そうでない場合は手動で外耳道圧を設定できる機器では外耳道圧を中耳圧に近づけるように設定するとSRを検出できることがある（⑤）．
>
> ②ティンパノグラムAd型のとき
> ➡ **中耳圧と少しずらせた外耳道圧で測定**
>
> 　またAd型の場合は逆で，ピーク圧付近でコンプライアンスが急激に変化することを示しており，SR測定中に脈拍や呼吸などのわずかな中耳圧変化で基線が変動するためにうまく検出できないことがある．その場合には，やはり可能なら手動で外耳道圧を中耳圧のピークから少しずらせて設定すれば，基線が安定してSRを検出できることがある．

入らない内リンパ腔が拡大している内リンパ水腫を認める.
- ❾は，75歳女性で，左耳鳴，めまい，難聴がある症例である．オージオグラムを❾-aに示す．❾-bは，通常量のガドリニウムを静注して4時間後に撮影したFLAIR-constant画像．通常の造影剤投与でも，投与後4時間待ち3テスラMRIでFLAIR-constant画像で撮影すると内リンパ水腫が描出されている．❾-cは，高速スピンエコー法によるheavy T2強調（水強調）画像であるが左右の内耳の形には左右差がないことを示す．

（中島　務，長縄慎二）

引用文献

1) Yoshida T, et al. Three-dimensional fluid-attenuated inversion recovery magnetic resonance imaging findings and prognosis in sudden sensorineural hearing loss. Laryngoscope 2008；118：1433-7.
2) Ryu IS, et al. Three-dimensional fluid-attenuated inversion recovery magnetic resonance imaging in sudden sensorineural hearing loss：Correlations with audiologic and vestibular testing. Otol Neurotol 2011；32：1205-9.
3) Nakashima T, et al. Visualization of endolymphatic hydrops in patients with Meniere's disease. Laryngoscope 2007；117：415-20.
4) Nakashima T, et al. Endolymphatic hydrops revealed by intravenous gadolinium injection in patients with Meniere's disease. Acta Otolaryngol 2010；130：338-43.
5) Naganawa S, et al. Visualization of endolymphatic hydrops in Meniere's disease with single-dose intravenous gadolinium-based contrast media using heavily T(2)-weighted 3D-FLAIR. Magn Reson Med Sci 2010；9：237-42.
6) Sone M, et al. Imaging analysis in cases with inflammation-induced sensorineural hearing loss. Acta Otolaryngol 2009；129：239-43.
7) Yamazaki M, et al. Increased signal intensity of the cochlea on pre- and post-contrast enhanced 3D-FLAIR in patients with vestibular schwannoma. Neuroradiology 2009；51：855-63.

第 4 章　緊急性のある疾患を見逃さないコツ

第4章 緊急性のある疾患を見逃さないコツ

中枢疾患，全身疾患，悪性腫瘍の一症候として

- 急性感音難聴（acute sensorineural hearing loss）の原因のほとんどが内耳性であるが，中枢疾患，全身疾患，悪性腫瘍の一症候としてみられることがある．
- 脳神経症状や意識障害などの症状を伴う場合には難聴の原因を推測することは容易であるが，このような症状を伴わない例もあるため，原因不明の難聴において常に中枢疾患，全身疾患，悪性腫瘍を念頭におくことが重要である．
- 本項では，中枢疾患，全身疾患，悪性腫瘍の一症候としての急性難聴について症例を提示しながら述べる．

原因不明の難聴は中枢疾患，全身疾患，悪性腫瘍を念頭に

中枢疾患

- 中枢疾患のなかで，比較的頻度も高く注意が必要なのは脳血管障害である．
- 脳幹部の脳血管障害は椎骨脳底動脈病変に起因し，回転性めまいを呈することが多く，運動失調，嚥下障害，回転性めまい，悪心・嘔吐，ホルネル（Horner）徴候[★1]などを呈するワレンベルグ（Wallenberg）症候群は有名である．
- 内耳血流を供給する内耳動脈（迷路動脈）は，脳底動脈から直接分枝することもあるが，前下小脳動脈（anterior inferior cerebellar artery：AICA）から分枝することが多い[1]．AICAは，橋前外側部，中小脳脚，小脳前下部，内耳を支配する．そのため，血栓などの脳血管障害により急性の内耳障害や蝸牛神経核の血流障害により後迷路性難聴を生じうる．
- 典型的なAICA症候群では，小脳失調，難聴，顔面神経麻痺，回転性めまい，顔面の温痛覚障害，ホルネル徴候，健側体幹の温痛覚障害であるが，AICAは豊富な吻合の存在や走行が非常に短いこと，変異が多いことからこれらの症状がすべてそろわずに，急性難聴として診断されることが少なくない[2-5]．那須ら[4]は，1988年から1998年のわが国におけるAICA症候群29例の症状について，めまいが100％，難聴が97％と高頻度で訴えることに対し，顔面神経麻痺や顔面温痛覚異常，小脳症状などの脳神経症状は69.0％であり，7例（24.1％）は難聴，めまいのみの症状であったと報告している．
- このように，脳血管障害が原因であっても急性難聴と診断されることがあるので注意が必要であるが，脳神経症状がない脳血管障害における急性難聴の鑑別は困難である．小林ら[5]は，脳血管障害による突発性難聴例21例

★1 ホルネル徴候
- 縮瞳
- 眼瞼下垂
- 瞼裂狭小
- 顔面発汗低下

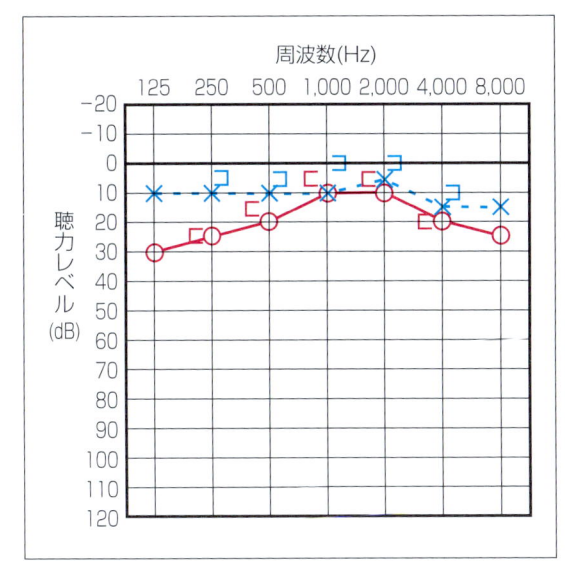

❶初診時のオージオグラム（症例1）
右低音障害型感音難聴を示した．

を検討し，その疑うべき臨床的特徴について，既往歴に高血圧，冠動脈疾患，一過性脳虚血発作，糖尿病などを伴う例が多く，注視方向性眼振が52.4％，三叉神経麻痺の合併は52.4％にみられたと報告している．
● 三叉神経麻痺では口唇周囲の知覚低下を伴うことが比較的多く，診察の際には同部の痛覚の左右差を検査すべきである[6]．また，めまい症状が強いため，これらの脳神経症状がマスクされてしまい見落とす可能性があるので，問診，神経所見を注意深くとることが重要である．

症例1 多発脳梗塞による急性感音難聴

63歳，女性．
主訴：右耳閉感，めまい．
既往歴：メニエール（Ménière）病，高血圧．
現病歴：午後仕事中，急に右耳閉感と回転性めまいが出現したため，救急外来を受診した．受診時，注視眼振検査にて左向き眼振を認め，頭部CT検査にて異常が認められないため，耳鼻科紹介入院となった．
入院時所見：意識清明，血圧168/90 mmHg，神経学的所見異常なし，注視眼振検査，頭位眼振検査，頭位変換眼振検査では左向き水平回旋混合性眼振を認めた．聴力検査では右低音障害型感音難聴を認めた（❶）．
入院後経過：右メニエール病の診断にて入院加療行うも，めまい，難聴は継続した．入院3日後にても軽快がみられないため，頭部MRIを施行したところ椎骨脳底動脈系の多発脳梗塞を認めた（❷）．脳梗塞と診断後，めまい発症時に一時的に左上下肢のしびれと構音障害があったことが判明した．

> **ポイント**
> - 悪性腫瘍の既往歴を確認する．
> - 悪性腫瘍の頭蓋内転移が疑われた場合，頭部造影MRI検査，髄液検査を行う．

(高橋真理子，村上信五)

引用文献

1) 石井哲夫．脳底部より内耳に至る動脈の走行に関する研究．日耳鼻会報 1964；67：1387-99.
2) Son EJ, et al. Anterior inferior cerebellar artery infarction presenting with sudden hearing loss and vertigo. Laryngoscope 2007；117：556-8.
3) Ikegami-Takada T, et al. AICA syndrome with facial palsy following vertigo and acute sensorineural hearing loss. Auris Nasus Larynx 2012；39(2)：244-8.
4) 那須 隆ほか．急性感音難聴で発症した脳梗塞の1例．Equilibrium Res 1998；57(3)：289-96.
5) 小林泰輔ほか．脳梗塞による突発性難聴の3症例．耳鼻咽喉科臨床 1993；86(3)：321-7.
6) 羽柴基之ほか．めまいを前駆症状とした小脳梗塞の2症例．耳鼻咽喉科臨床 1991；補52：25-31.
7) McCabe BF. Autoimmune sensorineural hearing loss. Ann Otol Rhinol Laryngol 1979；88(5)：585-9.
8) 井上泰宏，神崎 仁．自己免疫性難聴．野村恭也ほか編．聴覚．CLIENT 21 6．東京：中山書店；2000. p.371-8.
9) Streitmann MJ, Sismanis A. Metastatic carcinoma of the temporal bone. Am J Otol 1996；17(5)：780-3.
10) 山本典生ほか．一側突発難聴で発症した髄膜癌腫症例．耳鼻咽喉科臨床 1998；91(2)：129-32.
11) 山本耕司ほか．めまい，頭痛，および急性感音難聴を初期症状とした髄膜癌腫症の1症例．Otology Japan 2011；21(1)：52-9.

第 5 章　成人急性中耳炎

第5章　成人急性中耳炎

骨導低下は内耳障害か？
その対処は？

急性中耳炎と内耳障害

- 急性中耳炎はわれわれが日常的に最も多く遭遇する疾患の一つであるが，そのために引き起こされる難聴はほとんどが伝音難聴であり，感音難聴をきたすことはまれであるとされていた．しかし，近年，中耳炎により内耳障害を生じた症例についての報告が数多くなされるようになっている．
- 急性中耳炎による内耳障害の発生頻度は1.5〜2.6%とそれほど多くはなく，聴力障害の治癒率は比較的良好であるものの，なかには予後不良のものも少なからず存在する[1-6]．
- 本項では，急性中耳炎による内耳障害について，その臨床症状，発生機序，治療について論じる．

> 急性中耳炎で感音難聴をきたすこともある

診断の進め方　①

■ 患者背景および病歴

- 耳痛を訴え，耳鏡所見で急性中耳炎と診断した患者のなかに，強い耳閉感や，耳鳴，めまいを訴えるものがあり，聴力検査により骨導閾値上昇を認めることがある．
- これまでにわが国でも比較的多数の報告があり[7,8]，成人例が多数を占めるがなかには小児例も報告されている．
- 中耳炎による内耳障害の発生頻度は1.5〜2.6%であり，初発症状としては難聴（約60%）がめまい（約13%）より多く認められる．前駆症状として70〜80%に感冒様症状があり，激しい耳痛を伴う場合には本症がより強く疑われる．

> 耳痛を訴える急性中耳炎患者には骨導聴力検査も行う

■ 耳鏡所見

- 耳鏡所見としては，外耳道や鼓膜に水疱を伴った発赤や腫脹が認められれば本症を強く疑えるが，水疱がなく発赤のみの場合もしばしば認められる．
- 耳漏は漿液性であることが多い．

■ 純音聴力検査

- 骨導閾値の上昇[★1]が認められれば確定診断ができる．
- 注意したいのは，鼓膜切開，排液により健側あるいは正常範囲近くまで骨

★1
聴力検査で少なくとも1周波数以上において15 dB以上の骨導閾値上昇がみられたもの．

```
病歴 ─→ 難聴，耳閉感，耳鳴，めまい
         前駆症状として70～80％に感冒様症状
         があり，激しい耳痛を伴う

診察 ─→ 外耳道や鼓膜に水疱を
         伴った発赤や腫脹

純音聴力検査 ─→ 骨導閾値上昇 ─→ 確定診断

眼振検査 ─→ 赤外線フレンツェル
             眼鏡による観察
```

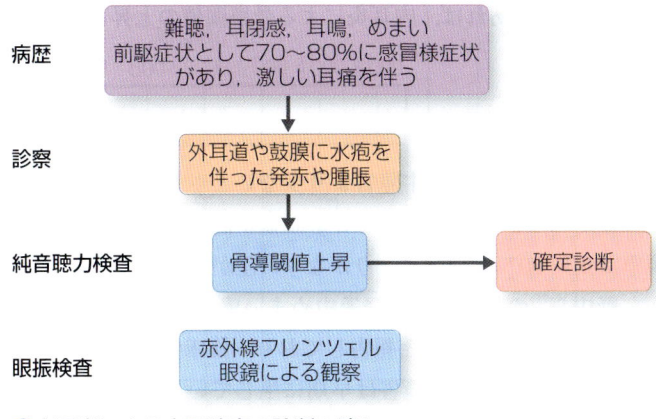

❶中耳炎による内耳障害の診断の流れ

導閾値が改善する症例もあるので，適切な治療方針を決定するためにも可能な限り，鼓膜切開，排液を行い，見かけ上の骨導閾値上昇は除外する．
- 自記オージオメトリー，SISI テスト（short increment sensitivity index test）は，本疾患での陽性率はあまり高くない．
- 本疾患での聴力障害の特徴としては，①聴力低下の程度は軽度から中等度が多い，②周波数別では高音域の閾値上昇が著明との報告が多い（しかし，高音域の障害が強いという傾向はないとの報告もある），③障害が高度であっても可逆性のことが多い，ことなどがあげられている[3-5]．

骨導閾値上昇の機序

- 急性中耳炎における骨導閾値上昇については，炎症が内耳に波及し，内耳炎あるいは炎症性サイトカインなどによる内耳障害が原因であるとの考えが一般的である．一方，中耳腔内の貯留液や肉芽などの存在による見かけ上の骨導閾値の上昇とする考えもある．
- 激しい耳痛，耳漏，めまいなど内耳炎の症状を伴っている症例は問題ないであろうが，このような例はまれである．また，骨導聴力低下を伴う例が多いとされている外耳道や鼓膜表面に水疱形成を伴う中耳炎や，めまいを伴う症例もそれほど多いものではなく，なかには滲出性中耳炎のような経過をとるものもある．
- 臨床的に内耳障害による骨導聴力の低下か，見かけ上のそれかを厳密に鑑別することは簡単ではない．
- 鼓膜切開，排液により著明に骨導閾値が改善した場合は，少なくとも改善部分は見かけ上の骨導閾値上昇といえるが，未改善部分が内耳障害のみによるものとの断定はできない．なぜなら，中耳腔の状態を完全に正常化したとはいえないからである．
- しかし，鼓膜切開，排液により，骨導聴力が正常，あるいは健側と同程度にまで改善する例もあるので，可能な限り鼓膜切開，排液を行い見かけ上の閾値上昇の除外に努めるべきである．骨導閾値が変化せず気骨導差（AB

中耳炎から内耳障害の発症機序

- 中耳炎から内耳障害が発症する機序について，動物を用いて中耳炎を作製し内耳への影響を検討したモデルは，日常，臨床的に経験する急性中耳炎に伴った内耳障害のモデルとなる．
- 筆者らの検討[3]で，モルモット鼓室内に細菌内毒素（LPS〈lipopolysaccharide；リポ多糖〉）を注入すると実験的中耳炎が作製されるが，このとき蝸牛には軽度の内リンパ水腫が形成され，内耳コルチ器，前庭器には炎症細胞浸潤が生じ，内リンパ嚢では著明な炎症細胞浸潤と，いわゆるstainable substance が認められるようになる．このときの内耳機能を検討すると，カロリック反応での眼振持続時間は有意に短縮し，聴力に関してはABR（auditory brainstem response；聴性脳幹反応）閾値の上昇が認められる．
- この中耳炎モデルでの聴力障害に関しては，低音域より高音域で閾値上昇が強いこと，投与するLPSの量が多いほど聴力障害が強いこと，自然回復があるといった特徴が認められ，実際のヒトでの中耳炎による内耳障害と非常に類似したモデルであることが確認された．
- 内耳障害を引き起こす原因としては，LPSのみならず細胞傷害性蛋白，サイトカイン，ケモカインなどのさまざまな炎症産物が考えられ，これらが内耳に移行し内耳障害を引き起こしていると思われた．また，このような炎症産物が内耳に移行した結果生じるフリーラジカルも重要な役割を果たす．
- 筆者らがLPS中耳炎モデルの内耳でのフリーラジカルの産生を検討した結果，LPS中耳炎モデルでは内耳，コルチ器有毛細胞，支持細胞，血管条，前庭感覚細胞，暗細胞，などに正常動物では認められない一酸化窒素合成酵素（NOS II）が誘導され，内耳で大量の一酸化窒素（NO）や活性酸素が産生されることが示され，中耳炎における内耳障害の発現にはフリーラジカルが大きく関与していることが明らかとなった[3]．

> 内耳障害の発現にはフリーラジカルが大きく関与

中耳から内耳への炎症の波及経路

- 中耳腔から内耳への炎症産物の波及経路としては，これまで正円窓，卵円窓，血行性などが考えられており，骨導閾値の上昇は正円窓経由が，めまいのある場合には卵円窓経由が，また，ウイルス感染がある場合には血行性がそれぞれ考えられていた[1,6,7]．
- しかし，筆者ら[3]が蛍光標識LPSをモルモット鼓室内に投与し内耳への移行を観察した結果，注入3時間後には，蝸牛（コルチ器，蝸牛軸，ラセン神経節，蝸牛側壁），前庭器，顔面神経にLPSが移行しているのが観察され，さらに蛍光強度を時系列で観察した結果，LPSは蝸牛側壁，コルチ器では基底回転から頂回転に向かって順次移行していくことが明らかとなっ

た．これに対して，前庭器，顔面神経，蝸牛軸，ラセン神経節などでは比較的早い時期にLPSが移行することが明らかとなった．
- 以上により，中耳腔内のLPSは内耳に移行するが，その移行経路はこれまでいわれているような正円窓経由だけでなく，卵円窓経由，血行性，リンパ行性，耳腔より上皮下結合組織を通って直接的に，など複数の経路が存在することが明らかとなった．

> **ポイント**
> ①急性中耳炎に感音難聴を合併することがある．
> ②聴力検査では可能な限り骨導聴力の測定も行う．
> ③骨導閾値上昇が認められた場合には，鼓膜切開，排液を行う．
> ④骨導閾値上昇が確定したら，直ちに突発性難聴に準じた治療を行う．

(工田昌也)

引用文献

1) 高山幹子．中耳炎と内耳障害．JOHNS 1997；13：1203-7．
2) 森園哲夫．中耳炎と内耳障害．耳鼻咽喉科展望 2003；46：192-8．
3) 工田昌也．中耳炎による内耳障害．JOHNS 2008；24：67-70．
4) 飯野ゆき子．中耳炎による内耳障害―その機序と臨床について．耳鼻咽喉科臨床 2005；98：429-37．
5) 鈴木健策．急性中耳炎に随伴する内耳障害の検討．耳鼻咽喉科臨床 2010；103：1003-8．
6) 飯野ゆき子ほか．感音難聴を伴った中耳炎症例．耳鼻咽喉科臨床 1991；84：155-62．
7) 野中　学ほか．急性中耳炎にみられた内耳障害―特に前庭機能障害について．耳鼻咽喉科・頭頸部外科 1995；67：829-33．
8) 西村将人ほか．急性中耳炎に伴う内耳障害．耳鼻咽喉科臨床 2000；93：455-9．

第6章　外傷性鼓膜穿孔

第6章　外傷性鼓膜穿孔

治療アルゴリズム

- 外傷性鼓膜穿孔（traumatic tympanic membrane perforation）は，日常診療でしばしば遭遇する外傷性疾患であり，その発生頻度は10万人あたり1.4～8.6人という報告がある[1]．

穿孔をきたす原因は，直達性と介達性に大別

- 穿孔をきたす原因は，①直達性と，②介達性に大別される．
- 直達性鼓膜穿孔は原因となる物体が直接鼓膜に作用して生じる穿孔で，綿棒や耳かきが原因であることが最も多く，ほかに無生異物（石，薬品など）や虫などの有生異物の侵入，花火や溶接の火花による熱傷などにより起こる．

耳かき外傷はわが国で最も頻度が高い

- 耳かき外傷はわが国では最も頻度が高いが，日本人特有のもので，耳掃除中に転倒したり，子どもや犬に飛びつかれたりして生じることが多い．
- 一方，介達性鼓膜穿孔は物体が間接的に関係して起こる穿孔で，殴打（とくに平手打ち），飛行機搭乗，潜水，頭部外傷などにより起こる．
- 頭部外傷（とくに側頭骨骨折）による鼓膜穿孔は，顔面神経麻痺や耳小骨離断などを合併することが多い．
- また，まれなものとして，耳鼻咽喉科診療のカテーテル通気が原因になることがある．とくに鼓膜の菲薄化した症例では，通気にあたっては細心の注意が必要である．
- 以下，外傷性鼓膜穿孔の診断と治療の進め方について解説する．

診断

- 鼓膜穿孔が大きければ診断は容易であるが，直達性鼓膜穿孔では出血を伴っていることが多く，血液が鼓膜に付着し穿孔が確認しづらいことがある．その場合は，アドレナリン（ボスミン®）を浸したガーゼや綿で止血したうえで，凝血塊を除去すると確認できることもあるが，出血が多ければ，止血にとどめて無理をせず翌日以降に行ったほうがよい．
- 直達性鼓膜穿孔では穿孔の位置も重要であり，後上部穿孔では耳小骨離断や内耳障害を合併することが多い．

治療の手始め

- 治療としては，感染予防に抗菌薬内服を2～3日行う．
- 外傷性鼓膜穿孔では鼓室粘膜が正常の症例が多く，局所処置や薬剤による

内耳障害の可能性が慢性中耳炎より高い．したがって，消毒薬や点耳はできるだけ行わないほうがよい．筆者は「何もしない」ことが最も良い治療と考えている．とくにステロイドの点耳は創傷治癒を遅らせる原因となるので，避けるべきである．

「何もしない」ことが最も良い治療

ステロイドの点耳は避けるべき

留意すべき合併症

- 治療にあたって最も重要なのは，顔面神経麻痺やめまい・感音難聴などの内耳障害を合併するかどうかである．
- 顔面神経麻痺はほとんどの場合，側頭骨骨折に合併することが多く，直後に耳鼻咽喉科一般外来を受診することはまれであるが，顔面神経麻痺を合併していれば，ENoG（electroneurography；エレクトロニューログラフィ）などの顔面神経機能検査を行い，適応があれば顔面神経減荷術を行うか，手術の適応がなければ副腎皮質ステロイドを投与する．
- 一方，内耳障害を合併する外傷性鼓膜穿孔症例が耳鼻咽喉科一般外来を受診することはまれでない．めまい・耳鳴の症状だけでなく，眼振のチェックや骨導聴力閾値の悪化に注意する．
- 内耳障害を認める場合，まず副腎皮質ステロイド投与と安静で経過観察するが，めまいが強かったり，骨導聴力閾値の悪化が高度であったり，保存治療で改善しない場合は外リンパ瘻を疑い，手術治療に踏み切る．とくに直達性鼓膜穿孔が後上部にある場合はアブミ骨の嵌頓などによる外リンパ瘻を生じていることが少なくない．
- 顔面神経麻痺や内耳障害を合併する場合は，手術治療を行える施設への紹介を考慮すべきである．
- 一方，気骨導差が大きい場合は耳小骨離断が疑われるが，耳小骨離断の手術は急ぐ必要がなく，外来で保存治療を行い，穿孔閉鎖を待ってからの手術で十分である．

最も留意すべきは顔面神経麻痺と内耳障害合併の有無

顔面神経麻痺や内耳障害を合併する場合，手術治療可能な施設へ

パッチは有効か？

- 外来での保存治療として，ベスキチンW®（親水性ゲル化創傷被覆・保護材）などでパッチする方法と，何もしないで経過観察だけする方法がある．
- Lindemanら[2]は外傷性鼓膜穿孔患者60人の前向き研究で，パッチ群と経過観察群を比較し，鼓膜穿孔閉鎖率に差はなかったと報告している．Amadasun[3]も外傷性鼓膜穿孔患者22人の前向き研究で，局所の清掃と感染予防で十分であると報告している．
- したがって現在のところ，外傷性鼓膜穿孔に対しパッチが有効であるというエビデンスは存在しないようである．
- 筆者らも基本的にはパッチは行っていないが，患者の難聴・耳閉感などの訴えが強く，かつパッチで改善する場合のみ外来でパッチを行っている．

パッチが有効であるというエビデンスは存在しない

自然閉鎖率と手術に踏み切るタイミング

- 顔面神経麻痺や内耳障害を伴わない場合は，外来で経過観察（パッチを行うか否かは別にして）となるわけであるが，どの程度の確率で鼓膜穿孔閉鎖が得られ，またどの程度の期間で手術治療に踏み切るべきであろうか？
- Kristensen[1]は，過去100年間の外傷性鼓膜穿孔の報告をまとめて検討している．それによると，外傷性鼓膜穿孔患者の8割前後は外来の経過観察で自然閉鎖すると考えられる．
- 熱傷による自然閉鎖率が悪いが，これは，①熱傷により鼓室粘膜も損傷され炎症が起こりやすいこと，②穿孔周囲の血管系も熱による障害を起こし，治癒に重要な辺縁の血流を保てなくなることが原因と考えられる[4]．
- どの程度の経過観察期間で閉鎖しなければ手術に踏み切るかは明らかなエビデンスは存在しないが，一般的には2～3か月しても閉鎖傾向がない場合には手術治療の適応と考えてよい．ただし若年者では半年近くしてからでも自然閉鎖することがあり，もう少し経過観察を続けてもよいと個人的には感じている[★1]．また熱傷が原因の場合は，鼓膜周囲の組織や血管系がダメージを受けているため，6～12か月経過観察してからの手術が望ましいという報告[5]がある．
- 安井ら[4]は自然治癒の遷延する原因として，①感染（中耳炎），②壊死，③受傷機転（熱傷では治癒率が悪い），④穿孔のサイズ，⑤年齢，⑥穿孔の位置（後上象限は他の位置より治癒率が低い），⑦ステロイドの点耳をあげている．
- 自施設で手術が行えない場合に手術可能な施設を紹介するタイミングとしては，顔面神経麻痺や内耳障害を合併する場合にはすみやかに紹介し，そうでない場合には受傷後3か月して穿孔が閉鎖しない場合や閉鎖後にも気骨導差が残存する場合に紹介を考慮する．

8割前後は外来の経過観察で自然閉鎖

熱傷による自然閉鎖率が悪い

2～3か月しても閉鎖傾向がない場合は手術治療の適応

★1 「インフォームドコンセントの実際」症例1（p.79）参照．

手術治療

- 鼓膜穿孔が残存するのみで，耳小骨離断や外リンパ瘻を合併しない場合に

Column　Kristensenによる過去100年間の外傷性鼓膜穿孔の報告[1]からの検討

外傷性鼓膜穿孔の自然閉鎖は1,993例中1,087例（54.5％）であるが，経過観察期間が短いなどの評価に不適格な症例を除外すると760例中598例（78.7％，95％信頼区間：75.8-81.6％）である．

また外傷の原因別の鼓膜穿孔の自然閉鎖率は，気圧では83.7％（5論文276例，95％信頼区間：78.8-87.6％），熱傷では38.9％（4論文95例，95％信頼区間：29.1-49.5％），水圧では58.8％（1論文17例，95％信頼区間：32.9-81.6％），気圧・固形物・水圧をまとめた報告では81.0％（5論文237例，95％信頼区間：75.4-85.8％），気圧・熱傷・固形物をまとめた報告では94.8％（1論文135例，95％信頼区間：89.6-97.9％）であった．

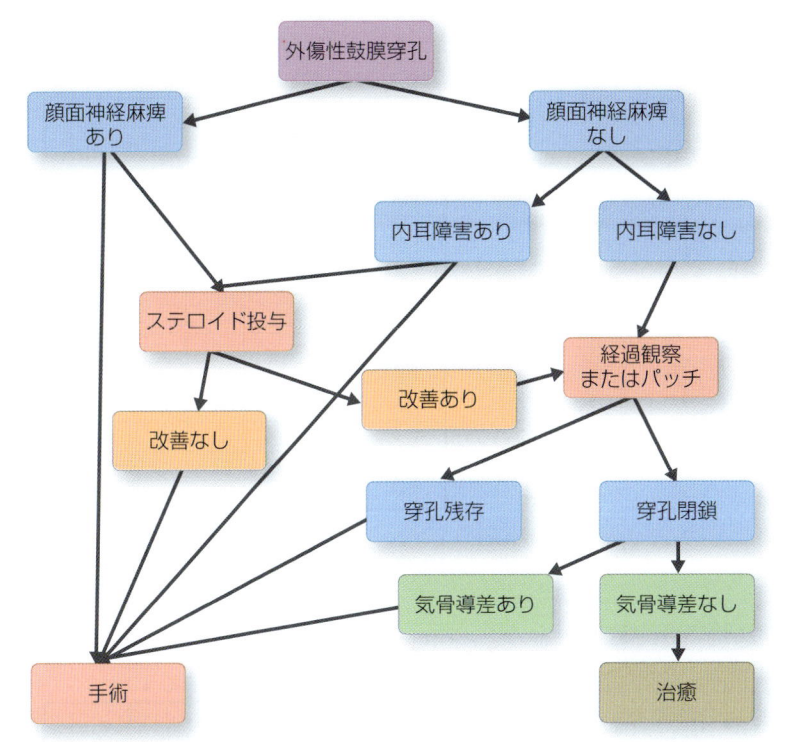

❶外傷性鼓膜穿孔診断治療のフローチャート

は鼓膜形成術もしくは鼓室形成術Ⅰ型を行う．手術法は，①耳後部切開でも耳内法でも，②アンダーレイ法でも接着法でもサンドイッチ法でも術者の慣れた方法で行えばよい．
- 耳小骨離断を伴う場合には耳小骨再建を行う．術後の聴力成績は非炎症耳で耳管機能も良好な症例が多いので，真珠腫や癒着性中耳炎，穿孔性中耳炎に比べると良好である．
- 外リンパ瘻を疑う場合には鼓室試験開放を行い，外リンパ瘻の有無を確認し，外リンパの漏出があれば閉鎖する．直達外傷でアブミ骨陥頓がみられる場合に，アブミ骨手術（stapedectomy）を行うか，外リンパの漏出のみ閉鎖するかは議論の分かれるところである．筆者らは受傷直後では内耳への炎症の波及を避けるために外リンパ漏出の閉鎖のみ行っている．
- 顔面神経麻痺を伴い，機能検査で予後不良と判定された場合は顔面神経減荷術を行う．

診断・治療の進め方

- 今まで述べた診断・治療の進め方のフローチャートを❶に示す．
- 合併症，とくに内耳障害の有無に十分注意を払い，耳鳴・めまいといった症状だけでなく，必ず純音聴力検査や平衡機能検査を行う必要がある．

内耳障害の有無に十分注意を払う

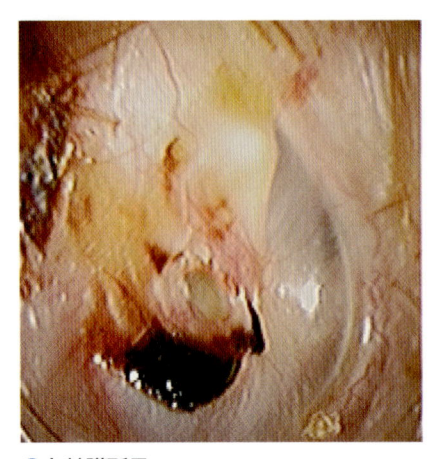

❷ **右鼓膜所見**
後上部に小穿孔を認めた.

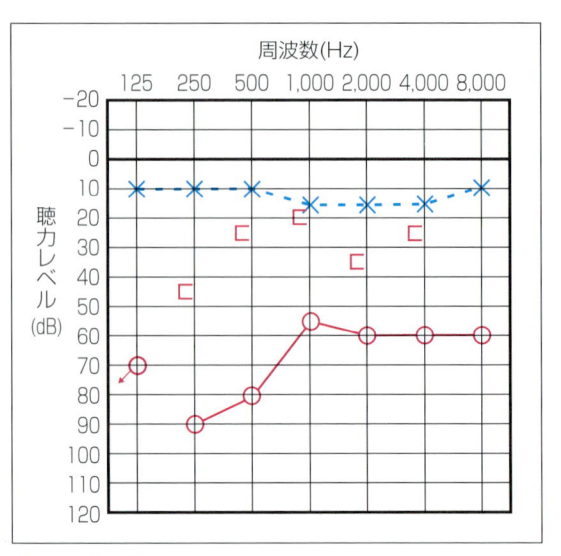

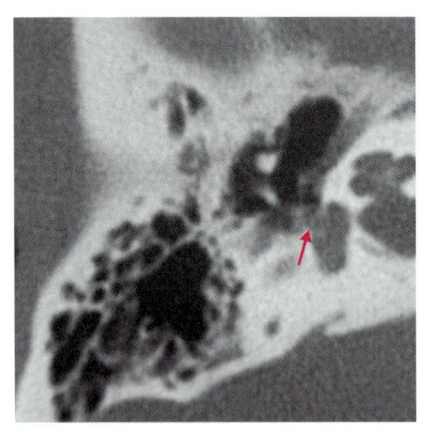

❸ **オージオグラム**

❹ **中耳 CT（軸位断）**
アブミ骨の前庭への陥頓（→）を疑う.

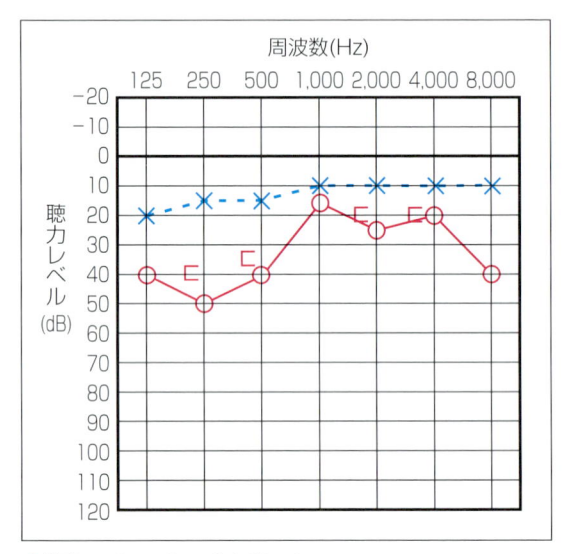

❺ **術後 1 年のオージオグラム**

症例 1　直達外傷による外リンパ瘻合併例

35 歳, 女性.

主訴：右難聴.

現病歴：右耳を綿棒で触っているときに夫の肘が当たり右耳痛・難聴が出現した. 夜間であったため, 耳鼻科急病診療所を受診し, 右鼓膜後上部の穿孔を指摘された. 耳小骨離断の可能性もあるため, 大きな病院への受診を勧められ, 翌日某病院を受診した. 同院で CT 検査を勧められたが, 妊娠の可能性があるとのことで経過観察となった. 翌日, 鼻かみ後めまいが出現し, 同院を再受診した際に, 別の医師より外リンパ瘻の可能性が高い旨を告げられ, 妊娠していないことが確認でき次第, 手術を勧められた. 翌週に月経があり, 妊娠していない

ことが確認でき，めまいは改善したが，難聴は持続するため，当科を紹介された．

診察所見：右鼓膜後上部に小穿孔を認めた（❷）．

検査所見：①純音聴力検査で右 62.5 dB（4 分法）の混合難聴を認めた（❸）．②自発眼振，注視眼振，頭位変換眼振認めず．③顔面神経麻痺認めず．④ CT でアブミ骨の内前庭への陥頓が疑われた（❹）．

経過：初診日に緊急入院し，同日緊急手術を行った（受傷後 10 日目）．アブミ骨が軽度前庭に陥頓し，周囲から外リンパの漏出を認めた．アブミ骨はそのままとし，アブミ骨周囲を側頭筋膜小片で覆い，鼓膜穿孔も側頭筋膜を用い，アンダーレイ法で閉鎖した．術後聴力は 26.7 dB まで回復した（❺）．

考察：本症例では妊娠の可能性がなければもっと早く手術でき，聴力改善ももう少し良好であったかもしれない．

（三代康雄，阪上雅史）

引用文献

1) Kristensen S. Spontaneous healing of traumatic tympanic membrane perforation in man：A century of experience. J Laryngol Otol 1992；106：1037-50.
2) Lindeman P, et al. Acute traumatic tympanic membrane perforations：Cover or observe? Arch Otolaryngol Head Neck Surg 1987；113：1285-7.
3) Amadasun JEO. An observational study of the management of traumatic membrane perforations. J Laryngol Otol 2002；116：181-4.
4) 安井拓也ほか．外傷性鼓膜穿孔．JOHNS 2009；25：1227-31.
5) Ogren FP. Neuro-otologic findings in the lightning-injured patient. Semin Neurol 1995；15：256-62.

がら，以下のことをふまえ，現況を説明することが重要である．
① 内耳障害，耳小骨連鎖離断がない小穿孔例であれば，約8割が自然治癒する．
② 穿孔閉鎖が認められない場合は手術が必要になるが，そのほとんどの例で術後穿孔は閉鎖する．
③ 内耳障害，耳小骨連鎖離断，顔面神経麻痺などの合併症を認める場合には，ステロイド投与や手術的治療を含め，早急の総合病院紹介も必要となることがある．

災害共済給付申請用の書類作成

● 児童生徒等が学校管理下において受傷した場合には，独立行政法人である日本スポーツ振興センターが，その保護者に対して医療費や障害見舞金等の災害共済給付を行う制度がある．その際，医師は「医療等の状況」という指定された様式により，傷病名，医療費（診療報酬点数）等を証明する必要がある（❹）．

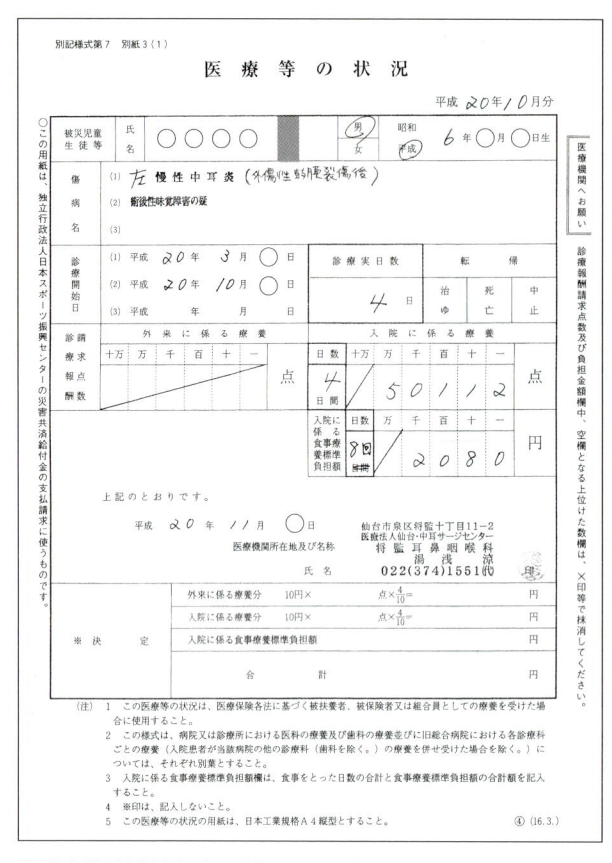

❹災害共済給付申請用書類への記載例

　他人の関与する外傷性鼓膜穿孔に対する対応について解説した．

　重要なことは，初診時の問診と所見の詳細な記録である．学校における児童同士のけんかにより受傷した例で，鼓膜穿孔だけではなく重度の感音難聴が残り，被害者の親が加害者の親に対し訴訟を起こした例が存在する．その判例をみると，やはり初診時の問診，所見が，判決に際し非常に重要な判断材料になっている．また自験例中の，他院から紹介された自動車事故による受傷例では，自動車賠償責任保険の担当会社より，数回にわたり事故と疾患との因果関係の詳細について聴取された経験もある．

　このように訴訟や賠償問題への関与も考え，可能な限り客観的に状況を判断しえるカルテを作成することが肝要である．

（湯浅　有）

参考文献

1. 安井拓也ほか．外傷性鼓膜穿孔．JOHNS 2009；25：1227-31．
2. 湯浅　涼．鼓膜裂傷．岡本途也ほか編．伝音障害．産業耳鼻咽喉科学．東京：医歯薬出版；1989．p.128-9．

第6章　外傷性鼓膜穿孔

インフォームドコンセントの実際

- 外傷性鼓膜穿孔の原因はさまざまであるが，医学的専門知識のない患者（患者が小児の場合は両親）は「鼓膜が破れた！」ということにパニックになっていることが多い．
- まず最も重要なことは，外傷性鼓膜穿孔は大半が自然閉鎖するということを説明して，安心させることである．
- また可能な限り，鼓膜の画像を内視鏡で記録・保存し，患者や家族にも供覧する．保存することで，継時的な鼓膜穿孔の閉鎖傾向が客観的に把握でき，手術適応の判断にも役立つ．
- 筆者らの行っているインフォームドコンセントの実際を紹介する．

> 外傷性鼓膜穿孔の大半が自然閉鎖することを説明し安心させる

鼓膜穿孔の自然閉鎖率

- 先に述べたように，大半が自然閉鎖する疾患であることを説明し，まず安心してもらう．
- 穿孔閉鎖率は自分の経験でもよいが，エビデンスレベルの高いデータを示すほうが患者も安心できるし，信頼される．
- Kristensen[1]の過去100年の外傷性鼓膜穿孔報告例のレビューが現状では最も信頼できるデータ（78.7％，95％信頼区間：75.8-81.6％）と考えられるので，「10人中8人は何もしなくても閉鎖しますよ」と説明している．
- ただし，火花などの熱傷による外傷性鼓膜穿孔の自然閉鎖率は他の原因より悪いので，「10人中4人くらいしか閉鎖しません」と説明している．
- 就業中の事故（溶接の火花など）の場合は労災申請させる（労災事故を健康保険で診療してはいけない）．
- 辺縁穿孔や大穿孔，炎症を起こしている症例では自然閉鎖率がやや劣り，若年者では逆に自然閉鎖傾向が高いことを説明する．

> 「10人中8人は何もしなくても閉鎖しますよ」

注意事項

- 著しい内耳障害や顔面神経麻痺がない限りは外来で経過観察となるので，日常生活の注意事項を述べる．
- 「いちばん大切なことは感染を起こさないことです」と説明し，洗髪などの際に耳に水が入らないように注意してもらうようにする．水泳を行っている場合は，穿孔閉鎖まで中止してもらうように指導する．

> 「いちばん大切なことは感染を起こさないことです」

- とくに問題がなければ，1週後に再受診してもらう．初診時に内耳障害を認めなくても，めまい・耳鳴・耳閉感などの症状の出現・増悪に注意してもらい，それらの症状や耳漏が出現したときには早めに受診してもらうように指導する．
- 可能な症例には必ず，純音聴力検査を行う．気骨導差の大きい症例や難聴・耳閉感などの訴えの強い症例にはパッチテストを行う．パッチした状態のほうが患者にとって快適であれば，パッチを続けるが，パッチが誘因で感染を惹起することがあるので，耳漏があればすぐ再受診してもらうように説明する★1．

★1
他院で小穿孔にパッチを行い，その後，耳漏が続き，穿孔が拡大し，トラブルになった症例を経験している．

手術

- 約8割が自然閉鎖するが，閉じない場合には，手術治療の適応になることを初診時に説明しておく．
- 「受傷後，どの程度の期間で閉鎖するか？」，逆に「どの程度で手術を考慮するか？」も患者の最も知りたいことであろう．一般的には「3か月程度待って閉鎖傾向がなければ，手術を考えましょう」と説明している．ただし，小児例では半年近くしてから閉鎖した症例を数例経験しているため，最近は少し長めに待つように勧めている（「症例1」参照）．
- 外傷性鼓膜穿孔はまったく正常鼓膜・聴力を有していた患者に起こることが大部分であり，軽度難聴でも患者の訴えは強く，慢性中耳炎手術の患者より手術に積極的な患者が多い印象である．
- 手術に関しては通常の鼓膜形成術とほぼ同じ説明をしている．手術を拒否する患者は少ないが，穿孔閉鎖しない原因として，上皮が穿孔縁の内側に陥入していることがあり，長期経過中に二次性真珠腫を生じることがある．❶に，15歳時に耳かき外傷で左鼓膜穿孔を生じたが，穿孔が自然閉鎖せず，手術を勧められたが拒否し，30年後に二次性真珠腫で手術した症例の鼓膜写真を示す．手術をしない場合，二次性真珠腫が発生する可能性も説明している．

「3か月程度待って閉鎖傾向がなければ手術を考えましょう」

❶ 30年後に二次性真珠腫をきたした症例の左鼓膜写真
15歳時に左外傷性鼓膜穿孔を生じたが手術を拒否し，30年後に二次性真珠腫をきたした．

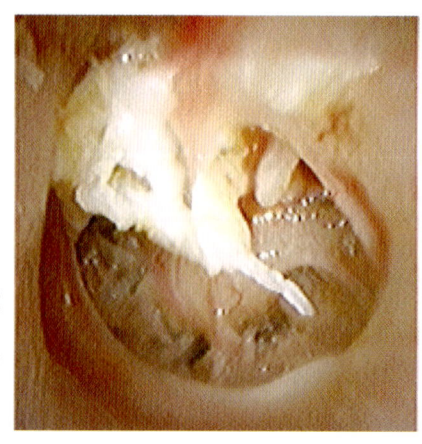

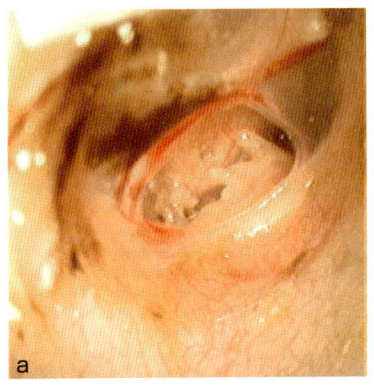

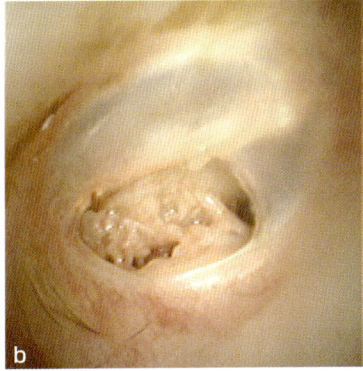

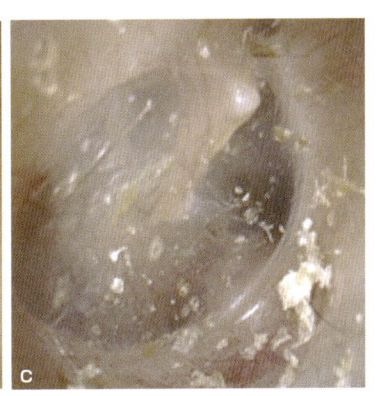

❷**右鼓膜写真（症例1）**
a：初診時（受傷後1か月）．
b：受傷後3か月．
c：受傷後5か月．

> **症例1** 3か月で閉鎖しないため手術予定したが，術前検査日に穿孔閉鎖していた症例

13歳，女児．

主訴：右鼓膜穿孔．

現病歴：某年7月はじめ，自分で右耳を耳かきで清掃中に犬が飛びつき，右耳痛・右耳出血があり近医受診した．右鼓膜穿孔を指摘され感染予防を指導されたが，1か月しても治癒傾向を認めないため，8月はじめ当科を紹介受診した．

診察所見：右鼓膜前下象限に穿孔を認めた（❷-a）．

経過：「このまま感染予防に努め，受傷後3か月して閉鎖傾向がなければ手術を考えましょう」と説明し，10月はじめ再診とした．このときの鼓膜穿孔も初診時と変わらなかった（❷-b）．若年者であるため，もう少し経過観察を勧めたが，翌年の夏には水泳をしたいということで，12月末に手術を予約した．12月はじめに術前検査に来院したとき（受傷後5か月）には鼓膜穿孔は完全閉鎖しており（❷-c），手術を中止した．

● 若年者では手術の判断をもう少し延ばしてもよいかと反省させられた一例である．

（三代康雄，阪上雅史）

▶外傷性鼓膜穿孔についての患者説明例はp.288参照．

引用文献

1) Kristensen S. Spontaneous healing of traumatic tympanic membrane perforation in man：A century of experience. J Laryngol Otol 1992；106：1037-50.

第7章 頭部打撲による難聴（交通事故，転落事故）

の投与，髄液漏には頭部高位での安静などで，まず保存的に対処し，おのおのの効果がなければ手術で対処する．
- 機能検査ではすべての脳神経をチェックし，症状に応じて個々の精査を行う．
- 聴覚については，純音聴力検査で感音難聴か伝音難聴かを鑑別する．伝音難聴には後でも対処できるが，急性の感音難聴は時間とともに治療効果が得られる可能性が低下するので，できるだけ早く音響外傷に準じた治療を行う．
- 眼振の観察も重要で，耳鳴とともに内耳障害の指標となる．末梢前庭障害があれば，典型例では健側向きの定方向性水平回旋混合性眼振がみられる．
- 瘻孔症状や変動する難聴など，外リンパ瘻を示す所見があって保存的に治らなければ内耳窓閉鎖術の適応となる．
- 顔面神経麻痺に対しては問診が大切で，即発性のものは重症例が多く，遅発性のものは保存的治療で治る例が多いとされるが，重度の外傷では受傷当初の状況が明確でなく判断に困る場合も少なくない．画像検査については次項「確実な診断法は？」で述べる．

▶ p.87参照．

（内藤　泰）

参考文献

1. 日本外傷学会，日本外傷学会外傷研修コース開発委員会．外傷初期診療ガイドライン JATEC．改訂第3版．東京：へるす出版；2008．

第7章 頭部打撲による難聴（交通事故, 転落事故）

側頭骨骨折
確実な診断法は？

- 側頭骨骨折は交通外傷や転落事故, 転倒, 暴力, 銃創などの頭部外傷で生じる.
- 初期診療では, まず気道の確保, 呼吸, 循環, 中枢神経機能の評価, 体温管理を行い (primary survey), 次いで身体全域の受傷状態を検索する (secondary survey). 側頭骨骨折の診断は, この secondary survey に位置づけられ, それに基づいて根本治療 (definitive therapy) に進む.
- ここでは, 画像診断を中心に側頭骨骨折の確実な診断法について, 実際の症例を示しながら解説する. なお, わが国では銃創はきわめてまれなのでこの項では省略する. 必要な場合には成書[1]を参照していただきたい.

自覚症状と視診所見

- まず, すべての脳神経チェックと耳科・神経耳科学的評価を行う.
- 側頭部創傷そのものによる耳介や側頭部の裂傷, 外耳道損傷, 耳出血, 髄液漏, 鼓室内の血液貯留 (hemotympanum) などと, 中耳・内耳・顔面神経管の損傷による難聴, 耳鳴, 耳閉塞感, めまい, 顔面神経麻痺, 味覚障害などを確認する.
- これらは後に発症時期が問題になる場合もあるので, その程度と発症時期をできるだけ詳細に記載する.

> すべての脳神経チェックと耳科・神経耳科学的評価を

側頭骨骨折の分類

- 画像検査の基本は側頭骨高分解能 CT で, 骨折線が錐体の長軸に対して平行であれば縦骨折, 直交していれば横骨折と分類されるが, 縦骨折の頻度が高く全体の 70〜90％を占める[1].
- 両者の中間で斜骨折という分類を提唱する報告もあるが, これでは大半が斜骨折になって分類の意味が薄れる[2].
- 機能的観点から側頭骨骨折を迷路骨折の有無で大別する方法も唱えられている[1]. 迷路骨折があると基本的に同側の聴覚, 末梢前庭機能が完全に失われる.
- 一方, 脳組織の損傷については軟部組織コントラストに優れた MRI 検査を行う. 高分解能撮影や造影を併用すると, 内耳や中耳の軟部組織病変についても詳しい情報が得られるので, 症状に応じて追加する.

> 画像検査の基本は側頭骨高分解能 CT

> 縦骨折が 70〜90％を占める

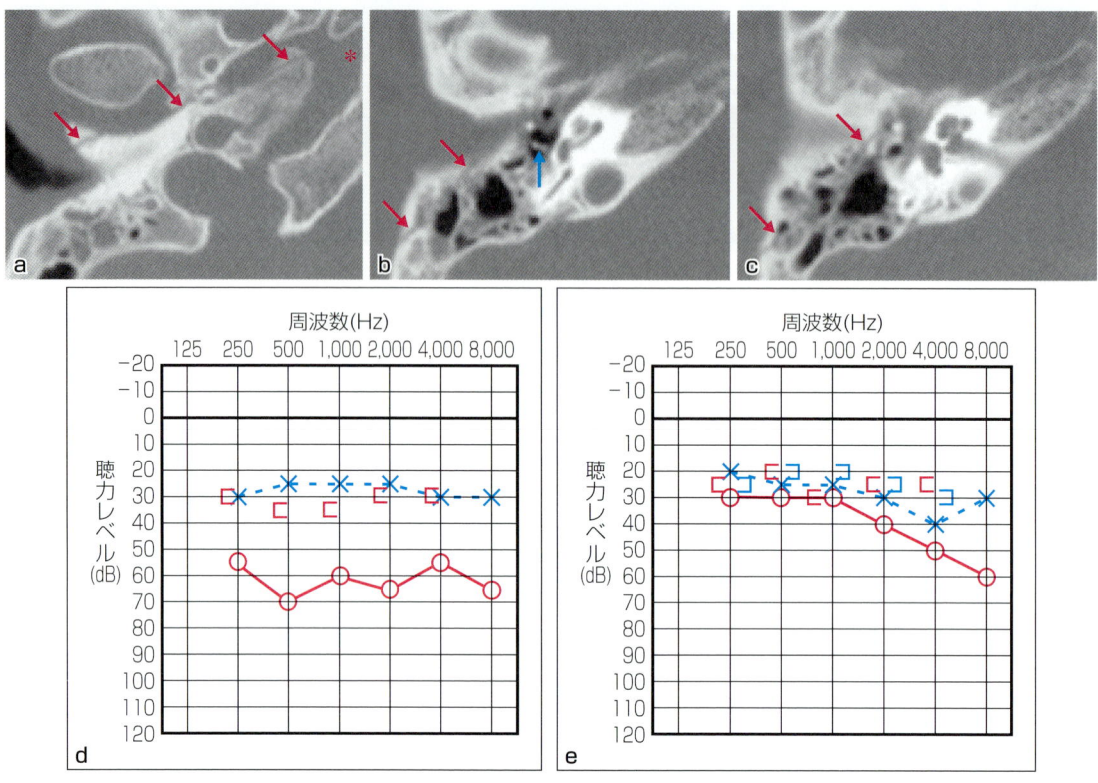

❶症例 1 の側頭骨 CT 像（a，b，c）とオージオグラム（d，e）

縦骨折

- 縦骨折は主に側頭部の打撲で生じ，骨折線は側頭骨表面から錐体の長軸に沿って内側前方に向かう．

症例 1 縦骨折軽傷例

39 歳，男性．

現病歴：飲酒後，自転車に乗って転倒し，意識消失をきたして倒れているところを発見された．顔面に擦過傷があり，右耳に凝血塊を認めた．頭蓋底骨折と脳挫傷があり，受傷 11 日後に耳鼻科初診となった．

診察所見：右外耳道の後上壁と前下壁が突出していたが，鼓膜には穿孔がなく液貯留の所見もみられなかった．左耳には異常を認めない．

画像所見：側頭骨 CT（❶）では，側頭部から外耳道，錐体前面から破裂孔（❶-a の＊）に至る骨折線（❶-a〜c の→）が認められた．骨折線は内耳や耳小骨連鎖の外側前方を走行しており，キヌタ・アブミ関節（❶-b の→）がわずかに離れてずれているようにみえるが骨迷路の骨折はない．上鼓室から乳突蜂巣内に出血による軟部組織陰影がみられる．

聴力検査所見：患者は右難聴を自覚していたが，耳鳴，めまいはなかった．聴力検査では右側に平均（3 分法）65.0 dB の伝音難聴を認めた（❶-d）．

経過・予後：難聴が伝音性なので経過観察の方針とした．右中低音部の聴力は

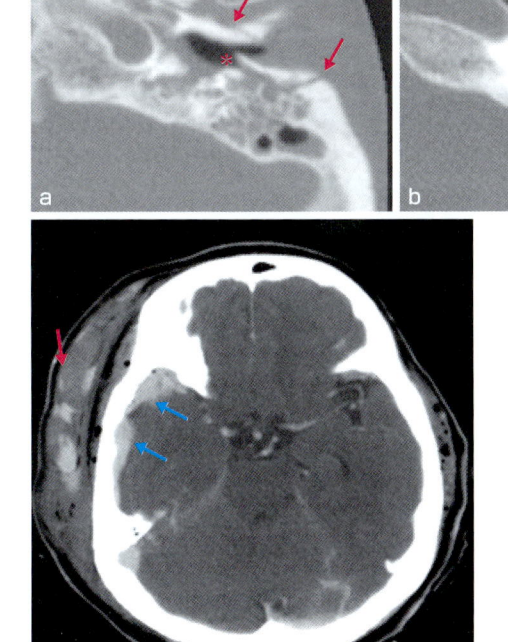

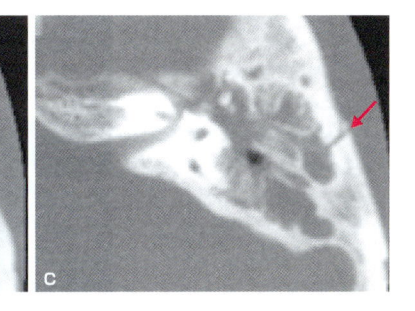

❷症例 2 の側頭骨 CT 像（a, b, c）と頭部 CT 像（d）

受傷後 5 か月でほぼ正常に戻ったが，高音域に難聴が残った（❶-e）．

症例 2　縦骨折重症例

60 歳，女性．「側頭骨骨折／まずチェックすべきポイントは？」の項で取り上げた左側頭骨縦骨折重症例である．

▶ p.82 参照．

診察所見：左顔面神経麻痺は高度で，難聴は 3 分法平均で 78.3 dB と高度だが，基本的に伝音難聴であった．

画像所見：側頭骨 CT 画像（❷-a〜c）で観察すると，外耳道後壁が大きく破壊されて骨折片が外耳道内腔に突出（❷-a の ＊）し，耳小骨ではキヌタ骨が変位してキヌタ・アブミ関節が離断（❷-b の➡）している．骨折線は内側前方に走行して顔面神経膝神経節の直外側に至っているが，迷路骨折はない．一方，軟部組織ウインドウの頭部 CT 像（❷-d）をみると，側頭部に血腫と気腫（❷-d の➡）があり，中頭蓋窩外側部分に血腫（❷-d の➡）がある．

- 縦骨折は側頭部の打撲によって生じ，側頭骨骨折の大半を占める．
- 骨折は側頭骨鱗部あるいは乳突部，外耳道周辺から内側前方に向かい，耳管，顔面神経膝神経節，大錐体神経周辺を経て卵円孔周辺から破裂孔に至る．
- 症例 1 のように骨折が相対的に外側前方であると耳小骨連鎖の損傷は軽微にとどまるが，症例 2 のように，より内側に向かう骨折では鼓膜や耳小骨連鎖の損傷を伴う．
- 鼓膜と耳小骨連鎖が無傷であれば，受傷直後の難聴は基本的に中耳出血に

❸側頭骨骨折合併症に対する外科治療

受傷直後〜早期
・血管損傷 ・髄液瘻閉鎖術（髄液ドレナージ無効例） ・外リンパ瘻閉鎖術 ・顔面神経減荷術・吻合術
受傷後3か月以降
・鼓膜穿孔閉鎖 ・伝音再建術 ・外リンパ瘻閉鎖術 ・遅発性髄液瘻閉鎖術 ・外耳道閉鎖症手術 ・人工内耳手術（両側聾症例）

> できるだけ早期に顔面神経減荷術の適応を判定する

- 神経変性の有無を客観的に判断するためには電気神経検査（electroneurography：ENoG），神経興奮性検査（nerve excitability test：NET）などの電気生理学的検査が必要であり，これらの検査で予後良好と判定されれば（ENoG＞10％，NET：左右差3.5 mA以内），ステロイド投与による保存的治療を先行させるが，CT検査で顔面神経管にかかる骨折が明らかな例では遅滞なく顔面神経減荷術が選択できる環境で経過をみるべきである．
- 不全麻痺例でも骨折片や肉芽による神経圧迫が原因であれば，受傷後2〜3か月以降でも顔面神経減荷術の効果は期待できる．手術時期はなるべく早いほうがよいとされるが一定の見解は得られていない[5]．

側頭骨骨折合併症に対する外科的治療の主なものを受傷早期と晩期に分けて❸にまとめた．

（土屋克之，東野哲也）

引用文献

1) 東野哲也．耳鼻咽喉科・頭頸部外科の救急医療—側頭骨外傷．日耳鼻会報 2006；109(5)：478-81.
2) 池園哲郎．診断におけるコクリンの意義と検査精度・診断基準．Monthly Book ENTONI 2008；94：51-6.
3) 池田　稔．外傷性顔面神経麻痺．Monthly Book ENTONI 2010；111：26-31.
4) 柳原尚明ほか．側頭骨骨折と内耳障害の手術的治療．Otology Japan 1999；9(5)：582-7.
5) 賀数康弘，小宗静男．救急疾患の診断と治療—側頭骨骨折．JOHNS 2006；22(3)：363-9.

第7章 頭部打撲による難聴（交通事故，転落事故）

耳小骨離断
診断のポイントは？

耳小骨離断の原因と病態

- 外傷性耳小骨離断（dislocation of ossicles）は，頭部打撲や交通外傷などの間接的外力，耳かきなどによる直達的外力により起こる．

> 外傷性耳小骨離断は，間接的または直達的外力により起こる

間接的外力による中耳外傷

- 交通事故，転落事故に伴う側頭骨骨折では，錐体の長軸方向に骨折が走る縦骨折が全体の70〜90％を占め，その場合，耳小骨離断，鼓膜破損がしばしば生じうる．
- この場合の耳小骨離断はキヌタ骨の偏位がほとんどであり，これは，キヌタ骨はツチ骨，アブミ骨に比べて周囲組織との連結が少なく，外力により偏位が起こりやすいという解剖学的特徴による[1]．

> キヌタ骨は外力により偏位が起こりやすい

直達的外力による中耳外傷

- 直達的外力による中耳外傷は耳かきによるものが圧倒的に多く，外耳道の形態的特徴により耳小骨離断を伴わない前下半部の穿孔がほとんどであるが，後上部穿孔例では外力が耳小骨まで到達し，キヌタ・アブミ関節の離断やアブミ骨骨折，偏位や外リンパ瘻を伴うことがある．

症状

- 受傷直後は，疼痛，耳出血，難聴，耳閉感などの症状を呈する．
- 難聴の種類としては，側頭骨骨折で耳小骨離断を生じた場合は伝音難聴であるが，損傷範囲が広く外リンパ瘻を伴えば混合難聴や感音難聴を認める．
- また，耳かきなどによる直達的外力でも，外力の到達深度が鼓膜あるいは耳小骨のレベルまでであれば伝音難聴を示すが，外力がアブミ骨底まで到達し，外リンパ瘻を生じると混合難聴，あるいは感音難聴を示す．

診断

- 耳鼻科医が耳小骨離断を有する患者に遭遇し，それを診断する機会としては，次の2つのケースが考えられる．
    ①受傷からの時間が短い場合．

②受傷から長時間が経っている場合.

■ 受傷からの時間が短い場合

- 交通外傷や転落事故による頭部打撲の場合は，まず頭蓋内病変の有無を確認するために，CT撮影を行う．その結果，以下に示す2つの場合が考えられる．

脳挫傷，脳出血などの重篤な病変を伴っている場合
- 救命医，脳外科医の治療が優先される．
- 重症例では，意識消失などより重篤な症状が顕著であるため，中耳損傷の症状が気づかれないことがほとんどである．

重篤な頭蓋内病変が認められない場合
- 耳小骨離断が単独か，あるいは耳小骨離断に加えてアブミ骨底の骨折や前庭への陥入などに伴う外リンパ瘻を合併しているかの鑑別が必要である．

■ 診断の手順（❶）

問診
- 症状として，難聴，血性耳漏以外に，難聴の性状，めまい，耳鳴の存在は受傷範囲，深度の判定に役立つ．
- 外リンパ瘻に伴う難聴は短期間で低音障害型が高音障害型に変化したり，難聴の程度の変動が認められる．
- 受傷直後からふらつき，浮遊感，頭位変換時のめまいや耳鳴が存在する場合は，耳小骨離断だけでなく，アブミ骨底板の骨折，アブミ骨の前庭への陥入に伴う外リンパ瘻の可能性が考えられる．

鼓膜所見
- 受傷から時間が短い場合，直達的外傷，頭部打撲いずれの場合でも，鼓膜損傷，穿孔がある場合が多い．
- 外耳道，鼓膜に付着した血液を注意深く吸引除去し，鼓膜穿孔を確認する．
- 穿孔部位が鼓膜後上部の場合は，耳小骨離断を伴う可能性が高い．
- 鼓膜穿孔を通して内視鏡検査を行うことにより，耳小骨離断や外リンパ瘻の診断が可能な場合もある．

純音聴力検査
- 耳小骨離断による聴力像は伝音難聴であり，一般に気骨導差は大きいことが多いが，不完全な離断，結合組織により連鎖が一部保たれている場合など，必ずしも気骨導差は大きくならない．

パッチテスト
- キチン膜などで穿孔を閉鎖，気導を再検査する．

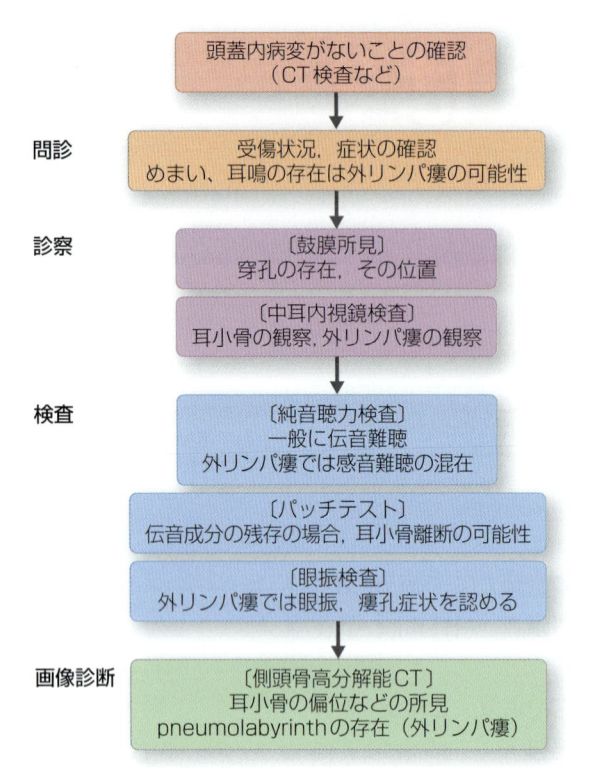

【問診】
- 頭蓋内病変がないことの確認（CT検査など）
- 受傷状況，症状の確認 めまい，耳鳴の存在は外リンパ瘻の可能性

【診察】
- 〔鼓膜所見〕穿孔の存在，その位置
- 〔中耳内視鏡検査〕耳小骨の観察，外リンパ瘻の観察

【検査】
- 〔純音聴力検査〕一般に伝音難聴 外リンパ瘻では感音難聴の混在
- 〔パッチテスト〕伝音成分の残存の場合，耳小骨離断の可能性
- 〔眼振検査〕外リンパ瘻では眼振，瘻孔症状を認める

【画像診断】
- 〔側頭骨高分解能CT〕耳小骨の偏位などの所見 pneumolabyrinthの存在（外リンパ瘻）

❶中耳外傷診断の流れ

鼓膜穿孔が後上部の場合，耳小骨離断を伴う可能性が高い

- 気骨導差が穿孔閉鎖後も残っていれば，耳小骨離断を強く疑う．
- しかしながら，受傷直後は，鼓室内の血液が十分に除去できず，それに伴う気骨導差の残存も起こりうるので注意を要する．

めまい検査
- 患側下の頭位で動揺感，めまい出現，さらに眼振を認めることが多い．
- また，瘻孔症状が認められる場合，外リンパ瘻の存在を強く疑う[2]．

画像診断
- 高分解能CT撮影は耳小骨離断の診断に有用といわれている．しかしながら，画像単独で確定診断ができることはなく，他の所見と併せて耳小骨離断を疑い，最終的には試験的鼓室開放術を行い，確定診断がなされる．
- また，側頭骨骨折で外リンパ瘻を合併した症例では，まれではあるがCTでpneumolabyrinth（内耳気腫）といわれる内耳の中の空気（air bubble）が認められたり，MRIのT2強調画像にて高信号のリンパが内耳から漏れている所見が認められる場合がある．

経過
- めまい，耳鳴を伴わず，アブミ骨底板の骨折，外リンパ瘻の可能性がなければ，上述の診断を急ぐ必要はない．
- 外傷後鼓室内の血液，血腫が吸収されるのに数日から数週間かかり，その存在が検査結果を修飾する可能性がある．
- さらに，同時に生じた鼓膜穿孔も70〜80％は受傷後1〜2か月で自然閉鎖するので，最終的に耳小骨離断を疑い試験的鼓室開放術を行う場合でも穿孔がないほうが有利である．

> 耳小骨離断単独の場合，各種診断を急ぐ必要はない

■ 受傷から時間が経っている場合

- 交通事故や頭部打撲による中耳外傷や耳かきなどの直達的外力による中耳外傷，いずれにせよ受傷から診察までの時間が長い場合，高率に鼓膜穿孔は閉鎖し，患者は難聴を主訴として来院するため，正常鼓膜の伝音難聴での鑑別診断を行う．

症例 1 伝音難聴にて試験的鼓室開放術を施行，耳小骨離断が確認された例
40歳，女性．
主訴：左難聴．

> **Advice　受傷の記憶があいまいなときには**
>
> 　問診にて受傷の記憶が明らかである場合は容易に耳小骨離断を思いつくが，自転車からの転落など軽度の打撲としか認識していない場合は，問診にて原因となった事故を把握することは困難な場合がある．
> 　この場合，難聴に対して純音聴力検査，語音聴力検査，ティンパノメトリー，耳小骨筋反射，CT検査などを行い，伝音難聴を確認できれば，耳小骨離断，耳硬化症，先天性真珠腫や耳小骨奇形を疑い，試験的鼓室開放術を行う．

❷初診時，術後の純音聴力検査図

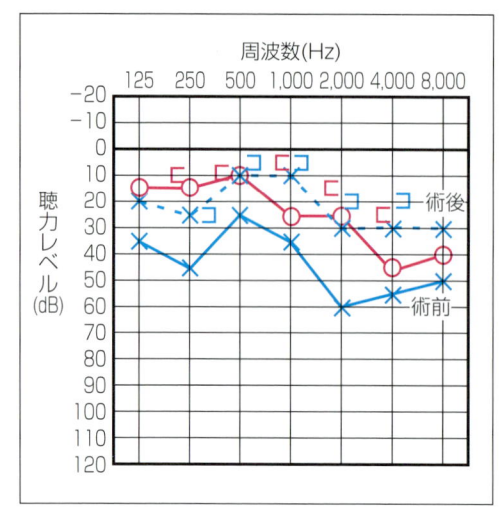

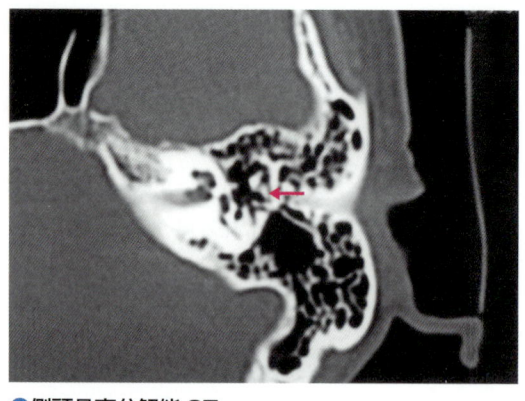

❸側頭骨高分解能 CT
キヌタ骨の後方への偏位を認める（→）．

現病歴：中学時代より左難聴を自覚していた．中学時代に自転車で転倒した既往がある．

鼓膜所見：軽度肥厚，穿孔なし．

検査所見：①純音聴力検査では，左耳中等度伝音難聴を認めた（❷）．
②語音聴力検査で両耳とも 95％の最高明瞭度であった．
③ CT：キヌタ骨長脚の後方への偏位を認めた（❸）．

手術所見：左試験的鼓室開放術を施行．キヌタ・アブミ関節の離断，キヌタ骨長脚の後方への偏位を認め，長脚のカリエス状変化を認めたため，キヌタ骨を加工，コルメラとし，Ⅲ-c にて再建した．

術後聴力：著明に改善した（❷）．

診断：試験的鼓室開放術にて，キヌタ・アブミ関節の離断，キヌタ骨の偏位を認めたことにより，過去に起こった中耳外傷による耳小骨離断と診断した．

（岩野　正）

引用文献

1) 内藤　泰．1. 直達外力による外傷　②外傷性耳小骨離断．耳鼻咽喉科・頭頸部外科 1997；69：34-40．
2) 小川　郁ほか．耳掻きによる外傷性リンパ瘻の検討．Otology Japan 1994；4：189-95．

第7章 頭部打撲による難聴（交通事故，転落事故）

耳小骨離断
手術適応は？

- 外傷性耳小骨離断は交通事故，転落事故による頭部打撲などの間接的外力，耳かきなど直達的外力により起こりうる．

外傷の範囲と程度による治療方針の決定 ❶

- 外傷の範囲，程度により手術時期を含めた治療方針が決定される．

頭蓋内病変を伴う例

- 交通外傷では頭蓋底骨折，脳出血など重篤な頭蓋内病変を伴うことが多く，CTによる診断，脳外科医，救急医による治療が優先される．
- この場合，初期に耳小骨離断や外リンパ瘻に伴う難聴，めまいが問題となることはない．

耳小骨離断とともに外リンパ瘻が疑われる例

- 外リンパ瘻への対応が優先される．

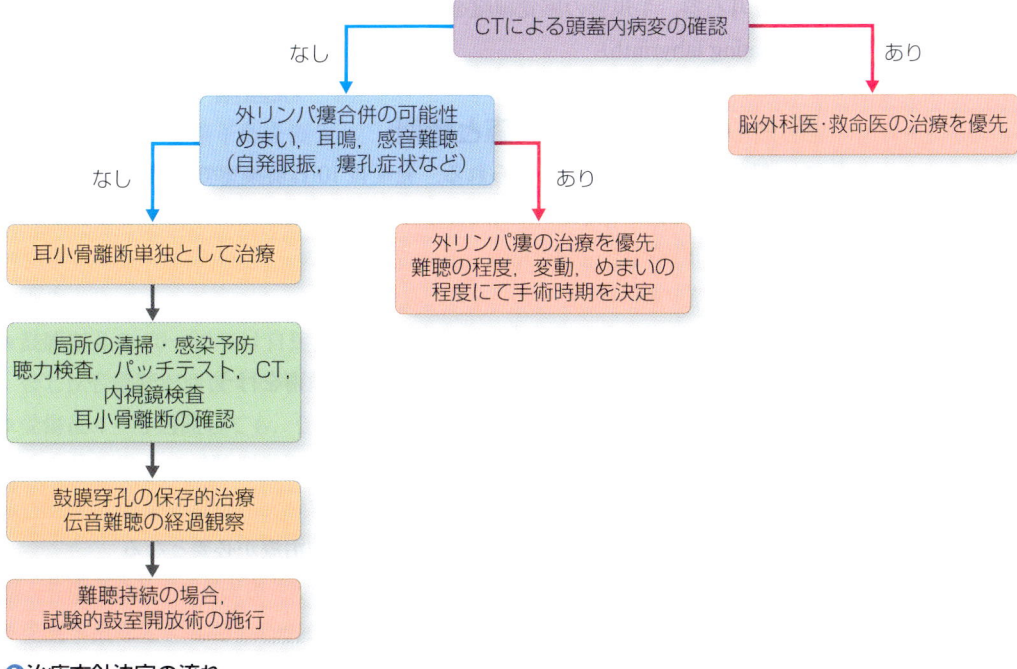

```
                    CTによる頭蓋内病変の確認
            なし  ／              ＼  あり
    外リンパ瘻合併の可能性                   脳外科医・救命医の治療を優先
    めまい，耳鳴，感音難聴
    （自発眼振，瘻孔症状など）
   なし ／        ＼ あり
耳小骨離断単独として治療    外リンパ瘻の治療を優先
        ↓              難聴の程度，変動，めまいの
局所の清掃・感染予防         程度にて手術時期を決定
聴力検査，パッチテスト，CT，
内視鏡検査
耳小骨離断の確認
        ↓
鼓膜穿孔の保存的治療
伝音難聴の経過観察
        ↓
難聴持続の場合，
試験的鼓室開放術の施行
```

❶治療方針決定の流れ

タ・アブミ関節の離断が起こる．一方，耳かきなど直達的外力による耳小骨離断では，外耳道から直線的に到達する構造として，キヌタ・アブミ関節，アブミ骨に障害が起こりやすい．
- キヌタ骨の偏位により連鎖が離断している場合は，キヌタ骨を一度摘出し改めて正常位置に再挿入することが可能である．
- また，キヌタ骨長脚の骨折など再挿入が困難な場合，摘出したキヌタ骨を加工しコルメラとして，鼓室形成術 III-c または III-i として再建する．キヌタ骨の代わりに，自家皮質骨，耳介軟骨を用いることも可能である．
- アブミ骨の底部や脚に骨折がある場合は，アブミ骨を摘出，Teflon-wire-piston でキヌタ骨長脚，あるいはツチ骨柄と締結する．

■ 予後

- アブミ骨の骨折，偏位を伴わない単純なキヌタ骨の偏位，キヌタ・アブミ関節の離断などでは手術による聴力の改善は良好であるが，アブミ骨の偏位や骨折を伴う場合は，聴力の改善が困難な場合がある．

（岩野　正）

引用文献

1) Simmons FB. The double-membrane break syndrome in sudden hearing loss. Laryngoscope 1979；89：59-66.
2) 小川　郁ほか．耳掻きによる外傷性外リンパ瘻の検討．Otology Japan 1994；4：189-95.

# 第8章　気圧外傷

第8章　気圧外傷

病因別の症状の特徴

気圧外傷の病態[1]

- 気圧外傷（pressure trauma, barotrauma）とは，大気圧の変化による生体内の含気腔洞の容積変化に伴う組織損傷である．
- 耳に関しては，中耳腔の圧力平衡が急激な気圧の変化に対応できないとき，耳管機能不全時，またくしゃみやいきみ時など日常的な動作のなかでも，中・内耳間の気圧差が生じ障害を起こす．

■ 低気圧環境下できたすもの（航空機搭乗，登山など）[2]

- ❶[2]に示すように，上昇時は中耳腔内の空気が膨張し，耳管が開放しやすくなるため，降下時に比べトラブルは少ない．しかし，降下時は中耳腔が環境圧よりも陰圧となり中耳腔の気体容積が減少し耳管自体がlockされ，鼻咽腔への空気の流入が阻害されやすく，障害をきたしやすい．
- 耳管が十分に機能していない状態，たとえば急性鼻炎やアレルギー性鼻炎，アデノイド肥大のあるときは上昇時でも中耳気圧外傷をきたしやすく，鼓膜損傷や耳痛，滲出液が中耳に貯留する滲出性中耳炎，ひどくなると内耳障害を引き起こすこともある．

■ 高気圧環境下できたすもの（素潜り，スキューバダイビングなどの潜水）[2]

- 航空機の場合と同様，中耳腔が相対的に陰圧となる場合，すなわち，浮上時よりも潜行時のほうが障害をきたしやすく，また，❷[2]のように海表面に近いところでの気圧変化で気体容積の変動が大きく，わずか1～3m潜っただけで耳痛が出現し気圧外傷をきたす危険性がある．
- 大久保[3]はダイビングによる耳気圧外傷で133人中64例（48％）に聴力障害を認め，内訳は伝音難聴36例（56.3％），感音難聴28例（43.7％）であったと報告している．
- ダイビング後に耳閉感を生じた耳小骨連鎖離断症例の報告[4]もある．また，圧外傷とは異なるがダイビングでは減圧症にも注意が必要である．

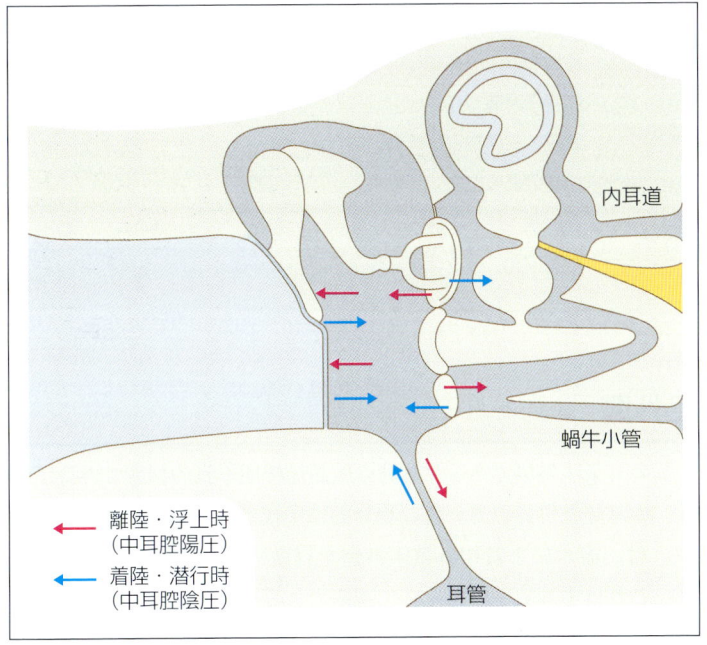

❶ 中耳腔と鼻咽腔の気体の流れ
（柳田則之．耳鼻咽喉科・頭頸部外科 2007[2]）
より）

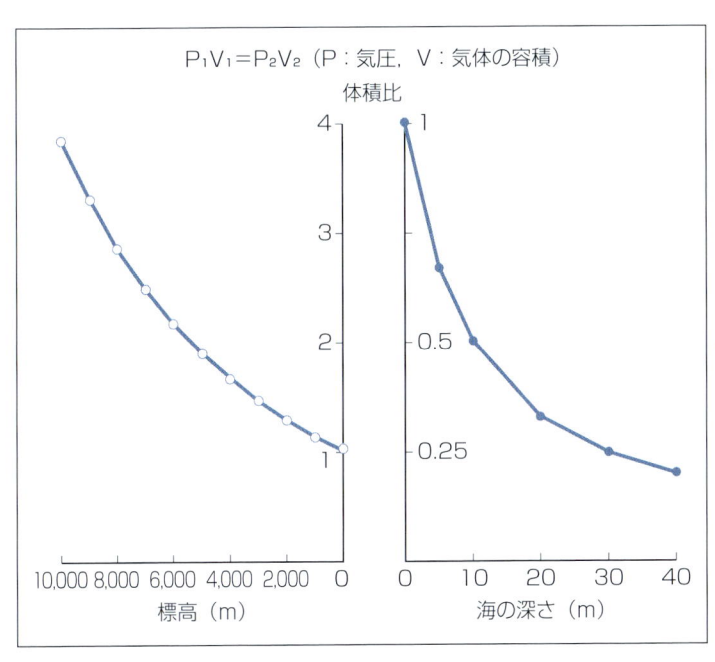

← 離陸・浮上時
（中耳腔陽圧）
← 着陸・潜行時
（中耳腔陰圧）

内耳道
蝸牛小管
耳管

$P_1V_1=P_2V_2$（P：気圧，V：気体の容積）
体積比

❷ ボイルの法則（Boyle's law：気圧と気体の容積の関係）

一定の温度のもとでは，気体の容積は気圧と反比例する．潜水の場合，海表面（1気圧）で1Lの気体は，5mの潜水時（1.5気圧）で0.67L，10mの潜水時（2気圧）で0.5Lと半分になる．すなわち，海表面に近いところでの気圧変化で気体容積の変動が大である．
（柳田則之．耳鼻咽喉科・頭頸部外科 2007[2]）
より）

外耳気圧外傷

● 外耳道は外界と連続しているため，通常，外耳道圧は大気圧に等しい．しかし，この連続を遮断する物質が存在する場合，たとえば耳垢，耳栓，外耳道狭窄などにより外耳道内に含気腔（空洞）が形成され，外耳道が圧平衡を保てなくなり障害が発生する．この場合，一般に鼓膜が外耳道の気体の変化で傷んだり，穿孔したりする．

外耳道が圧平衡を保てなくなり障害が発生する

❸潜水による中耳気圧外傷の分類

Grade 0	症状のみ，所見なし
Grade I	鼓膜の充血
Grade II	鼓膜の充血および軽度出血
Grade III	鼓膜の高度出血
Grade IV	血鼓室
Grade V	鼓膜穿孔

中耳気圧外傷

中耳気圧外傷は，最も頻度の高い耳気圧外傷である

- 最も頻度の高い耳気圧外傷である．耳管の圧調節機能不良の状態で外気圧が変化すると，中耳腔と外界のあいだに相対的に圧較差が生じ障害をきたす．
- Edmonds ら[5]は，潜水による中耳気圧外傷を程度によって❸のように分類しているが，これは中耳気圧外傷全体に適応できるものである．

中耳気圧外傷は，感染の合併を防げば一般に予後良好

- 中耳気圧外傷は障害の程度にもよるが，感染の合併を防げば一般に予後良好である．

内耳気圧外傷

- 中耳圧と内耳圧の異常な差による蝸牛窓，前庭窓の破損に伴う外リンパ瘻あるいは膜迷路の虚脱，内耳血行障害がその病態と考えられている．
- また柳田らは，蝸牛有毛細胞の聴毛への圧負荷による直接的な障害を起こすことも確認している．

内耳気圧外傷は不可逆的な感音難聴や耳鳴を残すことがある

- 内耳気圧外傷は不可逆的な感音難聴や耳鳴を残すことがあり，最も注意を要する耳気圧外傷である．
- Roydhouse[6]は，1,001 症例のダイビングによる障害の耳鼻咽喉科領域のなかで 137 例に感音難聴，耳鳴やめまいといった内耳障害を認めたと報告している．
- Goodhill[7]は外リンパ瘻（perilymphatic fistula）の発生について 2 つのルートを提唱している．implosive route と explosive route である．前者は中耳圧が高く，後者は内耳圧が高い．

implosive route（❹[1]）

- 鼻をかんだときなどに中耳圧の上昇が起こり，蝸牛窓および前庭窓が内耳側へ圧迫される．しかし一方で，中耳圧の上昇により鼓膜は外耳道側へ動き，それに伴い耳小骨ならびにそれが付着する前庭窓は中耳側に引っ張られる．この現象によって各内耳窓に差が生じ，内耳液の異常な流動が起こり内耳感覚細胞に障害が起きることが多い．

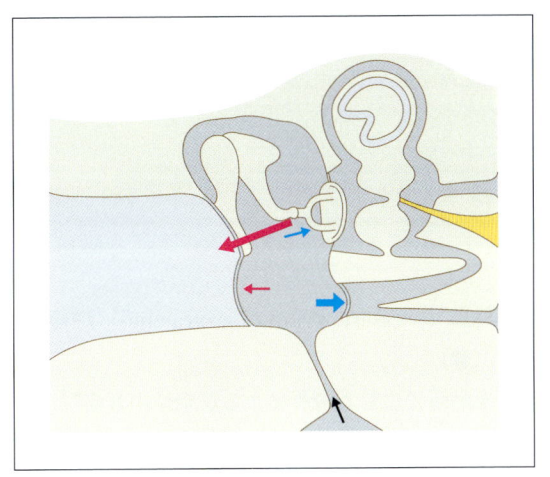

❹ implosive route における圧力の向き
中耳圧の上昇により蝸牛窓および前庭窓が内耳側へ圧迫されるが（→），鼓膜は外耳道側へ動くため，最終的に耳小骨ならびに前庭窓は中耳側に引っ張られる（→）．
（大竹宏直ほか．JOHNS 2009[1]より）

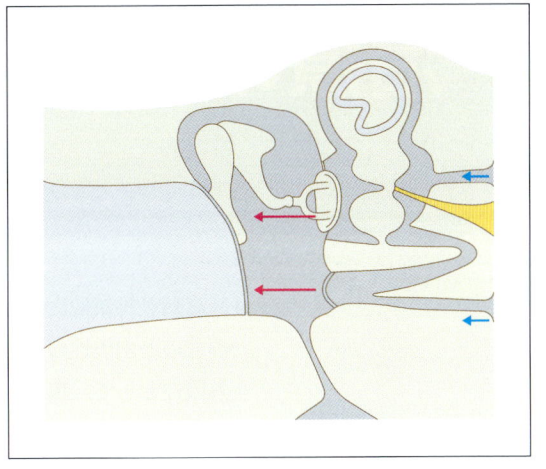

❺ explosive route における圧力の向き
脳脊髄圧が上昇し，その圧が内耳道や蝸牛小管を経由して内耳に伝播される（→）．両内耳窓は中耳側へ動く（→）．
（大竹宏直ほか．JOHNS 2009[1]より）

explosive route（❺[1]）

- 強く力んだときなど異常に脳脊髄圧が上昇し，その圧上昇が内耳道や蝸牛小管を経由して内耳に伝播される経路である．
- implosive route では各内耳窓は別の方向へ動くが，explosive route では両内耳窓は中耳側へ動く．
- 同側へ動くにもかかわらず障害が起こる原因は，中耳圧の変化や耳小骨の動きなど複雑な動きによって両内耳窓に微妙な動きの差が生じ，内耳に障害が起こると考えられる．

（松田雄大，守田雅弘）

引用文献

1) 大竹宏直，中島 務．予防医学からみた気圧外傷による難聴．JOHNS 2009；25：1734-7.
2) 柳田則之．旅行，レジャーを楽しくトラブルを起こさないように．耳鼻咽喉科・頭頸部外科 2007；79：683-6.
3) 大久保仁．気圧外傷の診断と治療－ダイビングの耳圧外傷について．頭頸部外科 1993；3：3-9.
4) 上田祥久ほか．外傷性耳小骨連鎖離断症例の臨床的検討．Otology Japan 2009；19：185-90.
5) Edmonds C, et al. Diving and Subaquatic Medicine. 2nd edition. Mosman, New South Wales, Australia：Diving Medical Centre Publication；1981. 96：p.99-101.
6) Roydhouse N. 1001 disorders of the ear, nose and sinuses in scuba divers. Can J Appl Sport Sci 1985；10：99-103.
7) Goodhill V. Sudden deafness and round window rupture. Laryngoscope 1971；81：1462-7.

第8章 気圧外傷

治療のポイント

- 耳鼻咽喉科領域における気圧外傷（pressure trauma, barotrauma）は外因性のものと内因性のものがある（❶）．
- 外因性として，環境圧の気圧変動時に生じる飛行による航空性中耳症[★1]（中耳炎），航空性副鼻腔炎，潜水による耳障害が知られている．また車による下山・峠越え，高層ビルの高速エレベーター，高圧酸素療法，耳部の叩打などにより耳症状を生じる．
- 内因性のものとして，鼻咽腔から耳管を通して中耳・鼓膜・内耳窓膜への加圧が起こることによる障害・併発症例も多い．擤鼻による耳障害が日常診療においてよくみられ，耳管通気（カテーテル法，ポリツェル〈Politzer〉，バルサルバ〈Valsalva〉法），ネブライザー時，咳嗽，くしゃみなどにより気圧外傷を生じうる．

[★1] Armstrong が航空性中耳炎と命名したが，笹木は航空時による耳症状は炎症によるものでないため航空性中耳症と名称している．

気圧外傷の治療のポイント

- 気圧外傷を生じる因子として耳管の機能低下があげられるが，発症を誘発する上気道感染，アレルギー発作を合併しているか，内耳障害を併発しているかがポイントとなる．

❶耳鼻咽喉科領域における気圧外傷 （barotrauma）

外因性
環境圧変動に基づく気圧外傷
・飛行による航空性中耳症（中耳炎），航空性副鼻腔炎
・潜水による中耳・内耳障害，気圧性副鼻腔炎
・車による峠越え・下山時
・高層ビルの高速エレベーター
・新幹線のトンネル通過時
・高圧酸素療法
・爆風
・風圧，冷たい風
耳部への叩打（平手打ち，頭部・肘など）
音圧：低周波，低音，騒音
内因性：鼻咽腔～耳管経由の加圧に基づく気圧外傷
・擤鼻，咳嗽，くしゃみ
・ネブライザー使用中
・耳管通気による併発 （カテーテル通気法，ポリツェル法，耳抜き：バルサルバ法）

- 急性感音難聴の合併症例は早期治療が望ましく，煩雑している外来診療で感音難聴が疑わしいときは，ウェーバー（Weber）法で骨導が健側へ音が偏倚しているか簡易に確認して聴力検査を行うとよい．疾患に対する断定した治療法でなく，罹患者の環境の場，社会的立場，患者の要望などにより状況に応じた治療対応となる．
- 鼓膜所見のみでなく，鼻内・上咽頭・咽頭所見，耳管機能，乳突蜂巣などの状況を推測したうえで治療を行う．
- 治療は原則として保存的療法である．誘因となる急性上気道感染，アレルギーの発作があればその治療を併用して行い遷延化を防ぐ．急性上気道感染（急性鼻咽腔炎）に抗菌薬，抗炎症薬，線毛機能促進薬などを投与し，鼻内の清掃を行う．アレルギー発作に抗ヒスタミン薬，症状が強い場合はセレスタミン®短期投与，ステロイド点鼻薬を投与する．

> 急性感音難聴の合併症例は早期治療が望ましい

外因性

航空性中耳症[*1]（中耳炎）症例に対して

- 一般の旅客機では下降時に耳管が開放しないために中耳腔・乳突蜂巣が相対的陰圧となり，耳閉塞感・耳痛・難聴・耳鳴などを伴う航空性中耳症となる．外来受診時には鼓膜正常例もよくみられる．戦闘機などの急激な上昇・下降を行う乗務員は耳管機能が良好でないと重篤な耳症状（めまい，激痛を伴う耳痛，内耳障害など）を生じうる．
- 一般乗客の治療は原則として保存的であり，ほとんどが予後良好である．
- 内耳障害を生じた症例はその治療を最優先にする．鼓膜正常例でも急性感音難聴，まれではあるが外リンパ瘻症例があり，耳閉塞感を訴えた場合は聴力検査が必須である（まれではあるが内耳窓閉鎖術を行うこともある）．
- 鼓膜所見として正常，点状出血，線状出血（❷-a），充血，血管拡張（❷-b），中耳腔の少量の貯留液（❷-c）の多くは保存的療法で予後良好である．急性上気道感染・アレルギー発作があればその治療を併用する．
- 中耳腔へ滲出液が充満する症例（❷-d），血性貯留液（❷-e）では1週間以内に改善するタイプと遷延化するタイプがある．遷延化し勤務・重要な会議などに支障をきたす場合，患者さんのニーズにより鼓膜切開を行うことがある．

> 内耳障害を生じた症例はその治療を最優先する

> 耳閉塞感を訴えた場合は聴力検査が必須

> **Advice** バルサルバ法と改良型耳抜き法（鼻をつまみ鼻孔を閉鎖し鼻咽腔へ軽く圧をかけた状態で嚥下する方法[1]）
>
> 　航空性中耳症の予防法として搭乗時にバルサルバ法を行うことにより，急激な中耳腔への加圧により内耳窓膜へ圧がかかりめまいを生じることがある．めまいは一過性のことが多いが，外リンパ瘻も考慮に入れて聴力検査を行うことを勧める．予防法は鼻咽腔圧を過度に上げずに行う鼻咽腔陽圧下トインビー（Toynbee）法を習得するのが望ましい．

治療のポイント● 111

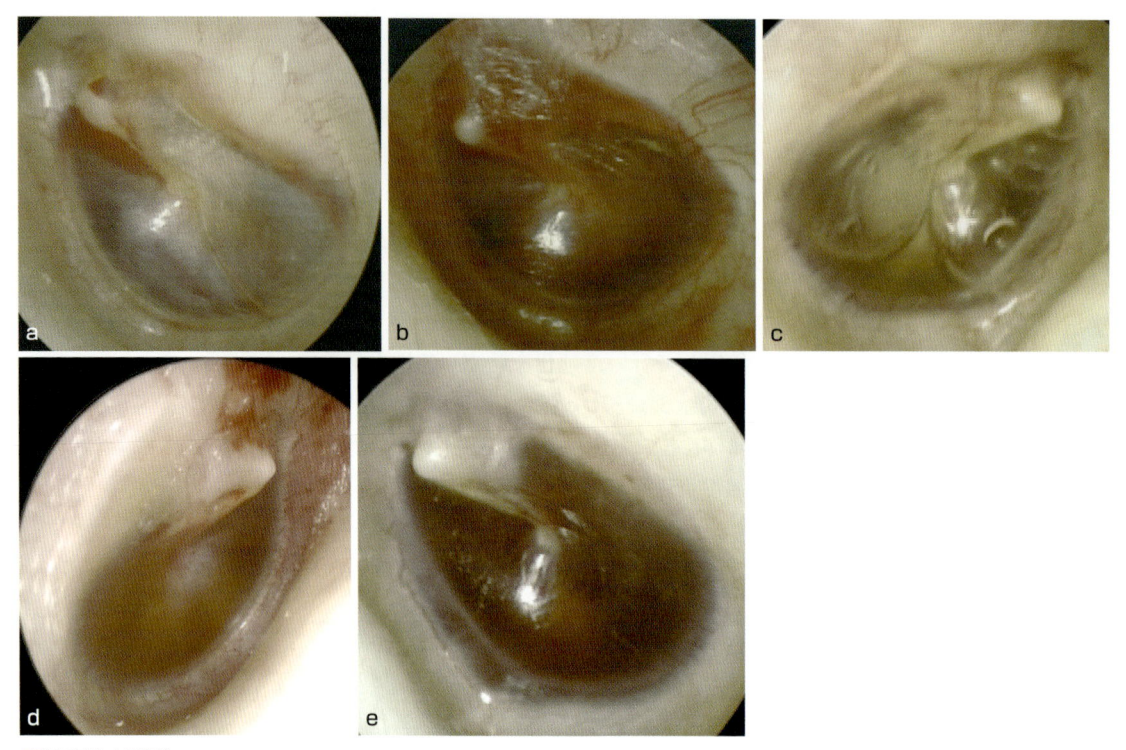

❷航空性中耳炎
a：下降時に耳痛．線状出血．ツチ骨柄下方に沿って出血があり周囲へ広がっている．
b：耳痛，耳鳴を伴う．鼓膜の血管の拡張を伴い鼓膜全体の軽度発赤を認める．
c：耳閉塞感のみ．鼓膜は内陥し中耳腔内へ一部滲出液が透見できる．
d：下降時耳閉塞感，難聴があり持続．中耳腔全域に貯留液が認められる．
e：耳閉塞感，難聴，自声強聴がある．血性貯留液で中耳腔が充満している．

- 鼓膜穿孔例には激痛を伴うものと，耳痛を伴わない症例がある．鼓膜の部分的萎縮性変化を伴う症例に多く，小穿孔は自然閉鎖するので感染に注意して経過観察をする．
- 客室乗務員の耳管換気能の低下した反復性，難治性症例では勤務状況により鼓膜切開，鼓膜換気チューブ留置術を行うこともある．

■ 潜水による気圧性中耳炎に対して（❸）

- 気圧性中耳炎に内耳障害（外リンパ瘻）を併発していないか確認する．
- 治療は原則として保存的療法を行う．潜水による中耳炎は気圧外傷であるため，抗菌薬の必要はないという見解がある．通気は外リンパ瘻を誘発す

> **Advice　潜水中の耳抜き（バルサルバ法）は要注意！**
> 潜水中の耳抜き（バルサルバ法）により水中で方向感覚を失うこともある．急激な中耳加圧による内耳窓への影響であり，生命の危機に及ぶことがありうる．外来受診時感音難聴の有無の確認と，ダイビングに精通した医師や主催者に対応を求める．

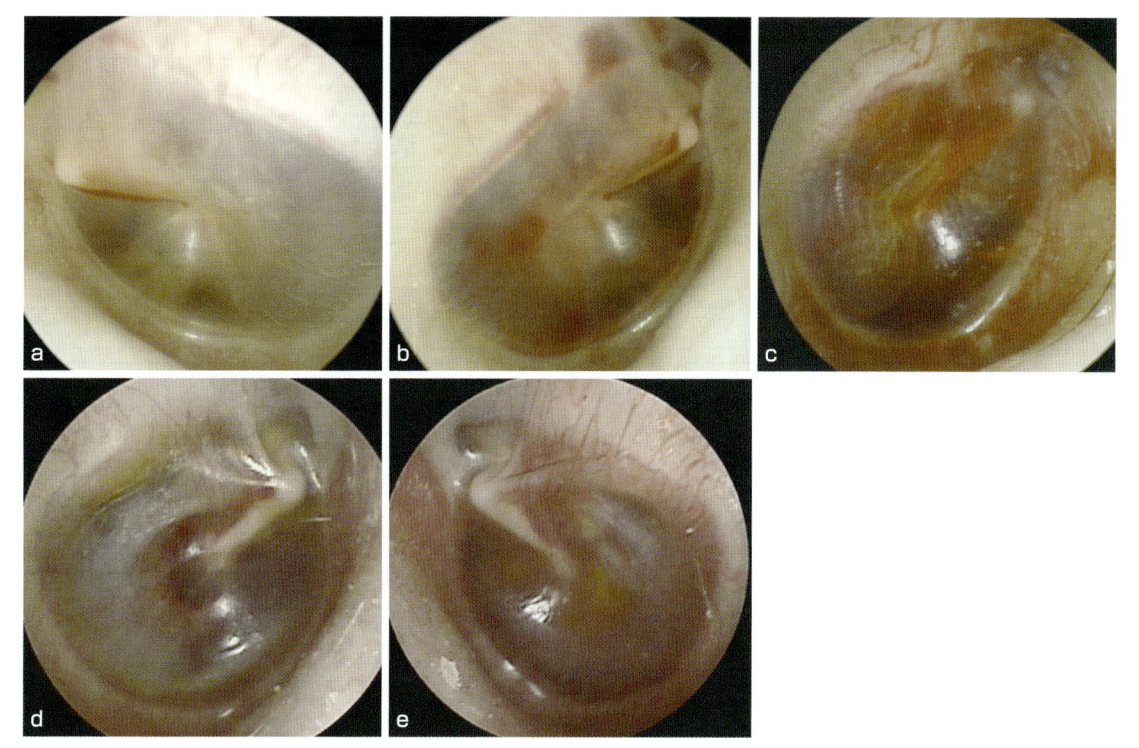

❸ 潜水による気圧性中耳炎症例
a：無自覚性．ツチ骨柄に沿い線状出血が認められる．
b：a（右側）と同一症例で，左側耳閉塞感あり．線状出血と部分的な血管拡張・発赤を伴う．
c：軽度耳痛と耳閉塞感．鼓膜の発赤と中耳腔内に少量の貯留液を伴う．
d，e：耳抜きできずに耳痛，耳閉塞感，自声強聴（左側＞右側），過去の中耳炎の既往と考えられる鼓膜弛緩部に dimple 様所見があり，左側中耳腔は貯留液で充満している（急性上気道感染を合併し上咽頭の発赤著明，左側耳管咽頭口より粘稠な液が排出されていたため線毛機能促進薬，抗菌薬を併用した）．

ることがあり，禁忌であるといわれている．

■ ドライブによる峠越え・下山時の耳閉塞感・難聴症例

- 通常鼓膜正常，点状出血の症例が多く，保存的療法で予後良好である．
- 富士山5合目（標高約 2,300 m，飛行機の水平飛行時の客室内圧 0.7～0.8 気圧とほぼ同じ）より車で下山，峠の山越えで耳閉塞感・難聴を生じることがよくみられる（❹）．
- 点状・線状出血は自然治癒へ．症状が強い場合はその患者の耳管機能低下を惹起させた上気道感染，アレルギーの治療を行う．

症状が強い場合は，上気道感染，アレルギーの治療を

■ 新幹線のトンネル通過時

- トンネル通過時の瞬間的な圧変化により耳痛，耳閉塞感，耳鳴を生じることがある．一過性のことが多いが，圧刺激が誘因になり耳閉塞感・耳鳴が持続すれば聴力検査，メコバラミン（メチコバール®），ATP 散などを投与している．

❹ ドライブによる峠越え・下山時の耳閉塞感・難聴症例
a：軽度耳閉塞感（このタイプは無自覚性のこともよくみられる）．点状出血が認められる．
b：小学校の移動教室で富士山5合目より車で下山時に耳痛．わずかな貯留液と気泡が認められる．
c：海抜1,000mの峠越え．耳閉塞感．中耳腔貯留液ニボーが認められる．患者はアレルギー性鼻炎，SAS（睡眠時無呼吸症候群）にてN-CPAP使用中．
d：無自覚性．移動教室にて富士山5合目へ行った学童．
点状出血，線状出血の所見があった場合，気圧の変化する環境に行ったか問うとよい．

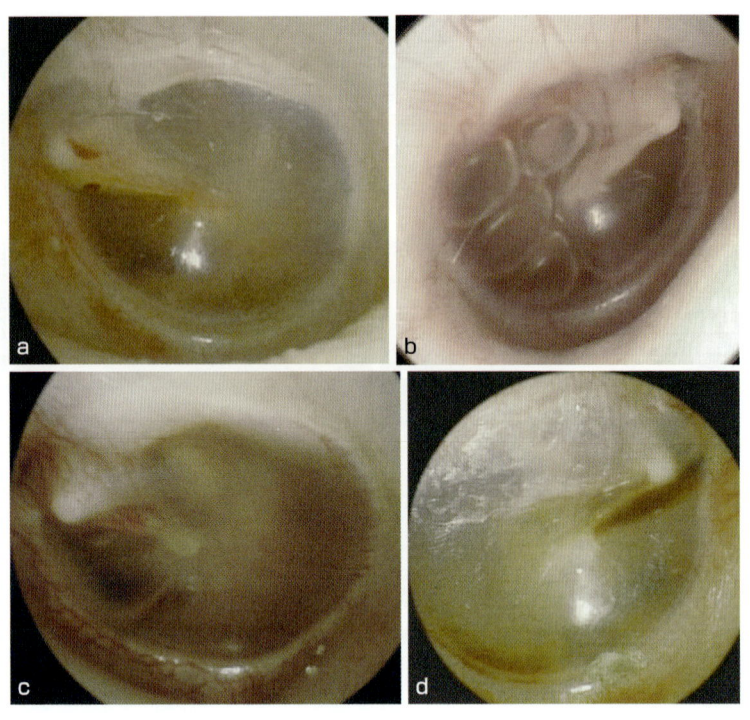

■ 高層ビルの高速エレベーター

- 耳痛，耳閉塞感を生じ，大部分は鼓膜正常で，対応が難しい．
- 高層ビル高位階の従業者で耳痛を常に生じる症例は，途中で乗り換えて上昇・下降するように指導している．

■ 高圧酸素療法

治療時に耳痛を訴える症例は要注意

- 軽度鼓膜所見，聴力正常症例は軽症であり経過観察でよい．
- 治療時に耳痛を訴える症例は要注意である．保存的療法が基本である．
- 血性貯留液を生じる遷延化症例は，乳突蜂巣炎になっている可能性がある．初診時鼓膜弛緩部の出血を伴う陥凹がありツチ骨柄に沿って皮下出血，中耳腔の貯留液は少量（❺-a）であった．4日後血性貯留液が著明に増加した（❺-b）．抗菌薬，線毛機能促進薬（ムコダイン®）を投与，経過により鼓膜切開を行う．鼓室・乳突蜂巣炎の治癒への遷延化を防ぎ，早期正常へ戻すことが大切である．

Column　文明の進歩による環境圧変化に伴う耳への懸念——東京スカイツリーの超高速エレベーター

耳鼻咽喉科領域の環境圧変化による気圧外傷は，文明の進歩により生じた疾患の一つである．航空機，新幹線の利用者数も増え，建設者にとっては到達点により早く達するものが最高の技量と評価され，人間の体とくに耳・耳管のことを考慮されずに建設されているのが現状である．東京スカイツリーの超高速エレベーター（地上350mまで50秒，最大分速600mで上昇予定）による耳への危害が懸念される．

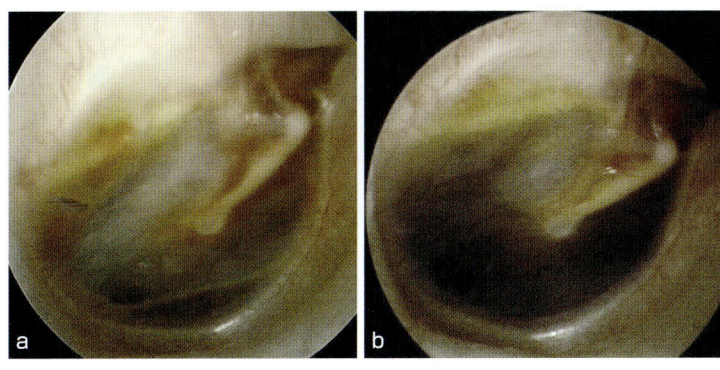

❺ 高圧酸素療法
a：初診時．高圧酸素療法を3日間受け，耳の違和感，自声強聴のため来院．
b：初診4日後．悪化．中耳腔内に血性貯留液の増加がみられる．

■ 爆風，耳部の叩打
- 圧による鼓膜，内耳損傷の有無の確認．内耳障害がなければ保存的観察．鼓膜裂傷は保存的治療で予後良好なことが多い．

■ 航空性副鼻腔炎
- 副鼻腔の自然口が閉鎖し上顎洞，前頭洞内が陰圧となり疼痛・頭痛が生じる．前頭洞鼻前頭管の閉鎖により著明な頭痛，眼痛を生じ，前頭洞下方にニボー（niveau）を形成する．
- 鼻内処置とともに抗菌薬，鎮痛薬，線毛機能促進薬を投与する．通常は保存的療法である．
- 前頭部の激痛が改善しない場合，篩骨洞頭蓋内側壁に注意して鼻前頭管へ彎曲した綿棒を挿入し自然口を開放することもある．
- アレルギーが合併する場合は抗アレルギー薬を投与する．
- 上顎洞自然口閉鎖により生じる頬部痛，眼痛，頭痛，歯痛など著明な激痛の場合，自然口を開大，上顎洞洗浄を行うこともある．
- 難治性，反復性の症例は自然口拡大の手術の対象となりうる．

通常は保存的療法

内因性：鼻咽腔～耳管経由の加圧に基づく気圧外傷

■ 擤鼻[*2]による障害
- 擤鼻により耳管から急激な圧で空気が中耳腔へ流入し耳症状を惹起する．耳管が緩んでいるタイプは低い鼻咽腔圧でも気圧外傷を生じやすい．擤鼻により内耳窓膜の破裂をきたした報告もある．
- 擤鼻と同時に痛み，耳閉塞感，難聴などを訴えるが，痛みは一過性の症例が多く，鼓膜所見正常，鼓膜の血管怒張程度のことが多い．擤鼻と同時に耳がボーっと難聴を訴える（❻-a：鼓膜の出血のみ）．
- 音叉にて簡易にチェック．感音難聴が疑われる場合，聴力検査を行う．軽

★2 擤鼻（こうび）
鼻をかむ行為．口を閉じ呼気に息を鼻腔から吐き出すことにより鼻汁を出す動作．

❻ 擤鼻による耳障害

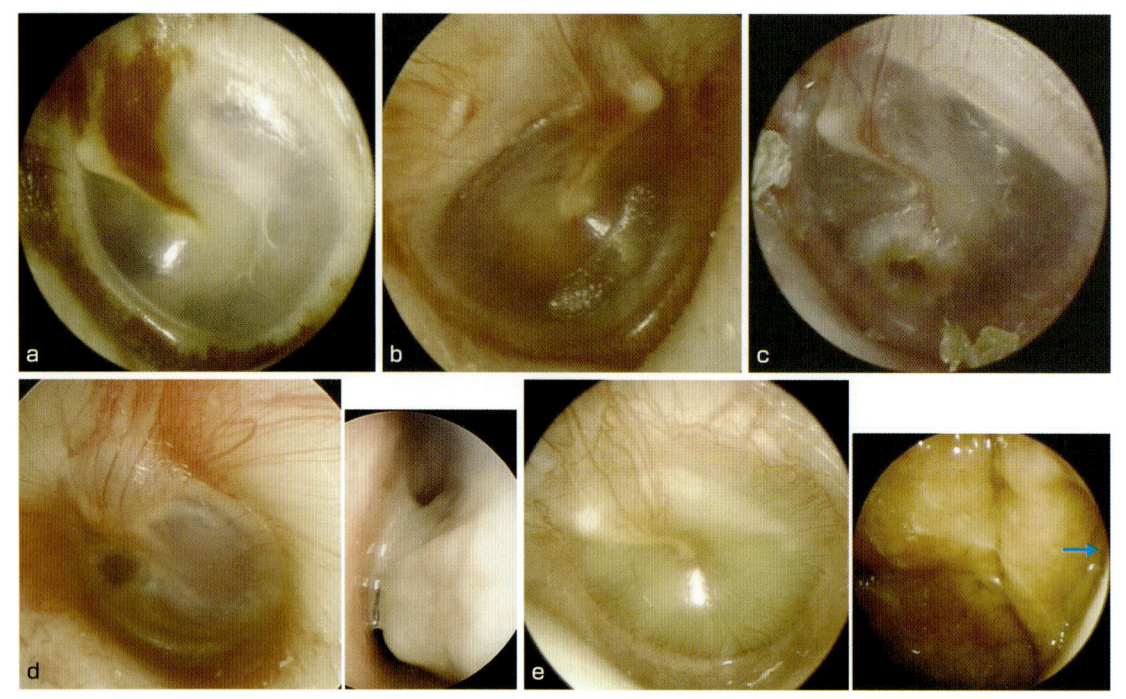

a：擤鼻後，ボー，耳閉塞感，難聴，アレルギー性鼻炎．
b：擤鼻後，耳閉塞感，耳痛，耳鳴，自声強聴，アレルギー性鼻炎，感音難聴を伴う．
c：花粉症にて擤鼻による鼓膜穿孔．
d：擤鼻，耳痛，上咽頭炎，アレルギー性鼻炎．
e：擤鼻と同時に耳の違和感，耳閉塞感，難聴，耳痛なし，過去耳管開放気味（アレルギー性鼻炎＋上咽頭炎）．➡は耳管咽頭口．

度の場合は経過観察自然治癒へ．鼓膜の血管拡張（発赤），中耳腔内に貯留液がある場合は，鼻内，咽頭に急性感染所見あれば抗菌薬投与，アレルギー性鼻炎があれば抗アレルギー薬を投与し，治癒への遷延化を防ぐ．感音難聴を伴えば感音難聴の程度に準じた投薬を行い2，3日後に再検する（❻-b：擤鼻後耳閉塞感，耳痛，耳鳴・キーン，自声強聴，感音難聴を伴いATP散，メチコバール®を投与し改善した）．

- 上咽頭耳管周囲に貯留液がある場合，擤鼻と同時に中耳腔へ貯留液を流入することになる．花粉症後期に緩い耳管では擤鼻により耳閉塞感，難聴，中耳炎を生じることがある．

- アレルギー性鼻炎を伴った症例が目立ち（❻-d），擤鼻と同時に耳閉塞感・難聴を生じた中耳炎症例（❻-e）は上咽頭炎を伴い，鼻内処置，抗アレルギー薬，抗菌薬，線毛機能促進薬を投与，予後良好で数日で中耳貯留液は消失した．

- 鼓膜穿孔（❻-c：鼓膜の部分的に萎縮した部位の穿孔があるも，聴力低下を伴わない）はほとんどが自然閉鎖するため，感染に注意して保存的に観察する．部分的に萎縮した鼓膜症例は耳管通気にても同様に穿孔が起こりうる．

■ ネブライザー使用時 ❼

- 耳痛，耳閉塞感が生じた場合はすぐに中止し，鼓膜所見とともに音叉で感音難聴があるかを確認し，ネブライザー施行時に嚥下をするときはノズルを鼻から離すように指導，耳管開放気味の患者さんは慎重に行う．症状が一過性であれば，ネブライザーの適応疾患となった投薬でよい．

■ 耳管通気による併発症（耳管処置参考）

- 鼓膜穿孔・裂傷，化膿性中耳炎，内耳障害，内耳窓裂傷，感音難聴，めまい症，耳鳴症，気腫（皮下気腫，縦隔気腫，脳気腫）などを併発することがある．
- トラブルとなりうる半数は鼓膜穿孔であり，小穿孔は自然経過で閉鎖する．
- 通気による感音難聴を見逃さないことが大切である．
- その併発症に応じた治療を行う（耳管通気：カテーテル法，ポリツェル法，耳抜き：バルサルバ法，オトベント〈Otovent〉など）．

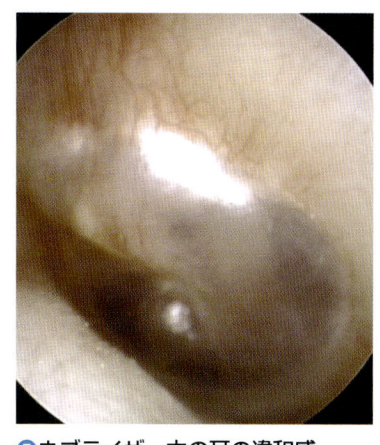

❼ **ネブライザー中の耳の違和感**
ネブライザーにて耳の中がボアー，ボーと聞こえると訴えた．過去に擤鼻で耳痛を生じた．アレルギー性鼻炎症例．

> **ポイント**
> 気圧外傷の治療は，一般的に保存的治療を行い，内耳障害を伴う症例は内耳障害の治療を優先し，耳管換気能の低下へ影響を及ぼすアレルギー性鼻炎，急性上気道感染の治療も併用して行うとよい．

（山口展正）

引用文献

1) 山口展正．航空性中耳炎に関する基礎的ならびに臨床的研究．耳展（耳鼻咽喉科展望）1986；29：353-90．

参考文献

1. Armstrong HG, Heim JW. The effect on flight on the middle ear. JAMA 1937；109：417-21.
2. 山口展正．航空性中耳炎．森山　寛監修，上出洋介ほか編．実践型鼓膜所見マニュアル　鼓膜を読む．東京：メジカルビュー社；2007．p.38-44．
3. 三保　仁．潜水に伴う中耳炎．上掲書．p.45-8．
4. 山口展正．耳管処置．浦野正美編．耳鼻咽喉科の外来処置・外来小手術．ENT臨床フロンティア．東京：中山書店；2012．p.54-61．
5. 笹木　実．航空性中耳症．実地医家と臨床 1944；20：710-3．
6. Teed RW. Factors producing obstruction of the auditory tube in submarine personnel. U S Nav Med Bull 1944；42：293-306.

第8章 気圧外傷

再発予防のアドバイス

- この項では，日常生活で遭遇する航空機搭乗時と潜水ダイビングをするような普段の環境圧が変化する場合について，中耳と内耳の気圧による外傷をひとまとめにして，日常生活で遭遇する気圧外傷の機序と予防法を中心に述べる．

気圧外傷を起こす危険な圧変化と因子

- 飛行機が上昇したり，潜水で浮上するとき，すなわち中耳腔が環境気圧に対して陽圧の気圧勾配を示す場合，通常は中耳腔から自然に気体が耳管を押し開いて咽頭に脱出するので問題とならない[1]（❶-a）．
- この中耳腔換気と異常気圧曝露の関係は，飛行機が着陸したり，潜水で潜行するとき，すなわち中耳腔が環境圧に対して陰圧の気圧勾配を生じる条件でとくに重要で，気圧外傷を予防するためには強制的に耳管を開く機能が必要となる．

予防には強制的に耳管を開く機能が必要

- このときに❶-bに示すような，耳管咽頭口から耳管内に炎症・アレルギーや浮腫などの耳管狭窄性の病変があると，耳管は余計に狭窄あるいは閉塞，すなわちいわゆるロックされた状態になることで，中耳腔の相対的陰圧はより強くなり気圧外傷の原因となりえる[1]．

気圧外傷の予測

- Sadéらは，航空性中耳炎（aerootitis）に罹患した患者の乳突蜂巣の容積が，慢性中耳疾患患者や健常耳のそれよりもはるかに大きかったと報告し[2]，乳突蜂巣の発育が悪くて狭いほうが急激な圧変化に耐えやすいとしている．すなわち，中耳炎頻繁罹患例よりも乳突蜂巣の発育が良い健常耳のほうが，感冒や鼻炎などで耳管機能の障害因子が加わると気圧外傷を生じやすいと考えられる．
- 健常耳においても，急激に中耳腔が陰圧の気圧勾配を受ける場合は，嚥下運動だけでは不十分で，耳管開閉には受動的な換気を要する．バルサルバ（Valsalva）通気やトインビー（Toynbee）嚥下法で換気ができるかどうかは，耳管機能検査の耳管鼓室気流動態法[3]（tubo-tympano-aerodynamic graphy：TTAG）による方法で確認できる．
- 今までに航空機搭乗による航空性中耳炎との関連をみたものでは，山口ら

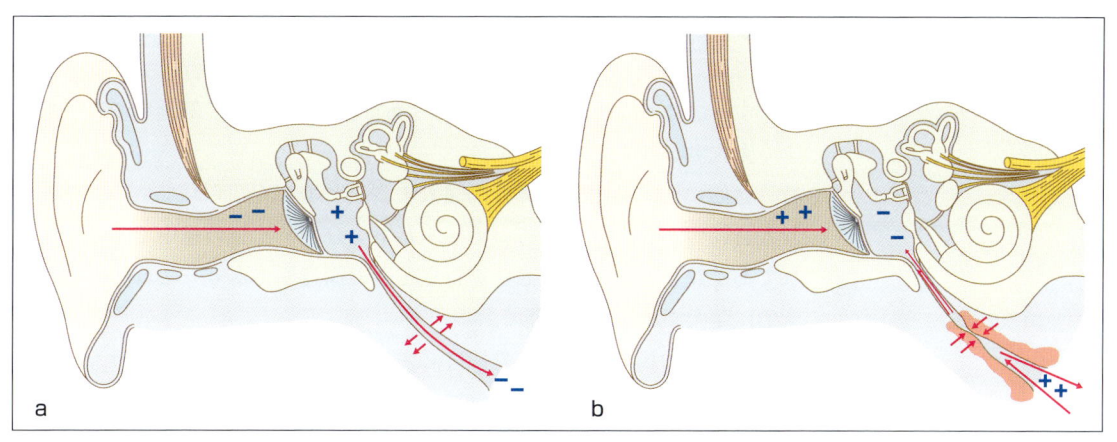

❶飛行機搭乗時・潜水時の環境圧の変化と中耳腔換気の関係
a：健常耳での飛行機上昇時，潜水上昇時（相対的中耳陽圧時）．
b：狭窄耳管での飛行機降下，潜水潜行時（相対的中耳陰圧時）．

は航空性中耳炎が落ち着いてから調べたティンパノグラムでA型が約半分あり，そのうち2/3近くは，バルサルバ通気が通常にでき，一方，44％あったC型ではほとんど通気できなかったとしている[4]．また，熊沢[5]らはティンパノグラムA型であっても，耳管機能検査のTTAGで正常型のものは半数に満たなかったとしており，TTAGが航空性中耳炎の予測に役立つ可能性がある．

気圧外傷の予防

autoinflation（耳抜き）による予防

- Stangerupら[6]は，航空性中耳炎の予防でOtovent★1を提唱している．鼻咽腔圧が600 dPaで風船が膨らむが，通常400 dPa前後の鼻咽腔圧で耳管が開大する．
- 実際，彼らは，このOtoventを搭乗中に使用し飛行機乗客でみた結果，搭乗前に鼓膜所見が正常であった例でOtovent使用例では6％のみに，コントロールでは14％に中等度以上の航空性中耳炎の所見を認め，一定の効果が認められている．

耳抜きをうまくする方法

- 気圧外傷を防ぐには，気圧変化に際していわゆる「耳抜き」をうまく行うことができるかということになる．これは先に述べたバルサルバ法とほぼ同じものを意味する．
- とくに，潜水や飛行機搭乗を職業的に行う人には，地上で，圧をかけすぎない正しい「耳抜き」を十分習得させる必要がある．
- さらに，もし一度気圧外傷を生じた場合は，連続して曝露すると受傷閾値が明らかに低くなっているため再発しやすく，完治するまで気圧変化に曝

★1 Otovent
Otoventは風船のことで，片方の鼻腔に風船の根元のチューブを気密性に挿入し膨らませ，autoinflation，すなわち「耳抜き」を行う手技である．

気圧外傷を防ぐには，「耳抜き」をうまく行うこと

露しないことが重要である[7]．
- ここでは，ベテランのパイロットやダイバーが経験的に行っている方法を紹介する．この方法は，一般的には"あくびをかみ殺す"顎運動で耳管をうまく開大する方法である．

> "あくびをかみ殺す"顎運動で耳管を開大

- 教科書的には，顎運動で耳管が開大することはよく知られているが，あまり人目につかないようにこっそりするあくび（あくびの途中で顎に力を入れてあくびをこらえる感じ）を行うときの顎運動であり，これで耳管を随意的に開大することが可能である．
- ダイビングの場合，その終盤には必ず安全停止をしなければいけないことになっている．たとえば空気ボンベを使用したスキューバダイビングにおいて，水深20m近くまでの潜水を30分行った場合，水深3〜5mに少なくとも3分間安全停止し，耳抜きを行うことが勧められている．

■ 薬物および手術治療

- 予防的な投薬治療では，オキシメタゾリン（ナシビン®）などのαアドレナリン受容体作動薬で有効性を示す報告はほとんどない．筆者らの経験では，予防的な投薬として，抗アレルギー薬の点鼻薬とロイコトリエン受容体拮抗薬（モンテルカスト，プランルカスト）の併用で有効例もある．
- 手術治療としては，鼻中隔彎曲症があれば矯正手術を行ったり，鼻閉があれば下鼻甲介切除術を行うなどの方法も一般的にある．山口らは，すでに25年以上前に航空性中耳炎難治例で鼓膜換気チューブを挿入し経過は良いとしている[4]．
- 今後は予防的な面でも，耳管機能検査などでさらに検討される必要があると考える．

（守田雅弘）

引用文献

1) 大久保仁ほか．潜水（スクーバ）事故と耳管機能について．耳鼻咽喉科・頭頸部外科 1987；59：573-8．
2) Sadé J, et al. Barotrauma vis-a-vis the "chronic otitis media syndrome"：Two conditions with middle ear gas deficiency Is secretory otitis media a contraindication to air travel? Ann Otol Rhinol Laryngol 2003；112(3)：230-5．
3) 山下敏夫．耳管機能検査：耳管鼓室気流動態法．野村恭也ほか編．機能検査．CLIENT 21 2．東京：中山書店；2000．p.237-40．
4) 山口展正．航空性中耳炎に関する基礎的ならびに臨床的研究．耳鼻咽喉科展望 1986；29：353-90．
5) 熊沢忠躬．耳管の基礎と臨床．日本耳鼻咽喉科学会第81回総会宿題報告モノグラフ．1980．
6) Stangerup SE, et al. Point prevalence of barotitis and its prevention and treatment with nasal balloon inflation：a prospective, controlled study. Otol Neurotol 2004；25(2)：89-94．
7) 柳田則之．気圧外傷の予防．JOHNS 1988；4：1047-51．

第9章 外リンパ瘻

```
病歴：発症の誘因となる事象が重要である
  A：外傷，中耳・内耳疾患（真珠腫，腫瘍，奇形，半規管裂隙など），中耳・内耳手術など
  B：外因性の圧外傷，すなわち，爆風，ダイビング，飛行機搭乗など
  C：内因性の誘因，すなわち，鼻かみ，くしゃみ，重量物運搬，力みなど
  D：明らかな原因，誘因がないもの（idiopathic）
                    ↓
  症状：誘因に引き続いて難聴，耳鳴，耳閉塞感，めまい，平衡障害，ポップ音
```

	カテゴリーによる大まかな傾向	
	A, B	C, D
鼓膜	多様．外傷を示唆する穿孔・発赤・出血・血腫，炎症，真珠腫や腫瘍	正常～まれに中耳出血，炎症
純音聴力	通常は混合難聴	通常は感音難聴，変動・進行・突発性
画像	外傷所見・真珠腫・炎症・奇形	まれだが迷路気腫
眼振	前庭障害を示唆する眼振	

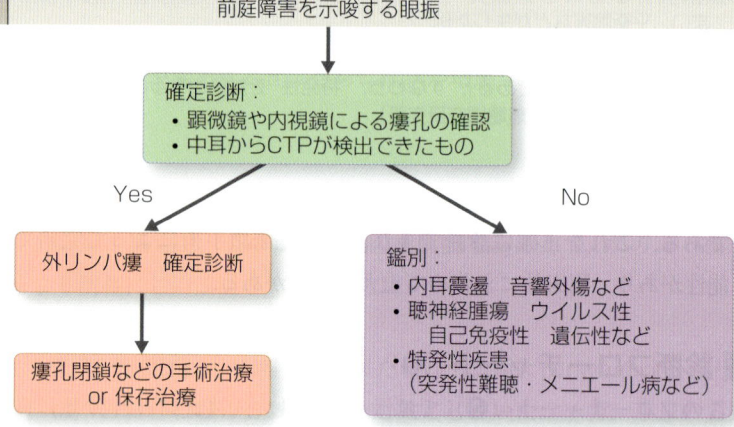

```
確定診断：
 ・顕微鏡や内視鏡による瘻孔の確認
 ・中耳からCTPが検出できたもの

   Yes ↓            No ↓

  外リンパ瘻 確定診断      鑑別：
         ↓             ・内耳震盪 音響外傷など
  瘻孔閉鎖などの手術治療     ・聴神経腫瘍 ウイルス性
     or 保存治療          自己免疫性 遺伝性など
                     ・特発性疾患
                      （突発性難聴・メニエール病など）
```

❸診断のフローチャート

病歴聴取

発症の誘因となった事象の問診が重要

- その発症の誘因となった事象の問診が重要である．
- CTP検出検査で陽性となった症例をみてみると，A：外傷性外リンパ瘻の病歴には頭部外傷，全身打撲，中耳外傷（耳かきなど）があげられる．B：潜水，飛行機旅行，C：力み，鼻かみ，などがあった．さらにD：まったく誘因のない症例もあった．
- さらに誘因の後に，どのような症状が発症したか問診する．難聴，耳鳴，耳閉塞感，めまい，平衡障害，ポップ音が重要である．流水音を思わせる耳鳴は有名であるが自験例（CTP陽性例）では2割程度であった．

鼓膜所見

鼓膜は，穿孔・発赤・出血などに着目

- まず鼓膜を十分に観察する．外傷を示唆する穿孔・発赤・出血などに着目する．
- 耳かき外傷ではキヌタ・アブミ関節付近への外傷を示唆する所見があれば前庭窓からの外リンパ瘻を強く疑う．

- 頭部外傷，側頭骨骨折では中耳血腫となっている場合が多い．
- 飛行機や潜水などの強い圧外傷では中耳に出血や炎症所見をみることがある．

純音聴力検査
- カテゴリーA，Bでは混合難聴を呈することが多い．しかし，例外もありアブミ骨外傷で明らかな外リンパ漏出があるにもかかわらず骨導が正常である症例も存在しているので注意する．
- カテゴリーC，Dでは聴力の変動や，進行するもの，変動しながら悪化するもの，などの通常の突発性難聴としては例外的な聴力経過を示すものに注意する．自験例では6割程度の症例にみられた．ただし，進行や変動は発症時から受診までの日数や，検査回数に左右され，初診後に変動がないからといって外リンパ瘻を否定することはできない．

頭位眼振検査
- 前庭障害を示唆する眼振がみられる．
- 前庭障害一般にいえることであるが，患側下で眼振やめまい感が増強する場合が多い．ただし，膜迷路障害の程度によって眼振の方向，程度はさまざまであり，一定の傾向をとらえることは難しい．
- 良性発作性頭位めまい症と診断される眼振を呈する症例もある．

瘻孔検査
- 外耳道圧を上昇させ，眼振や症状の変化を診る．
- アブミ骨外傷や内耳骨折が疑われる場合には，この検査によってさらに病態を悪化させる可能性があり，施行には十分注意を要する．
- カテゴリーC，Dでの陽性率は高くはなく，自験例では2割程度である．

画像診断
- CTがとくに有用である．
- 外傷性外リンパ瘻においては，側頭骨骨折，内耳骨折，耳小骨離断を診断する．
- 明らかな誘因に加えて，迷路気腫がある場合には外リンパ瘻を強く疑う．ただし，骨迷路との境界部分では，骨から外リンパへのCT値の急激な変化により欠損値となることがあり，このようなアーチファクトとの慎重な鑑別を要する．自験例ではこのアーチファクトは検査機器の種類や条件設定により大きく左右されていた．
- また，側頭骨CTは骨条件で撮影されるため，漏出した外リンパが映ることはきわめてまれである．

生化学的検査
- 外リンパ特異的蛋白であるcochlin-tomoprotein（CTP）を中耳洗浄液から検

▶ p.130 参照.

出する検査である[2]（Column「新しい診断マーカーCTP」参照）．
- CTPは体液における発現特異性，検査における検出感度，特異度が報告されている唯一の外リンパ特異的蛋白である．
- 外リンパ漏出を伴う外リンパ瘻での確定診断や真珠腫などによる半規管瘻孔の進達度分類に応用されている．

確定診断
- 手術や内視鏡検査によって，外リンパ，髄液の漏出を確認できたもの，瘻孔の確認できたものは外リンパ瘻確実例となる．
- また，中耳洗浄液からCTPが検出できたものも外リンパ瘻確実例といってよい．

■ 治療
- 外リンパ瘻は手術により治療できる希有な内耳疾患であり，瘻孔閉鎖術で根治が望める．
- 通常は，まず保存治療を行い，症状，検査所見の推移をみて手術適応を判断する．

まず保存治療を行い手術適応を判断

外リンパ瘻各論

■ カテゴリーA
頭部外傷性
- 頭部外傷後に難聴，めまいを主訴に当科へ紹介された症例を検討したところ，5割に末梢性眼振が観察され，そのうち半数にBPPV（benign paroxysmal positional vertigo；良性発作性頭位めまい症）様めまいと眼振を認めた．難聴は全例混合難聴であった．また，全体の3割の症例がCTP陽性であった．このCTP陽性外リンパ瘻確実例を検討したところ，めまい，難聴の程度はさまざまであった．

中耳外傷性
- わが国では耳かきが日常習慣的に行われており，中耳（鼓膜，耳小骨）外傷の最も多い原因である．湿性耳垢の多い白人社会では，耳垢は点耳薬で洗い流すものと教育されており，耳かき外傷は少ない．
- 後上象限，すなわちアブミ骨付近に鼓膜穿孔をきたした症例では，アブミ

> **Column　カテゴリーA，CTP陽性で受傷直後から患側聾となった症例**
> 　CTP陽性例のなかに，乳突蜂巣に微細な側頭骨骨折しか認めず内耳骨包は保存されているにもかかわらず，受傷直後から患側聾となった症例があったことは特筆すべきことであった．おそらく全身打撲による脳脊髄圧上昇により外リンパ漏出をきたしたものと推測された．このような症例が的確に診断され内耳窓閉鎖術が施行されれば，後遺症軽減に役立つと考えられる．

骨外傷性外リンパ瘻を念頭において診療する．さらに骨導の悪化，末梢性眼振，めまい（回転性，浮動性）があれば外リンパ瘻の可能性が高くなる．CTでアブミ骨底の骨折や陥入を確認できれば確定診断となる[3]．
- 平手打ちによる鼓膜損傷も日ごろよく経験するが，この受傷機転でCTP陽性だった症例は今のところ経験していない．
- 後上象限穿孔例の80％からCTPが検出されており，アブミ骨外傷は外リンパ瘻をきたしやすいことが確認された．通常はアブミ骨外傷で外リンパ漏出が持続すれば，混合難聴が次第に増悪し聾になると予測される．
- しかし興味深いことに，CTP陽性例でも，骨導が悪化しない症例がみられた．
- 外リンパ瘻以外にも中耳に外力が加わって骨導の悪化をきたすことは以前より知られており，内耳への物理的刺激による内耳振盪や音響外傷と診断される．

■ カテゴリーB，C，D

- このカテゴリーの外リンパ瘻は否定され，非難されてきた疾患である[★1]が，われわれの検査結果はこのカテゴリーが実在することを示した．
- 外リンパ瘻の診断法の一つとして迷路気腫が知られているが，カテゴリーC，Dの外リンパ瘻CTP陽性例のなかで気腫が認められた症例はなかった．自験例ではカテゴリーB，飛行機を乗り継ぐ過程で航空性中耳炎に罹患し，その後髄膜炎を発症，患側聾となった症例1例のみ迷路気腫を認めた．

★1 カテゴリーB，C，Dはわが国ではよく認知されているが，海外では否定的な見解が多い．たとえば，Sheaは1992年の論文で外リンパ瘻は耳鼻咽喉科の信頼性を損なう癌である，と批判した．

> **Topics　外リンパ瘻疑い症例200以上にCTP検出検査を行った結果**
>
> - 外リンパ瘻疑い症例200例以上にCTP検出検査を施行したところ，CTP陽性例は，約8％であった．92％はCTP陰性であったが，これは外リンパ漏出自然停止，間欠的または微量漏出などの可能性があり外リンパ瘻を否定するものではない．陽性例を検討したところ，誘因が明らかだった10例のなかではカテゴリーB；外因性の誘因として飛行機，ダイビング，水上スキー，カテゴリーC；内因性の誘因として咳，鼻かみ，いきみがあった．詳細な問診によっても誘因がないカテゴリーDが5例あった．臨床症状，検査所見は多様であり，聴力型，眼振・めまいの有無などの所見は，診断の「決め手」にはならなかった．しかしながら，眼振が6割，めまいが7割の症例にみられており，通常の突発性難聴症例400例でのわれわれの過去のデータ（眼振が4割，めまいが3割）と比較すると，多い傾向がみられた．すなわち，診断の決め手にはならないが，前庭症候がより多いのは間違いないと思われる．
> - CTP陽性例の聴力を詳しくみてみると，進行性・変動性に悪化したものが6割，突発性難聴様が3割，再発が1割であった．聴力では突発性難聴の非典型例，すなわち変動性難聴，変動しながら悪化する，改善した難聴が再度悪化する，などの病歴は外リンパ瘻の可能性を検討すべきである．われわれの結果は，通常われわれが突発性難聴と診断している症例のなかに，外リンパ瘻が含まれていることを示唆している．

鑑別診断

■ カテゴリーAの外傷性外リンパ瘻と鑑別が必要な疾患

内耳振盪症
- 骨折や外リンパ瘻がない場合でも，頭部打撲による衝撃で蝸牛，前庭，半規管が損傷を受ける．これを内耳振盪とよぶ．
- そのメカニズムはいまだ完全には明らかにされていないが，急速な加速度外傷（速度の急激な上昇と下降に伴う加速度変化）により前庭末梢器の剪断（shearing）や，感覚細胞の障害を生じるといわれている．
- 軽症の場合の内耳機能障害は可逆的であることが多い．
- 剪断により前庭の微小血管から出血し，これが迷路内の結合組織，瘢痕，骨の増生をもたらすと慢性機能障害を呈すると考えられている．
- 内耳振盪の臨床診断の定義は曖昧である．一般には外傷直後に発症し，明らかな外傷性BPPV所見を呈さない内耳性めまい症例に用いられることが多いが，文献によっては外傷後の難聴のことを示すこともある．

外傷性遅発性内リンパ水腫
- 外傷後，数か月から数年の経過後に発症するメニエール病様症状（耳閉感，耳鳴，変動する難聴，発作性のめまい）を呈する疾患のことである．
- 側頭骨骨折に伴い前庭水管に骨折が及んでいる症例では，閉塞や狭窄により内リンパドレナージ機能が障害されるため内リンパ水腫をきたすと推測されている．

外傷性良性発作性頭位めまい症
- 頭部打撲は耳石器に剪断性の外力を与え，はがれ落ちた耳石が内リンパ腔へ入り込む．これが原因となり，種々のタイプの前庭機能障害が生ずる．典型的なBPPVの症状（頭位変換時の発作性の回転性めまい）に合致しないめまい症状がみられることが多く，合併する耳石機能障害によるものと考えられる．
- 外傷性BPPVが頭部外傷後に生じる頻度は8～20％程度といわれている．

■ カテゴリーB，C，Dの外リンパ瘻と鑑別が必要な疾患
- 突発性難聴，メニエール病，聴神経腫瘍，自己免疫性，ウイルス性，遺伝性難聴など急性難聴・内耳性めまいをきたす疾患すべてが鑑別の対象となる．

　今までカテゴリーB，C，Dの外リンパ瘻は否定され，非難されてきた疾患である．とくに海外ではこの傾向が強い．わが国での診療，学会・論文報告はこのカテゴリーが実在することを示している．

　治療法については異論が多く，国によって，または担当医によって意見が大いに異なる．国内においては，年間に数十例の特発性外リンパ瘻症例に手術を

している施設もあれば，まったく手術を行わない施設もある．さらに耳かきなどの中耳外傷の症例報告もわが国からのものが最も多い．アブミ骨外傷の治療経験もおそらく日本が最も多いのではないかと推察されるが，手術適応をめぐっていまだに議論が尽きない．

外リンパ瘻の研究が最も進んでいる日本からの情報発信が，世界の患者さんにとってより良い診療に結び付くことが期待されている．

（池園哲郎）

引用文献

1) Meyerhoff WL. Spontaneous perilymphatic fistula：Myth or fact．Am J Otol 1993；14(5)：478-81.
2) Ikezono T, et al. The performance of CTP detection test for the diagnosis of perilymphatic fistula．Audiol Neurootol 2009；15：168-74.
3) Ikezono T, et al. Cochlin-tomoprotein（CTP）detection test identifies traumatic perilymphatic fistula due to penetrating middle ear injury．Acta Otolaryngol 2011；131(9)：937-44.

Column

新しい診断マーカー CTP

　外リンパ瘻の症候は多彩であり確定診断は容易でなかった。これまでは中耳所見を手術的に確認して外リンパ漏出の有無を判断していたが，この診断法はきわめて主観的で総量 150 μL しかない外リンパの漏出を確認できるか，疑問視されていた。

　Ikezono らは新たな診断マーカーを求めて内耳蛋白のプロテオーム解析を行った（❶）[1]。その結果，遺伝性難聴の原因遺伝子 *COCH* の蛋白産物のアイソフォームを 4 つ同定[2]，外リンパに発現している CTP（cochlin-tomoprotein）が外リンパ特異的蛋白であることを見いだした[3]（❷[2]，❸）。CTP は室温放置や凍結融解の影響を受けにくい安定した蛋白であり，診断マーカーとしては理想的な蛋白である。診断能も臨床実用レベルに達し，現在，厚生労働省研究班で外リンパ瘻診断に関する多施設検討を行って診療ガイドラインの作成を進めている。

CTP 検出検査の精度管理・基礎データ[3]

①**CTP 発現の特異性**：外リンパサンプル 85 検体中，80 検体が CTP 陽性，脳脊髄液 80，血清 28，唾液 29 検体はすべて CTP 陰性だった。

②**検査の精度管理**：a）検出限界をヒトリコンビナント CTP 蛋白 0.27 ng と設定し，検査を規準化している。b）最新式イメージアナライザーで最適な SN 比をもつ結果画像を選定。c）臨床経過を知らない第三者的立場の担当者が結果判定。

③**CTP の診断マーカーとしての安定性**：室温 25℃ と冷蔵 4℃ に 55 日間放置したサンプルを測定したところ，検出反応に大きな変化はなかった。また，解凍凍結を 10 回反復しても変化はみられず，非常に安定した蛋白である。

④**ヒト外リンパの平均検出下限**：0.161 μL/lane（ウエスタンブロットの 1 レーンあたりの泳動量）であった。中耳に約 3 μL あれば検出できる計算となる。

⑤**診断精度**：外リンパ瘻が否定される症例における本検査の感度は，非炎症耳 55 検体で 98.2 %，炎症・感染耳 46 検体で 93.5 % であった。外リンパ瘻確実例（人工内耳手術例）の特異度は 85 % であった。

⑥**CTP 検出法の欠点**

- 偽陽性：通常の偽陽性率は 1.8 %，炎症や感染を伴う中耳の中耳洗浄液では 6.5 % となる。
- 蛋白濃度：溶血，感染あるサンプルは蛋白濃度が高すぎ，ウエスタンブロット法に適していない。このため希釈して泳動する必要があり感度

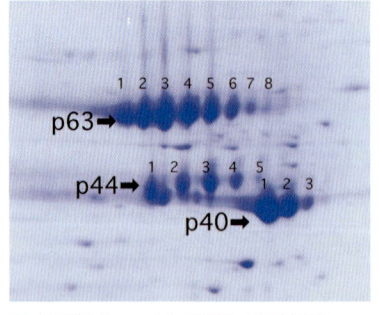

❶**内耳蛋白の二次元電気泳動解析**
Cochlin のアイソフォームは分子量に基づき P63，P44，P40 と分類される。さらに，等電点が異なる複数のスポットから構成されていた。P63 には 8 個，P44 には 5 個，P40 には 3 個のアイソフォームが同定された。

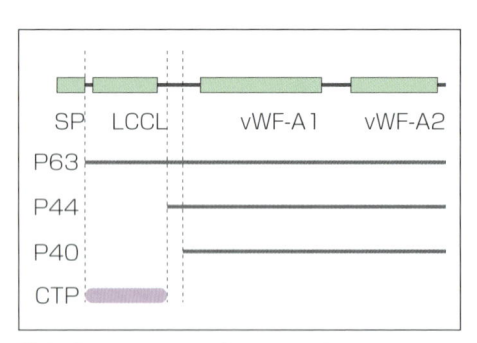

❷**CTP の 4 つのアイソフォーム**
(Ikezono T, et al. Biochem Biophys Res Commun 2004[2] より)

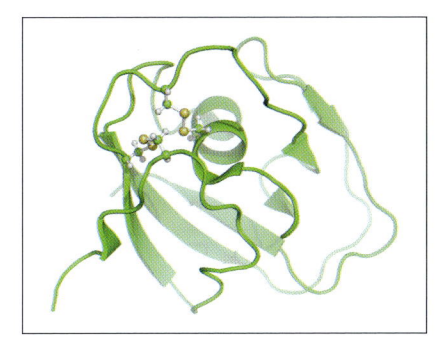

❸ 筆者らが解析中のCTP立体構造予想図
αヘリックスを2つのβシートが取り囲む.

❹ 中耳洗浄液の回収
血管内留置針を中耳に挿入してサンプルを採取する.

が低下するおそれがある.
- 検査時間：検査の実施には通常2日間を要し，サンプル数，検査の頻度により結果がでるまで1～3週間を要する．さらに精度管理上問題があれば再検査が必要となる．

⑦ **エライザ法による高感度CTP検出検査の開発**を行い平成24年（2012年）度から実用化される．上記⑥の欠点はほぼ解決される．

⑧ **ウエスタンブロット法とエライザ法による診断精度の第二次検討**：正常中耳33検体（人工内耳手術で内耳の開窓前28検体，伝音難聴の試験的鼓室開放術5検体），外科的外リンパ瘻確実例（人工内耳電極挿入後）32検体を対象としてエライザ法の診断能を算出したところ，特異度97.0％，感度87.5％であった．同じ検体をウエスタンブロットで検査した場合の特異度は100.0％，感度は83.3％であった．臨床検査として十分な精度を達成していると考えられる．

検査方法の実際

Step 1：中耳洗浄液の回収

1 cc シリンジに血管内留置針のような軟らかい針を装着する．生理食塩水を中耳に0.3 mL入れて3～4回洗浄すると，通常0.1 mLの中耳洗浄液が回収される．最低でも0.05 cc，できれば0.1 cc採取する（❹）．

回収量が少ない場合には，さらに生理食塩水0.1 mLを追加して洗浄し，回収する．

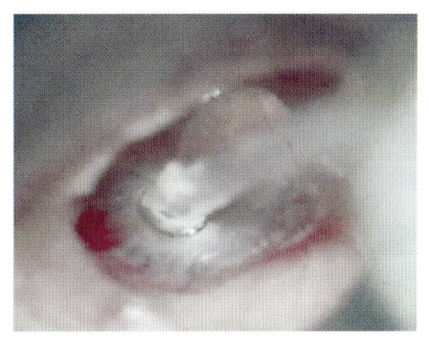

※中耳の洗浄とは最初に注入した生理食塩水を破棄せずに注入回収をくり返すこと．
※鼓室に血液がなるべく混入しないように注意する．
※検査感度を向上させるため，極力洗浄液が希釈されないようにする．

Step 2：赤血球の除去

洗浄液（または直接採取した漏出液，滲出液）をエッペンドルフ®チューブに入れ，エッペンドルフ®用遠心器で6,000回転15秒遠心沈殿する．上澄みを採取し，赤血球を除去する．

※遠心器が手元にない場合は1 ccシリンジの針を上に向けて30分間静置することで細胞成分が除去できる．同様に上澄みを採取する．

Step 3：サンプルの保存

採取した上澄み（上清）をサンプルチューブに入れてラベリングして，−20～−70℃で凍結保存する．

（池園哲郎）

引用文献

1) Ikezono T, et al. Identification of the protein product of the Coch gene-hereditary deafness gene-as the major component of bovine inner ear protein. Biochim Biophys Acta 2001；3：258-65.
2) Ikezono T, et al. Identification of a novel Cochlin isoform in the perilymph：Insights to Cochlin function and the pathogenesis of DFNA9. Biochem Biophys Res Commun 2004；314(2)：440-6.
3) Ikezono T, et al. The performance of CTP detection test for the diagnosis of perilymphatic fistula. Audiol Neurootol 2010；15(3)：168-74.

第9章 外リンパ瘻

保存治療はどこまで有効か
——治療方針

外リンパ瘻の蝸牛症状と前庭症状の消失を目標とした治療法を

- 外リンパ瘻（perilymphatic fistula）の多くは難聴や耳鳴などの蝸牛症状と，めまい・平衡障害などの前庭症状を呈するが，これらの症状消失を目標に治療法を考えていく．
- 外リンパ瘻は手術により治療できる希有な内耳疾患であり，瘻孔閉鎖術で根治が望める．耳鼻咽喉科・頭頸部外科医にとって腕の見せどころとなる重要な疾患である．
- 通常は，まず保存治療を行い，症状，検査所見の推移をみて手術適応を判断する．

治療法の決定には原因診断が重要

- 治療法の決定にはまず外リンパ瘻の原因診断が重要となる．そして保存治療を試みて，治療が無効，難聴が進行する，めまいが強い場合には早期に外科的治療に切り替える．一方で原因が明らかな場合は，外科療法を第一に念頭におきながら保存治療を開始する．
- 前項の外リンパ瘻の診断で示したカテゴリーに準じて概説する．

カテゴリーA

■ 頭部外傷性

- 北米では，外リンパ瘻といえば頭部外傷後に発症すると考えられている．頭部外傷症例では頭蓋内病変の治療が優先され難聴治療は意識障害などが改善してからとなりがちであるが，早期から耳鼻咽喉科医師が介入することで治癒率を向上させたい．
- 頭部外傷による側頭骨骨折では，迷路骨包保存型（otic capsule sparing），迷路骨包骨折型（otic capsule violating）の2種類に分けると内耳障害の程度を推測しやすい．
- 迷路骨包骨折型では，外傷性外リンパ瘻が生じる（❶）．迷路骨包保存型では，内耳振盪，外傷性良性発作性頭位めまい症，内耳窓やminor fissureから外リンパが漏出する外リンパ瘻が鑑別診断となる．これらを鑑別することがすなわち手術治療と保存治療の選択の指標となる．

■ 中耳外傷性

- わが国では耳かきが日常習慣的に行われており，中耳（鼓膜，耳小骨）外傷の最も多い原因となっている．

外リンパ漏出の有無が治療の判断に最も重要

- 外リンパ漏出の有無が，保存治療か手術治療を行うべきかの判断に最も重要

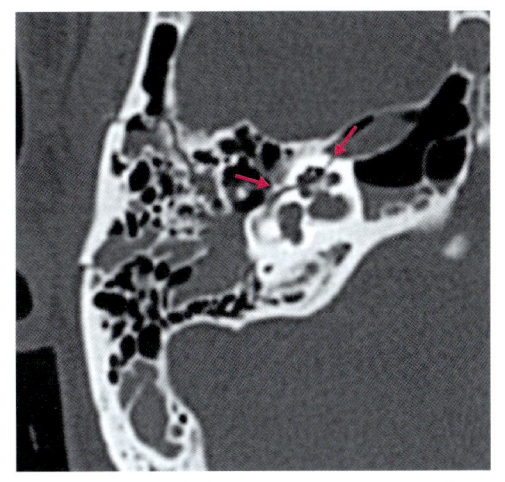

❶迷路骨包骨折型（otic capsule violating）の側頭骨骨折
内耳に骨折線が及んでおり（→），即時性顔面神経麻痺をきたし聴力は聾となった症例．

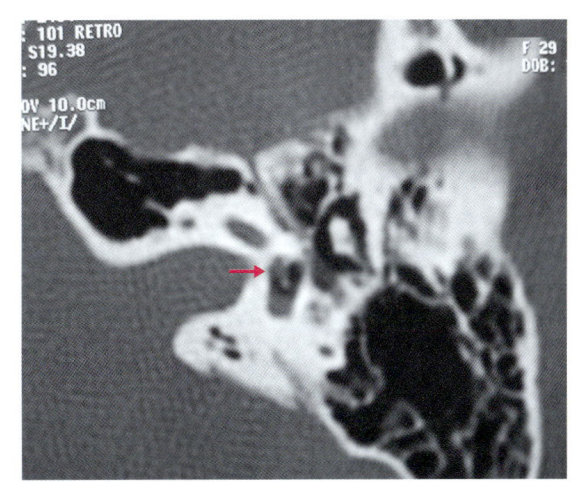

❷アブミ骨陥入を伴う迷路気腫
アブミ骨底板が陥入しており（→），気腫もあれば外リンパ瘻と確定診断できる．

となる．
- 当然ながら，アブミ骨に耳かきがあたる直達外傷が外リンパ瘻をきたしやすい．しかしアブミ骨付近に鼓膜外傷があっても，外リンパ瘻をきたしているとは限らない．
- アブミ骨に外力が加わっただけで難聴をきたすことは以前より鼓室形成術における合併症などで広く知られており，この場合の原因としては音響外傷，内耳への直接の影響が考えられる．
- 平手打ちなどの介達外力による鼓膜損傷で内耳障害を合併した症例のなかで外リンパ漏出（CTP陽性）をきたした例は経験していない．
- アブミ骨外傷の手術は耳科手術のなかでも最も難しいものの一つである．アブミ骨外傷治療の最も重要なポイントは，保存治療がよいのか，手術的に整復すべきかという点にある．
- 外リンパ漏出があっても感音成分の増悪が軽度であったり，CTで迷路気腫などの明らかな異常がみられない軽度輪状靱帯損傷症例もある．このような例では筋膜による被覆のみで治療できるので，手術のリスクは低い．しかしアブミ骨底板が陥入している場合には（❷），それを引き上げ整復する術式が知られているが，この場合には，手術操作自体が内耳障害を増悪させる可能性がある．いずれの場合でも外リンパ漏出の持続があるか否か，前庭系症状所見の変動が適応判断に役立つ．

> 外リンパ漏出持続の有無，前庭系症状所見の変動で適応判断

- 手術に踏み切るべきかの判断に役立つ知見を列記する．

急性例

- アブミ骨脱臼，すなわち外傷性外リンパ瘻を生じていると混合難聴となり，進行性に増悪する場合が多い．

- 聴力が悪化せず落ち着いている症例では，めまい・眼振所見の増悪が病態の進行，内耳の不安定性を敏感に反映する．
- 前庭症状が激しいもの，めまいを主訴とする症例は外リンパ瘻を積極的に疑うべきである．

慢性例
- 外リンパ漏出が続いていれば，一般的にはいずれ聾となると推測されるが，驚くべきことにゆっくりとした漏出なら必ずしも聾とはならず，混合難聴が落ち着いたままとなっている症例も経験した．
- 漏出が継続する場合には内耳炎，髄膜炎のリスクがあるため手術治療を検討する．

■ アブミ骨手術後

術後に感音成分増悪をきたすと術後性外リンパ瘻の可能性が

- そもそも外リンパ瘻はアブミ骨手術症例術後にめまい，難聴の増悪がみられた症例がきっかけで注目された疾患である．術後に感音成分増悪をきたした場合に，術後性外リンパ瘻の可能性を考慮する．
- 発症時期により早期型，晩期型の2つに分類される．

変動する感音難聴，耳鳴，耳閉感に伴うめまいが特徴

- 変動する感音難聴，耳鳴，耳閉感に伴うめまいが特徴である．
- 北米では，プロテーゼならびに卵円窓の閉鎖手技によるアブミ骨術後性外リンパ瘻の頻度が報告されており，ゼルフォーム®3.5％，脂肪1.9％，筋膜0.6％であった．
- わが国では耳硬化症の頻度が低いことから，アブミ骨術後症例も報告が少ない．
- アブミ骨手術後の再手術は耳科手術のなかでも最も困難な手術といわれており，高度な熟練を要する．
- 最近筆者らは，アブミ骨術後10年以上経過し，めまいを主訴に受診したCTP検査陽性例を経験し，手術治療が奏功した．画像診断などに加えてCTPを診断マーカーとした生化学的検査も治療方針の決定に重要と考えている．

■ 医原性
- 手術以外に，通気治療や鼓室処置などでも外リンパ瘻を誘発する可能性がある．通気治療では極力通気圧を低く設定するように留意する．さらに鼓室処置には格別の注意が必要となる．上鼓室陥凹があり，半規管瘻孔が疑われる症例，鼓膜穿孔・癒着があり中鼓室が露出している例では瘻孔や内耳窓を損傷するリスクがある．
- 筆者らも，中耳根治術後に慢性感染を繰り返す症例で鼓室処置を行った際に，前庭窓を損傷した可能性のある症例を経験した．この例では，中耳の感染により耳漏・debrisが充満しており，これを清掃中に全身が飛び上がるほどの衝撃を受け，めまい・難聴の増悪を訴えた．幸い外リンパ漏出はなく，

薄くなった前庭窓を刺激したものと判断し，保存治療で軽快した．

カテゴリーB, C, Dの外リンパ瘻

■ 保存治療
- 瘻孔自然閉鎖の可能性があるので，頭を30°挙上した状態で安静を保ち，突発性難聴に準じた処方，すなわちステロイド薬，ビタミン剤，鎮暈薬，内耳循環改善薬などを処方するが，エビデンスは確立していない．嘔気，嘔吐が強いときには制吐薬を用いる．いきみや鼻かみを禁止し，軟便剤を使用する．
- ステロイド薬の使用が一般的であるが，瘻孔閉鎖を遅延するという説もある．
- 3〜4日後に症状が落ち着いたなら，さらに7日間程度の運動制限と睡眠時の頭部挙上を行う．聴神経腫瘍などの鑑別診断を行う．

> 突発性難聴に準じて処方するが，エビデンスは確立していない

■ 外科的治療
- 保存治療に反応しない例や，聴平衡機能の悪化，変動を示す例，安静解除で再び症状が出現する場合は，なるべく早期に試験的鼓室開放術を行う．内耳窓閉鎖術の詳細は別項に譲るが，手術治療の効果を把握することが必要となる．
- 術後にめまいは大多数の症例で消失することは諸家の報告で一致している．
- 内耳窓閉鎖術の聴力改善効果には異論があり結論は出ていない．自験例（CTP〈cochlin-tomoprotein〉検査陽性例）では，4割に著明改善（30 dB以上改善）がみられた．一方で聴力改善は得られにくく改善が2割程度とする報告もある．

> 保存治療に反応しない例などには早期に試験的鼓室開放術を

以上，原因別に外リンパ瘻の保存治療の限界を考え，手術治療のメリット・デメリットについても簡潔に解説した．

（池園哲郎）

参考文献
1. 小川　郁．治療法の選択―保存的治療か手術的治療か？　Monthly Book ENTONI 2008；94：22-6.
2. 八木聰明，馬場俊吉．正円窓閉鎖術とその聴力予後．耳鼻と臨床 1991；37（補4）：1058-61.
3. Ikezono T, et al. Cochlin-tomoprotein (CTP) detection test identifies traumatic perilymphatic fistula due to penetrating middle ear injury. Acta Otolaryngol 2011；131(9)：937-44.

第9章 外リンパ瘻

手術療法の適応とタイミング

- 外リンパ瘻（perilymphatic fistula）は，さまざまな原因で生じる．原因が明らかなものとしては中耳・内耳奇形に伴う先天性のもの，後天性の原因としては外傷性，医原性，中耳疾患に伴うものがある．そのほかに内耳圧あるいは中耳圧の急激な変化が誘因となる特発性もある．
- 原因がいずれにせよ，外リンパ瘻と確定診断された時点でなんらかの対応が求められる．

保存的治療で難聴の進行やめまいが改善しない場合
- 前項に述べられた保存的治療でその難聴の進行あるいはめまいなどが改善しない場合は手術的治療が求められる．本項では，その手術療法の適応とタイミングについて，各原因別に述べてみたい．

先天性外リンパ瘻（耳性髄液漏）

■ 臨床像
- 先天性内耳奇形に合併する．モンディーニ（Mondini）型内耳奇形[★1]が多い．
- 内耳道底が広く髄液腔と交通している，あるいは蝸牛水管の拡大をみる．通常は瘻である．
- 中耳に漏出する経路はアブミ骨底板の骨欠損である場合が多い．
- 髄液漏が大量である場合は，中耳貯留液がみられるような所見を呈する．しかし鼓膜は灰白色にみえる．
- 乳幼児期の反復性髄膜炎の原因となる．

★1 モンディーニ型内耳奇形
骨迷路，膜迷路の不完全な発育状態であり，蝸牛はカーブした単一の管として存在する．

乳幼児期の反復性髄膜炎の原因

■ 適応と手術のタイミング
- 反復性髄膜炎があり画像上骨迷路の異常があれば本疾患を疑う．
- 側頭骨CTでは通常なんらかの陰影がみられ，滲出性中耳炎様の陰影を示す．
- 手術の絶対適応である．
- 診断がつき次第，早期に手術を行う．

■ 手術の実際
- 対象はほとんどが乳幼児，あるいは小児である．全身麻酔により鼓室開放術を試行する．
- 耳後部切開で行う．筆者の経験では耳前部切開を小児に行った場合，術後に瘢痕性の外耳道狭窄を生じることが多い．

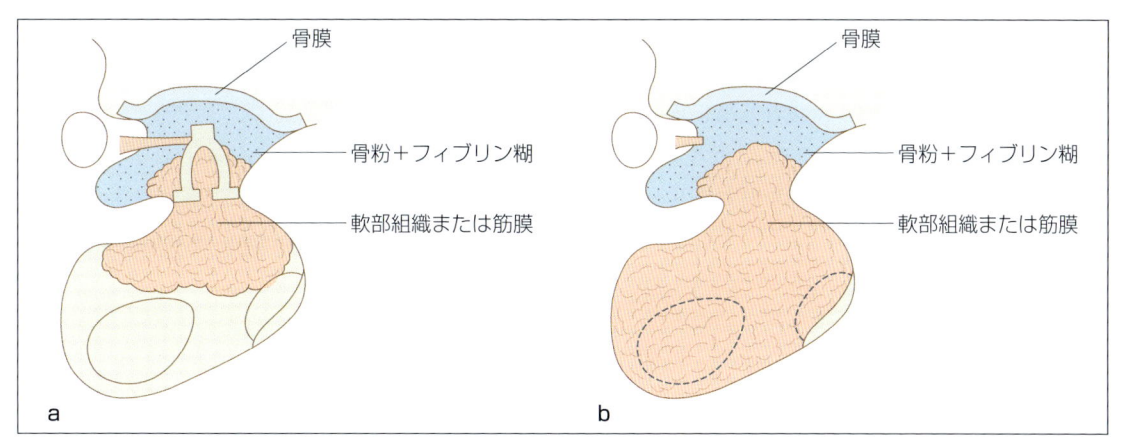

❶先天性外リンパ瘻の閉鎖法
a：アブミ骨を保存した場合．
b：アブミ骨を摘出した場合．

（飯野ゆき子．JOHNS 2000[1] より）

- meatal flap を挙上後，骨部外耳道後壁を削開し，アブミ骨底板および正円窓窩が十分明視下におけるようにする．
- 髄液漏の部位を同定する．瘻孔部位から軟部組織を内耳につめる．さらに骨パテなどで覆いフィブリン糊で固定する（❶）[1]．
- 術後は頭部を高くし，48時間床上安静とする．

外傷性外リンパ瘻（耳かき棒などによる直達性や側頭骨骨折によるもの）

臨床像

- 受傷直後から難聴，耳閉感，耳鳴の蝸牛症状，めまい感を訴える．嘔吐がある場合もある．
- 耳かき棒による直達性の場合は鼓膜に穿孔を伴う．

> 直達性の場合は，鼓膜に穿孔を伴う

Column　外リンパ瘻が起こるとなぜ骨導閾値上昇が生じるのか？

単なる内耳窓の破裂などで生じる外リンパ瘻のみでは難聴やめまいなどの臨床症状は起こりえないとされている．このような蝸牛，前庭症状が生じる機序としては以下のごとくのさまざまな説が提唱されている．

double-membrane break 説（Simmons, 1979[2]），floating labyrinth 説（Nomura, et al, 1986, 1994[3]），外リンパ出血説（Merchant, et al, 2005），pneumolabyrinth 説（Nishioka, et al, 1986），bony third window 説（Merchant, et al, 2008），基底膜振動説（Koike, et al, 2011）などである．このなかで double-membrane break 説は，内耳膜の破裂とともに膜迷路の破綻が生じ，結果として内リンパと外リンパが混合され内耳障害をきたすとする説である．floating labyrinth 説は実験的に作製した外リンパ瘻モデルにおいて，持続的な外リンパの漏出により外リンパ圧が低くなり，相対的に内リンパ圧が高くなることから内リンパ水腫が起こり，その結果ライスネル（Reissner）膜の破綻や膨隆，基底板の偏位，卵形嚢の虚脱等が生じ，難聴あるいはめまいの原因となるという説である．

- 側頭骨骨折によるものでは耳出血，髄液漏，顔面神経麻痺を伴うことがある．
- 混合難聴を認める．
- パッチテストで穿孔を閉鎖しても気骨導差が残存する場合は，耳小骨連鎖の離断と外リンパ瘻を念頭にいれる．前者は側頭骨 CT で診断できることがある．外リンパ瘻が生じている場合にはアブミ骨付近に軟組織陰影を伴うことがある．
- 眼振を認める．
- 瘻孔症状，Tullio 現象[★2]がみられることがある．

★2 Tullio 現象
音刺激によって，めまい感，眼振，平衡障害などの前庭症状が誘発される現象．

■ 適応と手術のタイミング

- 全周波数の骨導閾値の上昇とめまいがあれば，外リンパ瘻が生じていることが多い．
- 骨導閾値が急激に悪化する場合は早急に手術を行う．
- 1 週間の保存療法で聴力の悪化がある場合や，眼振を伴っためまいがとれない場合は手術の適応となる．
- 進行性の聴力低下がなく，めまいも治まり，経過観察中に急激に骨導閾値上昇が生じることがある．この際はなるべく早急に手術を行う．

骨導閾値が急激に悪化する場合は早急に手術を

■ 手術の実際

- 試験的鼓室開放術を行う．
- 外耳道後壁を削開してキヌタ・アブミ関節，卵円窓窩，正円窓窩を観察する．
- アブミ骨底板が内耳に陥入していることが多い．通常肥厚粘膜あるいは瘢痕組織に覆われている．
- アブミ骨の軽度の偏位のみであればアブミ骨周囲に軟組織を敷き詰め，外リンパ瘻を閉鎖するのみでよい．
- アブミ骨が高度に内耳に陥入している際は，ゆっくりとアブミ骨を卵円窓から除去する．外リンパを直接吸引しないように注意する．
- 十分な大きさの筋膜などで卵円窓を閉鎖する．残聴があれば軟骨あるいはテフロンピストンで耳小骨連鎖を再建する．
- 術後は 24 時間床上安静とし，抗菌薬と副腎皮質ステロイドの点滴静注を行う．

術後は 24 時間床上安静

症例 1 経過観察中に急速に難聴が進行した例

19 歳，女性．

主訴：右難聴．

現病歴：3 週間前，県外で交通事故に遭遇，受傷した．全身外傷（右鎖骨骨折，恥骨骨折，肺挫傷，肝挫傷，側頭骨骨折）の診断で某病院で入院加療を受けた．2 日間意識が不清明であった．また右耳出血を認めた．事故 2 週間後，右難聴に気づき，聴力検査で右混合難聴（中等度）を認めた．プレドニゾロンを投与（60 mg/日から漸減，2 週間）され，退院後当科紹介となった．初診時，めま

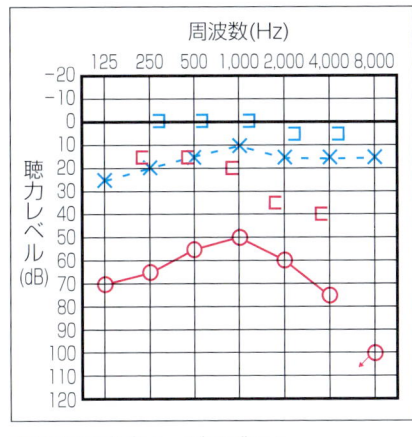

❷当科初診時オージオグラム

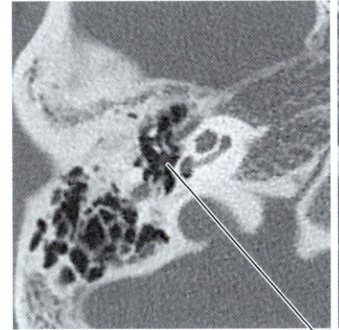

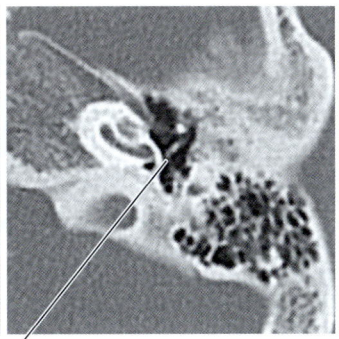

❸側頭骨CT所見
キヌタ・アブミ関節部位

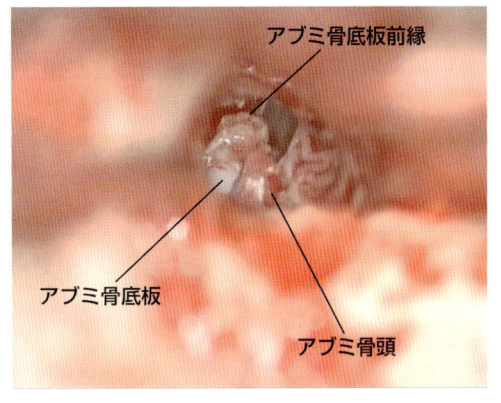

❹術中所見
アブミ骨底板前縁
アブミ骨底板
アブミ骨頭

いやふらつきはない．右耳鳴あり．

局所所見：右鼓膜は一部瘢痕様であるが，穿孔は認めず．また貯留液も認めず．

検査所見：①純音聴力検査で右中等度混合難聴を認めるが，前医での聴力検査よりも骨導閾値の改善をみている（❷）．②側頭骨CTでキヌタ・アブミ関節の離断が疑われる（❸）．プレドニゾロン投与後，さらに骨導閾値が改善．③CCD下で眼振は認めなかった．

経過：本人の希望で経過観察とした．3か月後に職場の異動があり，重い荷物の運搬を行うようになった．その後，右耳鳴が悪化，受傷7か月後に横に揺れるようなめまいが出現，当科再診．頭位変換で左向きの眼振が誘発されるようになり，骨導閾値の上昇を認めた．外リンパ瘻の再発が疑われたため，入院のうえ試験的鼓室開放術を施行した．

手術所見：キヌタ・アブミ関節は離断，アブミ骨〜卵円窓周囲は白い瘢痕組織で覆われていた．これを除去するとアブミ骨は卵円窓から脱臼し，前後の軸が90°回転して卵円窓に縦に突き刺さっていた（❹）．明確な外リンパの漏出は認められなかった．アブミ骨を摘出し，瘢痕組織と結合組織で卵円窓を覆い，フィブリン糊で固定した．その上に軟骨をおき，内耳窓閉鎖術＋Ⅳi型とし術を終えた．術後，眼振は消失したが聴力の改善は認められなかった．

反省点：外リンパ瘻は保存的治療で停止し，聴力改善が得られても再発することがある．その徴候が現れたら，できるだけ早急に試験的鼓室開放術をするべきであった．

特発性外リンパ瘻

■ 臨床像

● 髄液圧・鼓室圧の急激な変動を起こすような誘因の後に耳閉感，難聴，めま

い，平衡障害が発症したもの．
- 気密耳鏡などにより外耳や中耳の加圧，減圧でめまい感，眼前の揺れなどを訴える．
- 回転性めまいより，変動するふらつきを訴える．
- 水の流れるような耳鳴を訴える．
- 難聴側を下にするとめまいが増強する．

■ 適応と手術のタイミング
- 1週間ほど安静と保存的治療を続ける．しかし聴力の悪化をみるときは試験的鼓室開放術を施行する．
- 眼振の方向や性質が変化する場合，めまいやふらつきが軽快しない場合も試験的鼓室開放術を施行する．
- 試験的鼓室開放術あるいは内視鏡での内耳窓の観察を行っても，外リンパの流出が必ずしも証明されないことが多い．
- 外リンパの新しい生化学的診断マーカーである cochlin-tomoprotein が実用化される可能性があり[4]，これを用いた診断法が期待される．

■ 手術の実際
- アブミ骨輪状靱帯，fissula ante fenestram（前庭窓前小溝裂隙），正円窓が特発性外リンパ瘻の生じる可能性がある部位である．これらの部位を観察する．
- 生理食塩水での洗浄は避ける．
- 局所麻酔の場合は患者にバルサルバ（Valsalva）法を行ってもらう．
- 頭部を下げ，両側の頸静脈を圧迫し，髄液圧を上昇させる．
- キヌタ骨長脚を鈍針で押してみる．
- リンパの漏出の有無にかかわらず，アブミ骨底板周囲と正円窓窩を軟組織で充填し，フィブリン糊で固定する．さらにゼルフォーム®を充填する．
- 24時間頭を高くし，床上安静とする．いきむような行動は控えるように指導する．

（飯野ゆき子）

引用文献
1) 飯野ゆき子．緊急手術シリーズ　耳科的緊急—外リンパ瘻（解説）．JOHNS 2000；16：281-4．
2) Simmons FB. The double-membrane break syndrome in sudden hearing loss. Laryngoscope 1979；89：59-66.
3) Nomura Y. Perilymph fistula；concept, diagnosis and management. Acta Otolaryngol Suppl 1994；514：52-4.
4) Ikezono T, et al. Identification of a novel Cochlin isoform in the perilymph：Insights to Cochlin function and the pathogenesis of DFNA9. Biochem Biophys Res Commun 2004；314：440-6.

第9章 外リンパ瘻

医原性
─その対処，説明

- 外リンパ瘻（perilymphatic fistula）とは，迷路骨包のいずれかの部位に亀裂などを生じ，外リンパ腔が外界と交通する状態をさす．
- 鼻かみなど一見軽微な刺激から，側頭骨骨折に伴うものまでさまざまな原因がある．
- 医原性の外リンパ瘻は，なんらかの外的な要因（物理的な介達力や圧変化など）で起こることが想定される．
- 突然発症する難聴や回転性めまいのほか，しばしば「水が流れるような音」と形容される耳鳴など特徴的な症状を呈する．
- 耳鼻咽喉科外来診療においては医療行為を契機にこれらの症状をきたす可能性があり，万一の場合は適切に診断，対処することが必要である．
- 医原性の外リンパ瘻の原因として手術に伴うもの，外来処置に伴うものなどが考えられる．

「水が流れるような音」と形容される耳鳴

原因としては，手術に伴うもの，外来処置に伴うものが

医原性に外リンパ瘻をきたす可能性があるもの(❶)[1]

■ 手術によるもの

鼓室形成術，アブミ骨手術
- アブミ骨やアブミ骨周囲組織の操作に際し，外リンパ瘻をきたす可能性がある．
- アブミ骨底板や輪状靱帯を損傷すると前庭窓の破綻などをきたす可能性がある．
- また，アブミ骨自体が陥頓して外リンパ瘻をきたすこともある．

真珠腫性中耳炎
- 真珠腫が頭蓋底の脳硬膜に浸潤する場合や，半規管瘻孔を形成している場合では，硬膜や半規管膜迷路の露出，および外リンパの漏出をきたしたりすることがある．
- いずれの場合も，手術中の偶発，合併症については漏出部を確認し，直ちに被覆する．卵円窓，正円窓や周囲の裂隙付近が好発部位である．

❶外リンパ瘻の誘因となるもの

一般に多いもの		医原性のもの
鼻かみ	潜水	手術
力み	咳	耳処置
分娩	かがむ	鼓膜切開術
体操	スポーツ	通気処置
くしゃみ	登山	鼻ネブライザー
排便	飛行機搭乗　など	異物処置　など

（野村恭也．CLIENT 21　8．中山書店；1999[1]）をもとに作成）

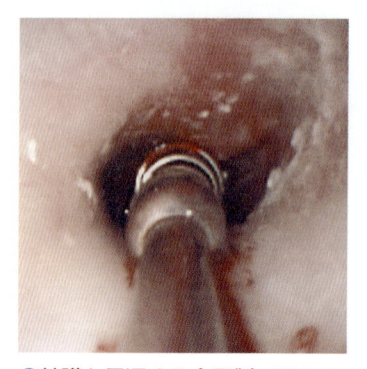

❷鼓膜を貫通する金属製の耳かき
全身麻酔手術で摘出したが耳小骨脱臼をきたした．少なくとも外来処置室での無理な処置は控えたい．

■ 外来処置によるもの
- 耳鼻咽喉科外来の一般診察中に思いがけず起こることがある．

なんらかの原因で耳小骨や鼓膜に直接外力がかかり，耳小骨離断や脱臼をきたすケース
- 外耳道経由による処置の際，誤って鼓膜や耳小骨を突いてしまうと，介達外力や直接外力によって外リンパ瘻をきたす可能性がある．
- とくに鼓膜の後上象限は解剖学的に重要な構造が存在するため，鼓膜切開の際など十分に注意する．
- 癒着性中耳炎など鼓膜が岬角に癒着しているような例では，正円窓を直接突かないよう気をつける．

耳管通気に伴うケース
- 通気管から中耳腔への送気圧が強すぎると，外リンパ瘻をきたす可能性がある．
- 耳管通気ではこのほか，空気塞栓などの危険性もあり，送気の量や圧力に十分注意を払う．

送気の量や圧力に十分注意を払う

鼻ネブライザーによるケース
- 鼻ネブライザー（吸入）では，器具の先端を鼻孔に当てて薬液を一定の圧力で鼻腔内に送り込む．この際，吸入中に嚥下運動を行うと圧が耳管を経由して中耳に及び，外リンパ瘻を起こす可能性がある[2]．したがって，器具の先端は軽く当てることが望ましい．

鼻ネブライザーでは器具の先端は軽く当てる

その他異物処理や外傷に伴うケース
- 外耳道異物にはさまざまなものがあるが，昆虫など有生異物では一部が鼓膜表面にくいこんだりすることがある．また耳かきが鼓膜を貫通して中耳の構造物に当たることもある（❷）．
- 安易な異物の摘出は耳小骨連鎖を障害する可能性もあり注意する．
- さらに，鼓膜に穿孔を有する症例では（❸），異物が中耳内に侵入する可能性もあり，無理な摘出は控えたほうがよい．
- このほか，鼓膜換気チューブの長期留置例でチューブが中耳に陥頓し，外リンパ瘻をきたした報告もあり留意したい．

外来診療中，外リンパ瘻を誘発してしまったら（❹）

■ 症状の発現
- 外リンパ瘻をきたしたときはめまい，耳鳴（とくに水の流れるような耳鳴や水の流れる感じ），難聴，パチッという pop 音などの症状が受傷直後から生じることが多い．

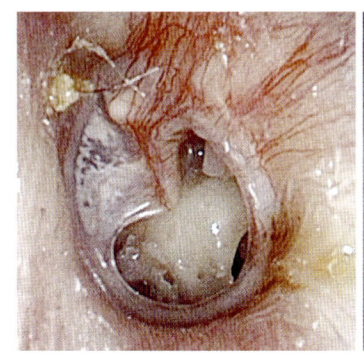

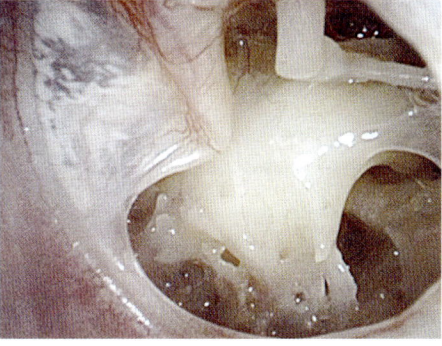

❸鼓膜に穿孔を有する症例
鼓膜の穿孔部からキヌタ・アブミ関節がみえる．このような症例で耳漏や異物を合併すると，処置の際に思わぬ合併症をきたしかねないので気をつける．

```
外来中，急なめまい，耳鳴が生じたら…
```

症状：処置などの後に　めまい
　　　　　　　　　　耳鳴（水が流れるような感覚，音）
　　　　　　　　　　パチッというpop音
　　　　　　　　　　難聴

診断：眼振所見　水平回旋混合性眼振
　　　感音難聴
　　　瘻孔症状の出現　患側を下にすると症状が増悪する
　　　（外耳道への圧負荷はかえって症状を増悪させることがあり注意する）

対応：ベッド上で頭位の挙上（30°）と安静
　　　患側を上にするほうがよい
　　　嘔気があるとき　可能であれば末梢静脈路の確保と補液，制吐薬の投与
　　　高次病院への搬送（内耳窓閉鎖術対応可能が望ましい）

❹外来診療中に外リンパ瘻を誘発した場合の対処
外リンパ瘻をきたした場合，あわてずに適切に対応をする．とくに患者や家族の不安を不用意にあおらないよう，適切な処置をすれば心配ないむね説明する．

- 一方，感音難聴が数時間から数日かけて生じたり，動揺感が持続したりすることによって，後日気づくこともある．

■ 対処

安静，頭位の挙上

- 本症が疑われた場合は，まず頭位を挙上した状態での安静を保つ．これは脳圧の上昇を抑えるためで，30°程度ベッドの頭側を起こす．患側を上にする．
- めまいや吐き気を伴う場合などは末梢血管路を確保し，補液や制吐薬などを投与してもよい．

> 本症が疑われる場合，まず頭位を挙上した状態で安静を保つ

難聴，眼振所見の確認

- 難聴やめまいの程度を把握するために聴力検査や眼振所見の確認を行う．
- 難聴は感音難聴であるが，耳小骨連鎖異常や鼓膜穿孔を伴えば混合難聴を

呈する.
- 直後の眼振所見は刺激性眼振で患側向きに水平回旋混合性眼振を示すことが多い.
- 患側下頭位で増悪することがある.
- 外リンパ瘻は程度により保存的に治療可能なことも多く，聴力低下や眼振が明らかでなければ自宅安静で経過観察としてもよい．ただし，経時的に病状が進行することもあり，増悪時は早急に受診するよう指示しておく．

> 増悪時は早急に受診するよう指示しておく

高次の医療機関への搬送
- 明らかな所見や症状がある場合，入院安静加療が必要である．可能であれば，瘻孔閉鎖術に対応できる高次病院への搬送が望ましい．
- 搬送にあたっては状況によっては救急搬送でもよいが，患者個人が移動する場合は必ず付き添いをつけ，極力頭位の安静が保てるようにする．その際，搬送中にも症状の悪化が起きうることを説明する．

外リンパ瘻をきたした際の患者，家族への説明

- ひとたび外リンパ瘻を発症すると，患者自身には吐き気などの不快な症状が生じる可能性があり，できれば家族，付き添いの方に原因，症状，今後予想しうる経過などにつき説明する．

疾患の説明と安静保持の必要性
- 症状の安定と進行防止のために頭位挙上位で安静を要することを説明する．
- 急なめまいが起きたときは恐怖心も強くなるのでできるだけ心配させないようにする．

経時的に症状が増悪することがある
- はじめは程度が軽度であっても後に悪化することがあることをあらかじめ説明する．

高次の病院への搬送が必要である
- 搬送の必要性と搬送中の症状増悪の可能性を説明する．
- 一般に外リンパ瘻を旅行先や出張先で発症したケースなどでは，自宅までの移動が困難なこともある．そのような場合は所見，症状が軽度であっても医療機関での経過観察が望ましいと考えられる．

保存的に改善する可能性もあるが，状況によっては手術を行うこともある
- 保存的治療で軽快することも多いが，症状の推移によっては手術を要する場合もあることを説明する．

- ただし，手術決定は搬送先の施設での判断になることを考慮し，一般的な説明にとどめるほうがよいことが多い．

感音難聴は回復しない可能性もある
- いたずらに不安をあおる必要はないが，放置してしまうと後遺症が残ることもあるので，起こりうることとして説明しておく．

処置が原因となった場合の注意点
- 処置が原因となった外リンパ瘻では，患者は処置と症状発生の因果関係をよく認識していることが多い．
- 他院で発症した症例では病状の説明に気を配る必要がある．

患者への対応
- 説明は患者自身，家族，付き添いの方に極力不安を与えぬよう説明する．
- 症状が強く，患者自身に説明を聞く余裕がない場合，まずは家族，付き添いの方へ説明を行う．
- 単身で受診している場合は電話連絡などを考慮するべきであろう．

外来診療で注意すべき点

- 鼓膜切開など処置にあたっては，基本的な解剖学的注意点に留意する．解剖学的位置関係には個人差があることを忘れない．
- 耳管通気では圧を高くしたり，長時間送気をしない．耳管が狭窄気味だからといっていたずらに圧を上げると，通気が通った瞬間の圧力がさらに高くなる可能性がある．特に，急にやせた症例や高齢者などでは耳管周囲の組織圧が低下していることもあり注意する．
- ネブライザーでは器具を鼻入口部に強く当てすぎないように指導する．

（西山信宏，鈴木 衞）

> 基本的な解剖学的注意点に留意

引用文献
1) 野村恭也．外リンパ瘻．小松崎篤編．めまい・平衡障害．CLIENT 21 8．東京：中山書店；1999．p.407-13．
2) 小林一女．ネブライザー療法中に発症した外リンパ瘻症例．Otology Japan 1994；4(5)：721-5．

第10章 内耳炎

第10章 内耳炎

内耳炎の原因は？

- 内耳は蝸牛（聴覚），前庭（平衡覚）から成り，迷路骨包により囲まれている．
- 内耳炎（labyrinthitis）は，蝸牛の卵円窓，正円窓，内耳へ血管，内耳道より波及した炎症性疾患である．
- 炎症が蝸牛にのみ限局すればさまざまな音域に及ぶ感音難聴を呈し，蝸牛・前庭に炎症が波及すると回転性めまいを伴った感音難聴をきたす．
- 高度感音難聴が生ずると聴力回復は困難となり，早期の診断，治療の開始が重要である．

炎症が蝸牛に限定→感音難聴

炎症が蝸牛・前庭に波及→回転性めまいを伴った感音難聴

細菌性内耳炎の臨床像

- 内耳炎の原因となる病原体として，細菌，ウイルス，スピロヘータ，リケッチアなどがある．
- 最も頻度の高い細菌性内耳炎については症状経過と側頭骨病理組織像の相関が示されている．
- 細菌性内耳炎（bacterial labyrinthitis）は，細菌の直接の侵入，細菌の産生する toxin による間接的な影響，それに引き続く炎症性ケミカルメディエーターなどによって内耳に炎症が波及し難聴，めまいを生じる．
- 感染経路，内耳の細菌の有無から病理組織学的に3つに分類される．

■ 漿液性内耳炎

- 漿液性内耳炎（serous labyrinthitis）は，無菌性の内耳炎である．
- 原因として，①中耳炎由来あるいは髄膜炎の起因菌が産生した toxin や炎症性ケミカルメディエーター，②アブミ骨手術や半規管への手術操作，外傷による内，外リンパの混濁，③外リンパ瘻，④腫瘍，⑤内耳出血などがある．
- 感音難聴，めまいの程度はさまざまである．中等度の炎症では回復するが，高度難聴では内耳機能の回復は困難である．
- 蝸牛が前庭より強く傷害され，内リンパ水腫，線維状，顆粒状の沈殿物の内・外リンパ腔への浸潤像がみられる．
- 急性期では，次に述べる細菌の侵入を伴う化膿性内耳炎とは鑑別困難である．

高度難聴では内耳機能の回復は困難

■ 耳由来の化膿性内耳炎

- 耳由来の化膿性内耳炎（otogenic suppurative labyrinthitis）は，中耳から細

菌が直接内耳へ侵入して起こす内耳炎で，高度感音難聴，激しいめまいを生ずる．

経過
- 症状，側頭骨の組織変化は，以下の4期に分けられる．

漿液性期
- 高度感音難聴を呈する．
- ウェーバー（Weber）検査は健側に偏位し，前庭に炎症が波及し回転性めまい，悪心，嘔吐を生ずる．
- 自発眼振は患側向きの刺激性眼振を示す．
- 細菌が侵入した部位付近の外リンパ腔に好中球の浸潤像がみられる．

> 高度感音難聴，回転性めまいを呈する

化膿期
- 高度感音難聴は聾へと移行する．
- 耳鳴が残存し，激しいめまいがある．
- 前庭機能の廃絶により健側への麻痺性眼振がみられるようになる．
- 好中球と線維状沈殿物の内・外リンパ腔への浸潤像，内リンパ水腫がみられる．

> 高度感音難聴は聾へ移行

線維化期
- 化膿期，線維化期が生命の危険が高い時期である．
- 前庭代償が進み，めまいは浮動感へと徐々にかわる．
- 膜迷路の融解，髄膜へも炎症が波及する．

> 生命の危険が高い時期

> 膜迷路の融解が起きる

骨化期
- 聴力は聾となる．
- 膜迷路に骨化が起こる．この時期に至る前に人工内耳を挿入することが望ましい．

> 膜迷路が骨化する

髄膜炎由来の化膿性内耳炎
- 髄膜炎由来の化膿性内耳炎（meningogenic suppurative labyrinthitis）は，細菌性（肺炎球菌，インフルエンザ菌など）髄膜炎の約10～20％に起こり，一時的，あるいは恒久的な感音難聴が生ずる．
- 前庭水管や内耳道から感染する．
- 臨床的に髄膜炎症状がなくとも，上気道感染に引き続いて無症候性髄膜炎から内耳炎を生ずることもある．
- 病理組織像は化膿性内耳炎と同様の所見がみられる．
- 髄膜炎に伴う内耳炎では後に内耳が骨性に閉塞し，人工内耳電極の挿入が困難となるため，人工内耳の手術適応は早期に判断する．

> 人工内耳の手術適応は早期に判断

内耳炎をきたす疾患
- ❶に感染経路を基に分類した代表的な内耳炎をきたす疾患を示す．

❶内耳炎をきたす疾患

1. 中耳疾患からの波及

    急性中耳炎
    慢性中耳炎
    真珠腫性中耳炎
    好酸球性中耳炎
    外リンパ瘻　など

2. 髄膜炎, 髄膜疾患からの波及

    髄膜炎
    髄膜癌腫症

3. 感染症, 炎症性疾患からの波及

    ウイルス性内耳炎
    ANCA 関連血管炎
    スピロヘータ（内耳梅毒）
    リケッチア
    真菌症　など

- 中耳炎, 真珠腫性中耳炎, 髄膜炎からの感染・炎症波及が多いが, そのほかに全身の炎症性疾患の関与する場合もある.
- 以下, 内耳炎を起こす代表的な原因疾患の特徴について述べる.

■ 急性中耳炎

- 中耳炎による内耳障害は 1～2％とされる.
- 初発症状として難聴, 高音域の耳鳴が認められることが多い.
- 小児では, 急性中耳炎の起炎菌である, 肺炎球菌, インフルエンザ菌が多い. ムコーズス中耳炎の起炎菌であるムコイド型肺炎球菌が検出されることもある. 中耳炎の既往のない成人の急性中耳炎では, 耐性菌が起炎菌となっていることが多い.
- 標準純音聴力検査の特徴：①軽度から中等度の高音域に比較的著明な閾値上昇, ②可逆性変化を示すことが多い.
- 早期の抗菌薬やステロイド投与により聴力は正常化することが多いが, 高音域が改善しない場合, 耳鳴が残存することがある. また, 起炎菌により高度難聴となる症例もあり, 聴力の経過を詳細に追うことが必要である.

聴力の経過を詳細に追うことが必要

■ 慢性中耳炎

- 反復する耳漏を伴う感染, 感染を伴わなくとも内耳障害により徐々に中高音域より骨導聴力閾値の上昇をきたす.
- 弛緩部型真珠腫, 緊張部型真珠腫のみならず慢性中耳炎の穿孔縁から二次性真珠腫を形成し, 内耳瘻孔を生じていることもあり, 側頭骨 CT 撮影は必要である.
- 外耳道に指を入れて圧迫するとめまいが生じる症例では, 骨導閾値上昇が軽度でも内耳瘻孔の可能性があり注意する.

側頭骨 CT は必須

■ 真珠腫性中耳炎

- 真珠腫の進展により, 内耳瘻孔（外側半規管に多い）を生じ, 炎症が内耳に波及する.
- 内耳瘻孔があっても瘻孔症状が観察される頻度は約 60％である.
- 耳小骨が真珠腫により融解していても母膜や debris によりアブミ骨への伝音機構が保たれている場合がある. 自覚的に難聴が軽度で, さらに真珠腫の母膜が内耳瘻孔を閉鎖しめまいを自覚しない場合もあり, 鼓膜・側頭骨 CT 所見が重要である.

■ 好酸球性中耳炎

- 好酸球性中耳炎は, 好酸球の浸潤を伴う粘性がきわめて高いニカワ状の耳漏あるいは中耳貯留液を特徴とする. 感音難聴が進行し, 最終的に聾に至

- ることがある．
- 好酸球性副鼻腔炎，気管支喘息との合併が多く，感染を契機に内耳炎，感音難聴が急速に進行することがある．
- 鼓膜穿孔のない症例では，難治性の滲出性中耳炎として治療されている場合もある．
- 滲出性中耳炎で難治性，気管支喘息を合併している症例では本疾患を念頭におく．
- 初期は中耳貯留液による伝音難聴であるが，経過中に混合難聴，時には聾となることがある．
- 感音難聴をきたす原因は炎症性産物や toxin の内耳窓から内耳への波及と考えられている．

■ ANCA 関連血管炎

- 抗好中球細胞質抗体（antineutrophil cytoplasmic antibody：ANCA）関連血管炎は，小血管（細小動静脈・毛細血管）の壊死性血管炎と高い ANCA 陽性率を共通の特徴とする全身性血管炎症候群である．
- 顕微鏡的多発血管炎（microscopic polyangitis），多発血管炎性肉芽腫症（旧名：ウェゲナー肉芽腫症），チャーグ・ストラウス（Churg-Strauss）症候群[★1]などの難治性疾患が含まれる．
- proteinase 3-ANCA（PR3-ANCA）と myeloperoxidase-ANCA（MPO-ANCA）値が指標となる．
- 肉芽を伴う中耳炎あるいは滲出性中耳炎などの臨床像を呈し，顔面神経麻痺を合併することがある．
- 難治性中耳炎として経過をみられていることも少なくない．

★1 チャーグ・ストラウス症候群
①気管支喘息，アレルギー性鼻炎の先行，②血中好酸球の増多，③血管炎による多彩な臨床症状（神経，筋，消化管，心臓，肺，脳）を特徴とする疾患．治療は副腎皮質ステロイドを中心として，免疫抑制薬，γグロブリン静注を行う．

症例 急性中耳炎より内耳炎をきたした症例

43 歳，女性．

主訴：両側耳痛，難聴．

現病歴：1 週間前から感冒症状あり，3 日前から両側耳痛出現，難聴，耳閉感もあるため近医受診．聴力低下が著しいため当科を紹介され受診した．

既往歴：中耳炎の既往なし．

診察・検査：両側鼓膜の高度発赤，中耳貯留液を認めた．赤外線 CCD・フレンツェル眼鏡下では自発眼振は認めなかった．標準純音聴力検査では 45〜75 dB HL の中等度から高度混合難聴を示した（❷）．血液検査では，白血球 15,310/μL，CRP 12.86 mg/dL であった．

治療：両側急性中耳炎と内耳炎の診断で，直ちに

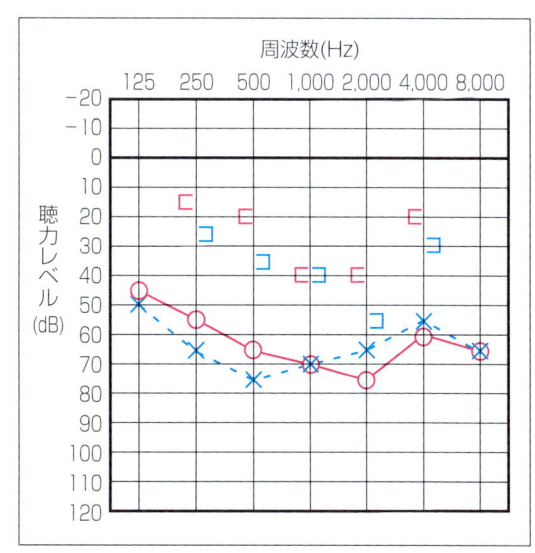

❷ 初診時の純音聴力図
両側ともに中等度から高度混合難聴を示した．

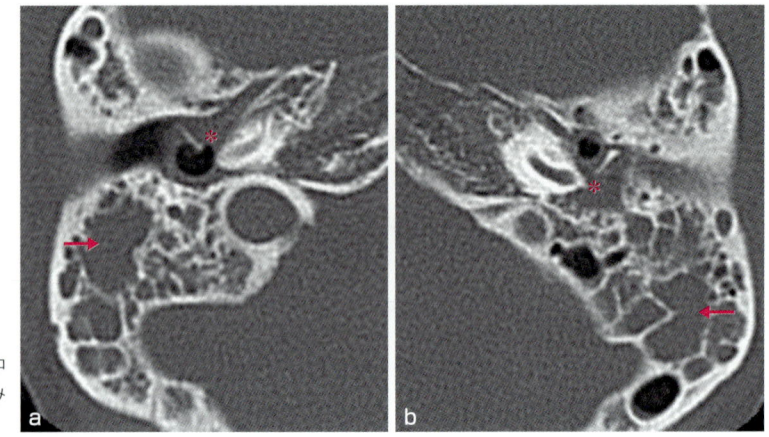

❸**入院時の側頭骨 CT**
a：右耳，b：左耳．
両側乳突洞の軟部組織陰影（→），中耳貯留液，中耳粘膜肥厚（＊）がみられる．

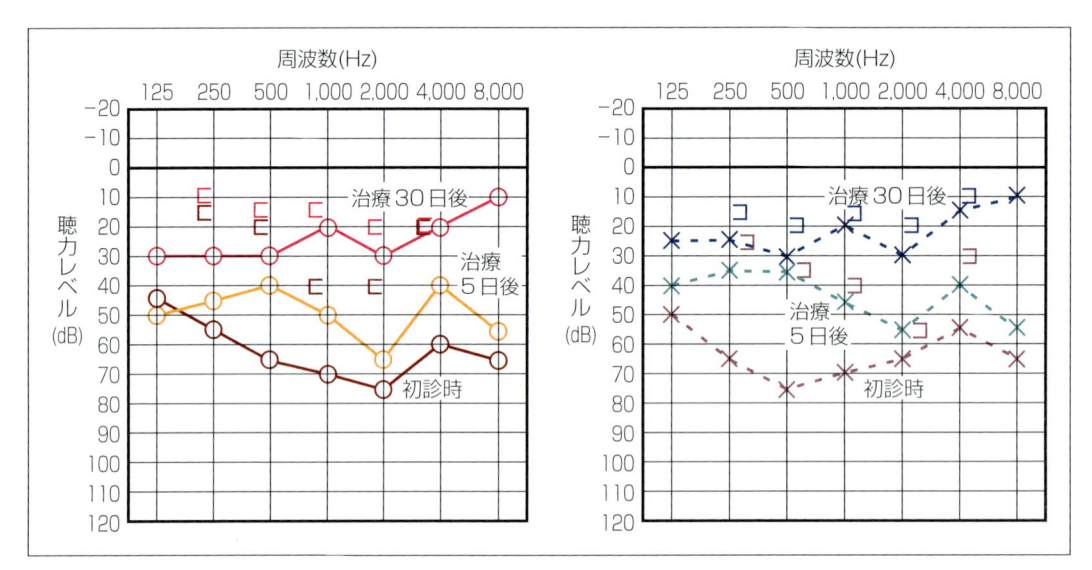

❹**治療後の純音聴力の変化**
治療後5日目，30日目と気導聴力，骨導聴力ともに回復した．

両側鼓膜切開術を施行し，鼓膜換気チューブを留置した（❸）．中耳貯留液・耳漏の細菌検査の結果は肺炎球菌（PSSP〈ペニシリン感受性肺炎球菌〉）であった．入院のうえ，抗菌薬の点滴（PIPC〈ピペラシリン〉2g×2回/日），および副腎皮質ステロイド（リンデロン®）を投与した．

経過：治療後5日，30日目には純音聴力レベルは40～65 dB HL，10～30 dB HL へと回復した（❹）．

（吉田尚弘）

参考文献

1. Nadol JB Jr. Labyrinth. In：Merchant S, Nadol JB Jr, editors. Schuknecht's Pathology of the Ear. 3rd edition. Shelton, CT：PMPH-USA；2010. p.309-16.

第10章　内耳炎

プライマリケアでのポイント

- 蝸牛，前庭系まで炎症が波及して感音難聴，回転性めまいを生じている場合，内耳炎の診断は比較的容易である．
- しかし，急性中耳炎に伴う内耳炎では，当初から急性炎症による中耳貯留液による耳閉感があると，内耳炎の診断が遅れることがある．
- プライマリケアでのポイントは，
  ①内耳炎発症時の早期発見，保存的治療，後方支援病院への紹介のタイミング
  ②今後高度な内耳炎が生ずる可能性のある病態を診断し治療を開始することにより内耳炎発症を防ぐこと
  である．

診断の進め方

- 診断のためのチェック項目をあげる（❶）．

診断のポイント

①症状

- 問診が重要である．
- 難聴，耳閉感，耳鳴，耳漏，めまい感，とくに患側を下にした側臥位になるとめまい感が強くなることがある．
- 頭痛を訴えているときには髄膜炎を生じていることがあり，髄膜刺激症状の有無も確認する．

髄膜刺激症状の有無も確認

❶内耳炎診断のためのチェック項目

①難聴，耳鳴（高音，持続性か），めまい，頭痛，髄膜刺激症状があるか．
②鼓膜所見：鼓膜の発赤，中耳貯留液，中耳肉芽，鼓膜穿孔，耳漏があるか．
③標準聴力検査：骨導閾値の上昇があるか（高音域か，低音域か，全音域か）．
④自発眼振所見：赤外線CCD・フレンツェル眼鏡下に自発眼振が観察されるか．
⑤瘻孔症状があるか．
⑥平衡機能障害はないか．
⑦採血による全身炎症所見はないか．上気道症状はないか．
⑧気管支喘息，糖尿病，肝炎，高血圧などの基礎疾患はないか．
⑨側頭骨CT，MRI

②鼓膜所見

- 鼓膜穿孔，鼓膜膨隆・陥凹，中耳貯留液の有無，中耳の感染の状態を詳細に観察する．
- 耳漏があれば細菌検査を行う．

中耳貯留液・耳漏の細菌検査を行う

③標準純音聴力検査

- 気導のみではなく骨導閾値も必ず検査する．
- 中耳貯留液を認める場合，また聴力の左右差があるときにはマスキングの音圧にも注意する．
- 音叉を用いたウェーバー（Weber）検査が感音難聴では健側に偏位することを確認することも有用である．

④自発眼振所見

- 赤外線CCD・フレンツェル（Frenzel）眼鏡下に自発眼振，頭位変換眼振を観察する．めまいの自覚症状がなくとも自発眼振が観察されることがある．
- 内耳炎初期の患側に向かう刺激性眼振か，引き続く健側に向かう麻痺性眼振かにより内耳炎の程度，経過を判断する．

⑤瘻孔症状

★1 ポリツェルゴム球

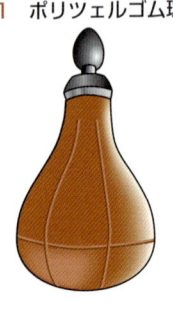

- ポリツェル（Politzer）ゴム球[★1]を用いて瘻孔症状の有無を確認する．
- あまり強い圧をかけて内耳障害を悪化させないように注意して行う．
- 外側半規管瘻孔では加圧により患側に向かう眼振，減圧により健側に向かう眼振が認められるが，逆の場合もある．
- 内耳瘻孔のある症例では，ティンパノメトリー測定中，外耳道圧を掃引する際にめまいを自覚することがある．

⑥平衡機能検査

小脳失調症状の有無を確認する

- ロンベルグ（Romberg）徴候，継ぎ足歩行，指-鼻試験などで小脳失調症状の有無を確認する．

⑦採血

- 白血球数，CRPなどの全身状態を確認する．
- 感染徴候よりも炎症性変化の強い難治性中耳炎で骨導閾値の上昇がみられている場合，PR3-ANCAとMPO-ANCAを測定しANCA関連血管炎との関連もみておく．

⑧気管支喘息，糖尿病，肝炎，高血圧などの基礎疾患の確認

- 基礎疾患の合併，とくに糖尿病，胃潰瘍，高血圧，肝炎，結核などの感染症の既往，加療の有無について後のステロイド投与の可否，投与量決定のため詳細に問診する．

⑨側頭骨 CT, MRI
- 側頭骨 CT により，中耳，乳突洞の状態，頭蓋底骨欠損，内耳瘻孔，内耳道の拡大の有無などを診断する．
- 内耳炎が生ずると 3D-FLAIR（three dimensional fluid attenuated inversion recovery）造影 MRI では，炎症による血管系の破綻により内耳に高信号を認める．

各疾患の診断と治療
- 原疾患の治療が重要である．
- 髄膜炎，敗血症などの全身の強い感染症では，血液培養を行い感受性のある抗菌薬の投与が必要となる．

■ 急性中耳炎による内耳炎
- 成人の急性中耳炎では，とくに初診時難聴の自覚症状が乏しくとも骨導聴力を含めた標準純音聴力検査は行っておく．難聴の程度により予後は異なる．
- 一般にめまいの自覚症状に乏しいことが多いが，赤外線 CCD・フレンツェル眼鏡下で自発眼振が約半数で観察される．
- 内耳炎を生じている急性中耳炎ではすみやかに，鼓膜切開を行い，排膿，耳漏・中耳貯留液の細菌培養を行う．抗菌薬の変更などで鼓膜切開を躊躇してはいけない．炎症により鼓膜は肥厚し，鼓膜切開孔はすぐに閉鎖してしまうことがあるため，鼓膜換気チューブを留置し生理食塩水による洗浄を行う．
- 一方，高度難聴，激しいめまいを伴っている症例では，病理組織学的にも化膿性内耳炎が考えられるため，早急に専門医療機関への紹介が必要である．
- 軽度感音難聴では，早期の抗菌薬投与により聴力は正常化することが多い．軽度から中等度以上の感音難聴では，突発性難聴に準じてステロイドを使用する．
- 起炎菌は，肺炎球菌（PRSP〈penicillin resistant *Streptococcus pneumoniae*；ペニシリン耐性肺炎球菌〉，ムコイド型など），インフルエンザ菌，黄色ブドウ球菌（MRSA〈methicillin resistant *Staphylococcus aureus*；メチシリン耐

> 内耳炎を生じている急性中耳炎では鼓膜切開が必要

> 軽度感音難聴では早期の抗菌薬，中等度以上ではステロイドを

> 💬 **Advice** 急性中耳炎による内耳炎で注意すべき点とは？
> 　急性中耳炎では中耳の炎症，鼓室内貯留液により耳閉感を伴うことが多い．通常は鼓膜所見の改善とともに軽快するが，鼓膜所見が改善したにもかかわらず耳閉感の改善が乏しい，難聴がある症例では早めに聴力検査を行い，内耳炎が生じていないかを判断する必要がある．耐性菌，宿主の免疫力，抵抗力の低下により急速に内耳炎が進行することがあり注意する．

性黄色ブドウ球菌)) で，抗菌薬は，主に広域抗菌スペクトラムをもつペニシリン系から開始し，カルバペネム系，バンコマイシンなど起炎菌と抗菌薬感受性，治療の効果をみて変更する．
- 抗菌薬投与による耳漏停止の効果，骨導閾値の上昇に変化がないときは早期に専門医療機関への紹介が必要である．

■ 慢性中耳炎による内耳炎

> 側頭骨 CT により中耳腔の状態・内耳瘻孔の有無を確認する

- 耳漏を伴う感音難聴では，内耳瘻孔の可能性も考え，側頭骨 CT を撮影する．
- 慢性中耳炎の耳漏の起炎菌は緑膿菌，MRSA が増加している．耳漏培養・抗菌薬の感受性検査を行い，感受性に合った抗菌薬，突発性難聴に準じてステロイドを投与する．
- 生理食塩水にて鼓室洗浄を行う．
- 標準純音聴力検査を行い，骨導閾値の経過を追う．内耳瘻孔がなくとも徐々に内耳障害は進行することが多く，耳漏停止目的に鼓室形成術を予定する．

■ 真珠腫性中耳炎による内耳炎

- 側頭骨 CT により半規管瘻孔の有無を診断する．
- 時に中耳貯留液を伴っている場合には，鼓膜切開を行い中耳貯留液を除去した後，側頭骨 CT を撮影することが望ましい．
- MRI の拡散強調画像（diffusion weighted image：DWI）により真珠腫と中耳貯留液との鑑別も可能である．
- 鼓膜穿孔から上皮が入り込んで起こる二次性真珠腫にも注意する．

> 抗菌薬投与し，消炎後，内耳瘻孔を閉鎖する

- 抗菌薬投与で保存的治療により消炎を図った後，鼓室形成術を施行し内耳瘻孔を閉鎖する．

症例 真珠腫性中耳炎から内耳炎を生じた症例

60 歳，女性．

主訴：右難聴，めまい．

既往歴：幼小児期に右中耳炎を繰り返していた．

現病歴：6 年前に右耳漏があり近医を受診し，抗菌薬内服により耳漏停止した．再び 2 か月前より右耳漏があり，難聴，ふらつき感，また耳に手を入れるとめまいがするため，当科を紹介され受診した．

診察・検査：右鼓膜穿孔，鼓膜前後上象限に debris の貯留を認め，二次性真珠腫の所見であった（❷）．赤外線 CCD・フレンツェル眼鏡下では右懸垂頭位で右向きの自発眼振を認めた．ポリツェルゴム球で右外耳道を加圧すると，右向きの眼振を認めた．標準純音聴力検査では骨導閾値の上昇を伴う右 65〜100 dBHL の中等度から高度混合難聴を示した（❸）．側頭骨 CT では，右真珠腫を認め外側半規管瘻孔を認めた（❹）．

治療：右真珠腫性中耳炎による外側半規管瘻孔，混合難聴の診断にて右鼓室形

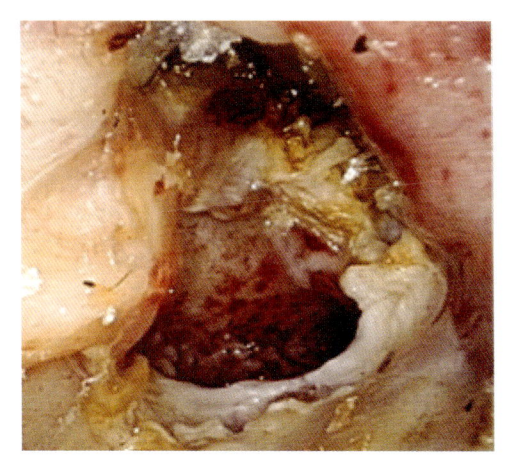

❷ 初診時の鼓膜所見
鼓膜穿孔と穿孔縁からの上皮の鼓室内への進展がみられる二次性真珠腫.

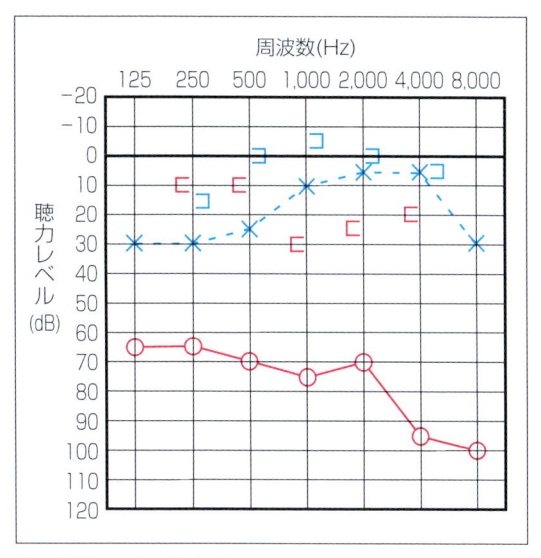

❸ 初診時の純音聴力図
中等度から高度の混合難聴を示した.

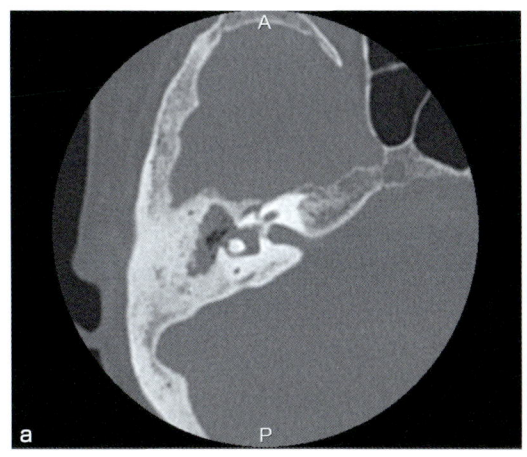

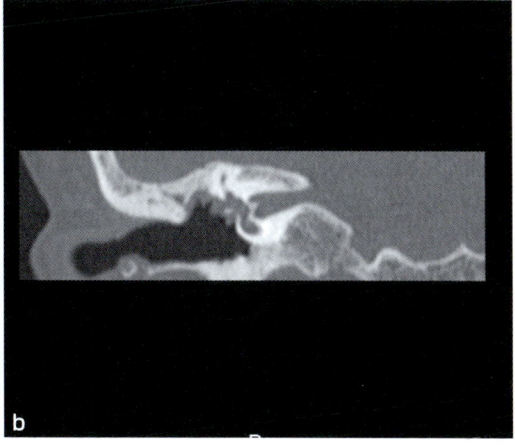

❹ 側頭骨 CT
a：水平断，b：冠状断（外側半規管瘻孔を認める）．
右外側半規管瘻孔を認める．

成術を施行した．真珠腫により顔面神経は水平部から垂直部移行部にかけて露出，アブミ骨の上部構造も消失し，ツチ骨頭，キヌタ骨体部のみ残存していた．真珠腫を摘出，外側半規管瘻孔を骨膜，骨パテで閉鎖し，耳小骨再建は行わず段階手術とした．術後めまいは消失し，骨導閾値は変化がなかった．

好酸球性中耳炎による内耳炎

- 難治性滲出性中耳炎で，気管支喘息が合併している症例では本疾患を念頭におく．
- 鼓膜所見から大きく，①鼓膜穿孔のないもの（滲出性中耳炎型），②鼓膜穿孔のあるもの（慢性穿孔性中耳炎型），③肉芽型に分けられる（❺）．

❺好酸球性中耳炎による内耳炎の鼓膜所見からみた分類

滲出性中耳炎型	・鼓膜切開を行うと粘稠な中耳液貯留を認める．貯留液は多くの場合やや黄色を呈し，ヘマトキシリン・エオジン染色で好酸球が確認される．
慢性穿孔性中耳炎型	・鼓膜穿孔は自然に穿孔が形成されることがあり，また鼓膜切開，鼓膜穿刺により形成した穿孔が閉鎖しないこともある． ・中耳粘膜はほとんど肥厚を認めない症例から，炎症の増悪により浮腫状，瘢痕状に肥厚する症例までさまざまである．
肉芽型	・鼓膜穿孔縁から外耳道へ中耳粘膜の高度肉芽増生を認める．

- 初期は中耳貯留液による伝音難聴であるが，経過中に混合難聴，時には聾となることがある．
- 感音難聴をきたす原因は不明であるが，内耳窓から，炎症性産物やtoxinが内耳へ波及し生じてくると考えられている．
- ステロイドの全身投与，トリアムシノロンアセトニド（ケナコルト®）の鼓室内投与，感染を伴っているときには抗菌薬の投与を行う．

■ ANCA関連血管炎による内耳炎

- 抗好中球細胞質抗体（antineutrophil cytoplasmic antibody：ANCA）関連血管炎の初発症状として中耳貯留液，肉芽を伴う中耳炎がある．難治性の中耳炎として経過をみられていることも少なくない．鼻症状を伴うこともある．
- proteinase 3-ANCA（PR3-ANCA）とmyeloperoxidase-ANCA（MPO-ANCA）が疾患の指標となる．

> PR3-ANCA，MPO-ANCAの測定を行う

- 進行性の感音難聴を呈し，めまい，顔面神経麻痺，肺，腎障害など全身型へ移行し，死に至ることがある．一度，聾となると，聴力回復は困難となる．
- PR3-ANCAとMPO-ANCA陽性症例では，早期にステロイド，免疫抑制薬の治療を開始する．

> 診断後は早期にステロイド，免疫抑制薬の治療を行う

（吉田尚弘）

参考文献

1. Nadol JB Jr. Labyrinth. In：Merchant S, Nadol JB Jr, editors. Schuknecht's Pathology of the Ear. 3rd edition. Shelton, CT：PMPH-USA；2010. p.309-16.

第11章 ウイルス性難聴

第11章　ウイルス性難聴

ムンプス難聴への最適な対処は？

- 流行性耳下腺炎（epidemic parotitis；ムンプス〈mumps〉）は，紀元前5世紀のヒポクラテスの時代からその存在が知られているパラミクソウイルス科ルブラウイルス属に属するムンプスウイルス（mumps virus）による全身性ウイルス感染症である．主訴は耳下腺のびまん性腫脹と疼痛で，わが国では「おたふくかぜ」ともよばれている．

- 一般にはムンプス難聴（mumps deafness）は急性感音難聴で，ほとんどが一側性高度難聴であり不可逆性で，治療には抵抗を示すとされている．

- 通常1〜2週間で軽快するが，最も多い合併症に髄膜炎があり，そのほか髄膜脳炎，精巣炎，卵巣炎，難聴，膵炎などを認める場合がある．ムンプスウイルスの潜伏期間は16〜18日で，患者の年齢は4歳以下の占める割合が45〜47％である．3〜6歳となると約60％を占めている．不顕性感染も多く約30〜35％とされている[1]．

- 本項では，ムンプスの流行状況と，圧倒的に多いムンプスなどに代表される一側性難聴についての考え方，ムンプス難聴への対策などを中心に述べる．

> ムンプス難聴は急性感音難聴でほとんどが一側性高度難聴

ムンプスの流行状況

- わが国において，ムンプスワクチンは1981年から任意接種の形で開始され，また1989年からは三種混合MMR（麻疹〈measles〉・ムンプス〈mumps〉・風疹〈rubella〉）ワクチンが導入されたため，1回接種ですむことにより接種率の向上に結び付いた．しかし接種後の無菌性髄膜炎などの問題から，1993年4月にMMRワクチン接種は中止された[*1]．

- こうした流れのなかでムンプスは1982〜1983年，1985〜1986年，1988〜1989年と3〜5年ごとに全国的な流行を繰り返してきた（❶）．MMRが使用されていた1990〜1993年ではムンプス報告患者数が減少していたが，1994年以降2001，2006年には大きな流行が認められている．

- ムンプスワクチンの製造量から推定されるワクチン接種率は30％以下であり，2001年の流行では全国から254,711例が報告されており，実際の罹患者数は2001年には226万人（215〜236万人）と推定され，小さな年でも100万人が罹患していると推定される[1]．現在，わが国のムンプスワクチン接種率は30％以下で，3〜5年ごとに全国的な流行を繰り返している[2]．

★1 現在は，ムンプスワクチンの任意単剤接種のみ行われている．

▶「ムンプス難聴の予防は可能か？」p.171も参照．

> わが国のワクチン接種率30％以下，3〜5年ごとに全国的に流行

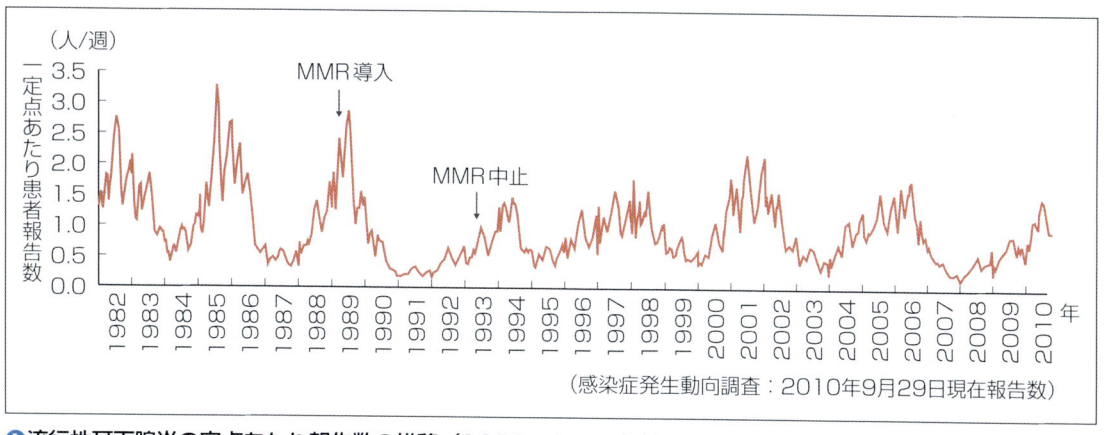

❶流行性耳下腺炎の定点あたり報告数の推移（1982〜2010年第39週）
（国立感染症研究所国立感染症情報センター．流行性耳下腺炎．IDWR第39号ダイジェストより）

ムンプス患者への対応

- わが国ではムンプスは感染症法五類感染症であり，小児科定点（全国約3,000か所）把握疾患に定められている．
- 報告のための基準は，診断した医師の判断により症状や所見から当該疾患が疑われ，かつ，以下の2つの基準を満たすもの．
  1. 片側ないし両側の耳下腺の突然の腫脹と，2日以上の持続
  2. 他に耳下腺腫脹の原因がないこと

  および，上記の基準は必ずしも満たさないが，診断した医師の判断により，症状や所見から当該疾患が疑われ，かつ，病原体診断や血清学的診断によって当該疾患と診断されたもの．

> ムンプスは感染症法五類感染症で，小児科定点把握疾患

学童への対応

- わが国ではムンプスは学校保健安全法での取り扱いにより第二種の学校感染症に分類されており，患児の登校停止期間は耳下腺の腫脹が消失するまでとなっている．
- しかし近年アメリカでは，唾液からのウイルス分離結果やウイルスRNA検出結果を参考にし，登校や就業停止期間を耳下腺腫脹後5日間としている[3]．
- わが国のウイルス分離結果でも48時間以内に耳下腺が腫脹した例では，耳下腺腫脹後6日を超えると，耳下腺が腫脹してもほとんど唾液からウイルスが分離されないことが示されている[4]．

> ムンプスは第二種の学校感染症に分類

ムンプス難聴

- ムンプスの合併症に感音難聴があることは，古くから知られていた[5]．ムン

❷ ムンプス難聴診断基準（1987年度改訂）

1. 確実例
（1）耳下腺・顎下腺腫脹など臨床的に明らかなムンプス症例で，腫脹出現4日前より出現後18日以内に発症した急性高度感音難聴の症例（この場合，必ずしも血清学的検査は必要ではない）．
（2）臨床的にはムンプスが明らかでない症例で，急性高度感音難聴発症直後から2〜3週間後にかけて血清ムンプス抗体価が有意の上昇を示した症例．
注1：（1）においては，はじめの腫脹側からの日をいう．
注2：（2）において有意とは，同時に，同一キットを用いて測定して4倍以上になったものをいう．
注3：難聴の程度は必ずしも高度でない症例もある．

2. 準確実例
急性高度難聴発症後3か月以内にムンプスIgM抗体が検出された症例．

3. 参考例
臨床的にムンプスによる難聴と考えられた症例．
注1：家族・友人にムンプス罹患があった症例など．
注2：確実例（1）における日数と差のあった症例．

（厚生省特定疾患急性高度難聴調査研究班）

（野村恭也ほか．耳鼻咽喉科臨床 1998[9]より）

> ムンプス難聴は一側性難聴のことが多く，気づかれにくい

プス罹患後に発症する難聴は従来教科書的には約15,000例に1例といわれているが[6]，臨床経験からもムンプス難聴は決してまれなものではなく，近年わが国では約1,000例に1例の頻度で認められるとの報告もある[7]．難聴発症頻度の報告にバラツキがあるのは，一側性難聴のことが多く発症時には気づかれにくい，小児科を初診し耳鼻科を受診しない場合もあるなどの点が考えられる．

● ムンプス難聴の発症は，耳下腺炎の重症度や無菌性髄膜炎の合併の有無とは無関係である．ムンプス発症の数日前から1週間以内に急性に発症し，蝸牛の有毛細胞の障害により不可逆的な高度の聴力障害を起こすと考えられている．一側が多いが，両側の難聴になる場合もある．また不顕性感染であっても難聴を発症する．

● ムンプス難聴はめまい，嘔吐，耳鳴といった前庭症状を伴うこともある．とくに成人ではこうした症状が強く，長期間にわたり日常生活に支障をきたすことが多い．一方，小児期の発症では前庭症状の合併症状は少なく多くは聴力低下のみである．さらに難聴が一側であればもう一方の耳で聴力を補うために，周囲も患児自身も難聴になっていることに気づかないで経過することが少なくない．

● このように，ムンプス罹患から難聴の発見までに時間経過がある場合や，不顕性感染であった場合には，難聴の原因がムンプスと証明することは困難である[8]．ムンプス難聴診断基準（❷）[9]では参考例，あるいは血清抗体価の測定も実施されれば準確実例となりうるが，原因不明の感音難聴，あるいは突発性難聴と診断されることもある．突発性難聴と診断されたなかの5.7〜7.2％程度はムンプスの不顕性感染によるとの報告もある[10,11]．

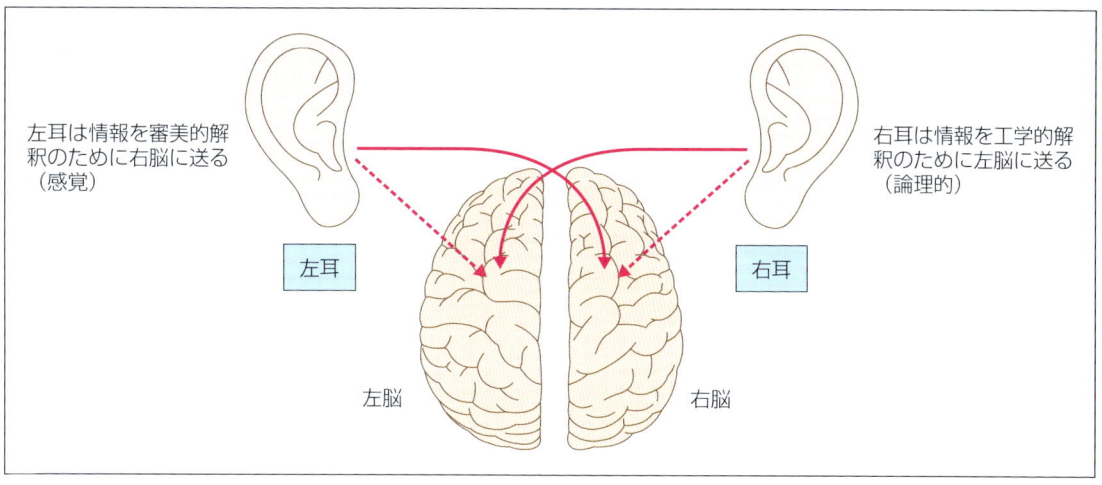

❸右耳と左耳の役割

一側性難聴

- 一側性難聴の説明は困難であることが多い．とくに小児の場合，一側性難聴は「日常生活に支障がない」とただ親に説明しても理解が得られづらい．そこで筆者は図を使い，片耳に入った音は脳の両側に情報を送っている，つまり脳幹で交差しているため仮に片側からの音情報が遮断されても，脳としては右脳，左脳ともに情報が届いているので発達や言語には問題ないと説明している[★2]．

- 一側性難聴はまったく問題ないのかというと，方向感すなわち音源定位では両耳聴に比べ劣るとされている．海外では一側性難聴に対する埋め込み型骨導補聴器や人工内耳の報告もある．

★2
左耳から入った情報は両側の脳へ届くが主に右脳へ送られ，右耳から入った情報は両側の脳へ届くが主として左脳へ送られ処理されるわけである（❸）．

聴力検査

- ムンプス難聴は多くは一側性難聴のために，訴えが不確実で難聴の程度が高度であるにもかかわらず小児では発見しにくい．聴力検査は慎重に行わなければ難聴が見逃されることがある．

ムンプス難聴は小児では発見しにくいので聴力検査は慎重に

> **Advice** 一側性難聴の場合に行う外来での説明
>
> 患者さんには以下のことを図（❸）を使いながら説明している．
> - 一側性難聴の場合は，言語発達障害は起こさない，発達への影響はない．
> - 大脳は一側性難聴があっても右脳，左脳とも情報をキャッチできる．
> - 補聴器装用は原則必要ない．
> - 方向感（音源定位）は悪い．
> - 適切な時期にムンプスワクチンは行ったほうがよい．
> - 中耳炎に注意するもプールは可能．

- このため純音聴力検査ではっきりしない小児の場合には，聴性脳幹反応（auditory brainstem response：ABR）や，耳音響放射（otoacoustic emission：OAE），アブミ骨筋反射（stapedial reflex：SR）などの他覚的検査法を適宜用いて評価することが重要である．

ムンプス難聴の発症機序

有毛細胞の障害が起これば不可逆的

- ムンプス難聴は蝸牛における有毛細胞の障害が起これば不可逆的ということになる．ウイルスにより血管条が影響を受け血液の供給に支障が生じカリウムなどのイオン障害が起こっている場合は，頂回転ではあるいは可逆的であるのかもしれない．

ムンプス難聴の治療

- ムンプス難聴のうち，急性高度感音難聴として発症した症例に対しては，副腎皮質ステロイド薬やビタミン剤，血管拡張薬の投与のほか，高圧酸素療法や星状神経節ブロックなどといったいわゆる突発性難聴に準じた治療が行われている[12]．
- 岡本らの13歳女児の一側性ムンプス難聴症例の報告では，副腎皮質ステロイド薬は使用せず，ビタミン剤，ATP製剤，およびγグロブリン製剤の投与を行うと同時に，星状神経節ブロックによる治療が施行されている[1]．
- ムンプス難聴は軽度から中等度の感音難聴症例において改善例に行われている特徴的な治療法が存在するわけではなく，また初診時に中等度の難聴であったものが，数日で高度難聴に移行するような症例も少なからずみられることから，必ずしも初診時の聴力レベルだけが予後に影響するわけではないと思われる．
- 平均聴力レベルが90〜100dB程度の高度難聴を呈した症例においても，治

Column　ムンプス難聴の原因についての報告から

Lindsayは，ムンプス難聴を生じた症例の側頭骨を検討した結果，その病変は蝸牛膜迷路に限局しており，血管条やラセン器の萎縮，蓋膜，蝸牛ニューロンの変性が認められるが，球形嚢，卵形嚢，半規管は正常であったと報告している[13, 14]．野村らは，これらの所見から，血管条が血流中のウイルスによって障害されたために生じた内耳炎"endolymphatic labyrinthitis"がムンプス難聴の原因ではないかとしている[9]．さらにTanakaらは，モルモットの血管内にムンプスウイルスを接種したところ，血管条およびコルチ器にウイルス抗原が認められたと報告している[15]．

一方，ムンプス罹患中に聾になった症例に対して試験的鼓室開放を行った際に採取した外リンパを検討したところ，その中にムンプスウイルスが検出されたとする報告もある[16]．

また野村らは，成人の両側性ムンプス難聴症例の側頭骨病理所見において，血管条萎縮は認められず，基底回転のラセン器，および一次ニューロンの消失が認められたとする報告があることから[17]，髄液から内耳道，蝸牛小管を経由して内耳にウイルスが侵入する経路で内耳障害が生じる可能性もあることを指摘している．

療によって聴力改善が認められたとする報告がある．10歳の女児の一側性難聴発症例に対しては副腎皮質ステロイド薬とγグロブリン製剤およびプロスタグランジン製剤が投与され，19歳女性の一側性難聴発症症例には副腎皮質ステロイド薬とビタミン剤が投与されている．しかしながら，これらの症例では聴力の改善は認められてはいるものの，いずれも低周波数域のみに限局するものであった[18,19]．

- また筆者らは急性感音難聴に対する「水性ステロイド薬中耳腔注入療法」を行っており，今後ムンプス難聴についても診断次第行う予定である．
- 治療については，やはり発症早期から開始する必要がある．まずはムンプスに罹患した場合は難聴も考慮し，他覚的検査★3 を含め早急に行うことが重要であろう．

★3
聴性脳幹反応（ABR），耳音響放射（OAE），聴性定常反応（ASSR）などの検査

両側ムンプス難聴症例に対する人工内耳

- ムンプス難聴の多くは一側性に発症するが，両側性に発症する場合がある．その頻度は非常にまれとされてきたが，最近ではムンプス難聴の 10〜15 ％とする報告もある．両側耳に聾もしくは聾型の高度感音難聴を呈した症例においても，一側性の症例と同様に治療によって改善することがほとんどないため，近年，これらの症例に対して人工内耳手術が施行されている．
- 2004 年の坂らの報告[20]の時点で，わが国では 26 例の人工内耳の手術が両側ムンプス難聴の高度障害例に行われていたとされているので，現在その症例数はさらに増えているものと考えられる．

最近では，ムンプス難聴の 10〜15 ％は両側性との報告が

　ムンプス難聴の確定診断が必ずしも積極的に行われない一因は，ムンプス難聴が難治性であることと発症から時間が経過してから耳鼻科受診となることが多いことが予想される．

　さらにムンプス難聴は，小児科と耳鼻科の複数科にわたる疾患のため，ムンプスで診ていた子どもが後に難聴になった場合には直接耳鼻科を受診し，小児科医は難聴を合併したことを知らない場合もある．こうした事情も小児科医のムンプス難聴に関する認識を低めてきた一因と考えられる．

　今後は，ムンプス罹患の場合にいかにして難聴検査を必須とするか，治療法の確立，ワクチン接種が重要なテーマであろう．

（坂田英明）

引用文献

1) 国立感染症研究所国立感染症情報センター．流行性耳下腺炎（おたふくかぜ）1993〜2002 年．IASR 2003；24：103-4．
2) 中山哲夫．おたふくかぜ．診断と治療 2009；97：103-7．
3) CDC. Update recommendations for isolation of persons with mumps. MMWR 2008；57：1103-5．
4) 庵原俊昭ほか．唾液からのウイルス分離成績からみたムンプス患児の登校登園停止期間．日本小児科医会会報 2008；36：163-6．

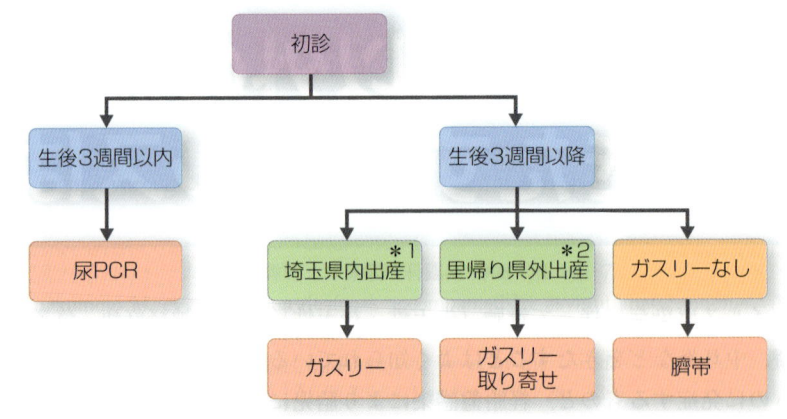

❶ 目白大学クリニック（さいたま市）における CMV 検査
＊1　埼玉県内でのガスリー検査施設は2か所でそこから親の同意を得て取り寄せる．
＊2　埼玉県以外での出産の場合，ガスリー検査での乾燥濾紙を施設から取り寄せる．

先天性サイトメガロウイルス（CMV）感染症

> 先天性 CMV 感染症は胎内感染のなかで最も頻度が高い

- 先天性サイトメガロウイルス（CMV）感染症（congenital cytomegalovirus infection）は，胎内感染のなかで最も頻度が高くよく知られている疾患である．しかし，約90％は不顕性感染でありほとんど所見がないため，すべての新生児の診断は困難で何が重要であるのか不明なことが多かった．
- CMV による先天性感染が重症である場合は，難聴，低出生体重，小頭症，脳の石灰化，肝脾腫などを合併するため本疾患を疑いやすい．
- 妊婦の約300人に1人が感染しているとされ，CMV 陽性は1,000人に3人で年間3,000人と推察される．CMV 陽性で難聴の発生する頻度は10人に1人である．
- 先天性 CMV 感染症の診断については検査時期に問題があり，外来初診時が生後3週間以内と生後3週間以降について分けなければならない．外来初診時が3週間以降である場合は，後天性感染が疑われることになる．
- 2000年よりわが国において全新生児を対象とした新生児聴覚スクリーニング（newborn hearing screening：NHS）が実施されて約10年が経過し，先天性難聴の早期発見が可能となり人工内耳適応症例も増加している．
- CMV 感染症の診断では尿，唾液，血液，髄液などからの PCR 法（real time 法）による検査が一般的である．生後3週間以降の場合はガスリー（Guthrie）検査[＊1]として使用された乾燥濾紙を用いる．ガスリー検査で使用した乾燥濾紙が残存していない場合は，両親に臍帯保存の有無を聞き，保存している場合は臍帯に付着する乾燥血液を使用して CMV の DNA を検査する（❶）．
- 先天性 CMV 感染症の聴力障害には両側性や一側性がある．難聴の程度は中等度難聴も若干存在するが，ほとんどは両側性の高度難聴である．先天性難聴，進行性難聴，遅発性難聴など CMV の再活性化などのためいくつかのパターンがあり複雑である．

★1　ガスリー検査
アミノ酸代謝異常症をスクリーニングする検査で，かかとから採取した血液を濾紙にしみこませて，枯草菌の培地にのせて，測定する．

先天性 CMV 感染症の聴力障害はほとんどが両側性の高度難聴

❷急性中耳炎539症例から分離されたウイルス

	鼻咽腔ぬぐい液	中耳貯留液
A型インフルエンザウイルス	28(36)*1	7(6)*1
B型インフルエンザウイルス	2(4)*2	2(5)*2
C型インフルエンザウイルス	5	0
RSウイルス	15(74)*3	2(28)*3
アデノウイルス	14	3
サイトメガロウイルス	10	2
エンテロウイルス	4	2
パラインフルエンザウイルス	5	1
ライノウイルス	4	0
単純ヘルペスウイルス	2	0
ムンプスウイルス	0	1
計	89	20

(　)：迅速キット陽性数.
＊1：キャピリアFlu A，＊2：キャピリアFlu B，＊3：テストパックRSV.
(高柳玲子．小児科診療 2005¹⁾より)

- CMV検査陽性でABR（auditory brainstem response；聴性脳幹反応）検査で両側高度感音難聴と診断された症例に対しては，入院管理とし，抗ウイルス薬（GCV：ガンシクロビル）を原則6週間，体重1kgあたり12mgを1日投与量とし点滴投与する場合がある．点滴投与が困難になった場合には，内服の抗ウイルス薬（VGCV：バルガンシクロビル〈バリキサ®〉）＊2を投与することもある．副作用は薬剤の性質により，血小板減少，静脈炎などが多い．治療開始時期については，できるだけ早期が良い結果に結び付くのかもしれないため今後十分に検討する必要がある．
- 最近では抗ウイルス薬（VGCV：バリキサ®）を投与しても十分な血中濃度が維持できることから，外来内服治療が行われることが多い．しかし治療については，ガイドラインもなく薬剤の保険適用もないので十分慎重でなければならない．

★2　バリキサ®
CMV感染が確認された患者において，治療上の有益性が危険性を上回ると判断される場合にのみ投与すること．

顔面神経麻痺（ラムゼイ・ハント症候群）

- ラムゼイ・ハント（Ramsay Hunt）症候群は，水痘の際に顔面神経膝神経節に潜伏感染した水痘・帯状疱疹ウイルス（VZV）の再活性化により発症すると考えられている．VZV特異的細胞性免疫の低下，ストレスや過労などの要因で潜伏VZVは再活性化し，知覚神経を下行して支配領域の皮膚粘膜に病変を生じる．
- 聴力障害は軽度〜中等度の感音難聴が多い．前庭障害がみられる例では健側向きの眼振を認める．自覚的にめまいを訴えなくてもフレンツェル（Frenzel）眼鏡下に頭位眼振検査を行うと，健側向きの眼振が誘発される頻度が高い．

ラムゼイ・ハント症候群の聴力障害は軽〜中等度の感音難聴

ウイルス性中耳炎

急性中耳炎は呼吸器ウイルス感染症の合併症

- 急性中耳炎は呼吸器ウイルス感染症の合併症として起こる.
- そのようなウイルスとして，RS ウイルス（respiratory syncytial virus：RSV），インフルエンザウイルス，パラインフルエンザウイルス，エンテロウイルスなどが知られている．Heikkinen ら[2]の報告では，RSV，パラインフルエンザウイルス，インフルエンザウイルス，エンテロウイルス，アデノウイルスの順であった．
- RSV 感染では 52％に急性中耳炎を合併し，とくに 2 歳以下では 73％と高率．インフルエンザウイルスにおいても 16％で急性中耳炎を合併し，2 歳未満では 39％であったとする報告もある（❷）[1].
- いずれも発熱・咳嗽，鼻汁といった呼吸器症状があり，鼓膜所見（中耳貯留液の透見，鼓膜の発赤，鼓膜の膨隆など）を伴う．RSV 感染症では急性期に中耳炎が存在しなくても，遅れて中耳炎が発症する症例が多数あるため，注意が必要である．

（坂田英明）

引用文献

1) 高柳玲子．耳鼻科疾患とウイルス感染症．小児科診療 2005；68(11)：96-102.
2) Heikkinen T, et al. Prevalence of various respiratory viruses in the middle ear during acute otitis media. N Engl J Med 1999；340：260-4.

第11章 ウイルス性難聴

ムンプス難聴の予防は可能か？

ムンプスワクチン

- ムンプス（mumps）はワクチン予防可能疾患である．現行のムンプスワクチンは優れた免疫原性と集団免疫効果が認められており，世界保健機関（WHO）は経済レベルが高い国では2回の定期接種を勧めている．
- 2005年のWHOの報告によると[1]，MMR（麻疹・ムンプス・風疹）ワクチンの定期接種を実施していないのは，先進27か国のうち日本のみである．
- 日本では任意接種であるため接種率の正確な把握は難しいが，厚生労働省医薬食品局によるとワクチン供給数は，MMRワクチンが1989年4月から1993年4月までに183万人が接種された時期には単独を含め54～165万人分であったのに比べて，2009年は任意接種の始まった1981年とほぼ同等の約60万人分となっており，再考が必要である（❶）[2]．
- 世界的にはMMRワクチン2回接種によりムンプスの発症がきわめて少なくなっており，当然ムンプス難聴の発症もほとんどない．
- わが国においてもムンプス流行を抑え，ムンプス髄膜炎や難聴などの合併

> ムンプスはワクチンによる予防可能な疾患

> 先進27か国中，MMRワクチンの定期接種未実施は日本のみ

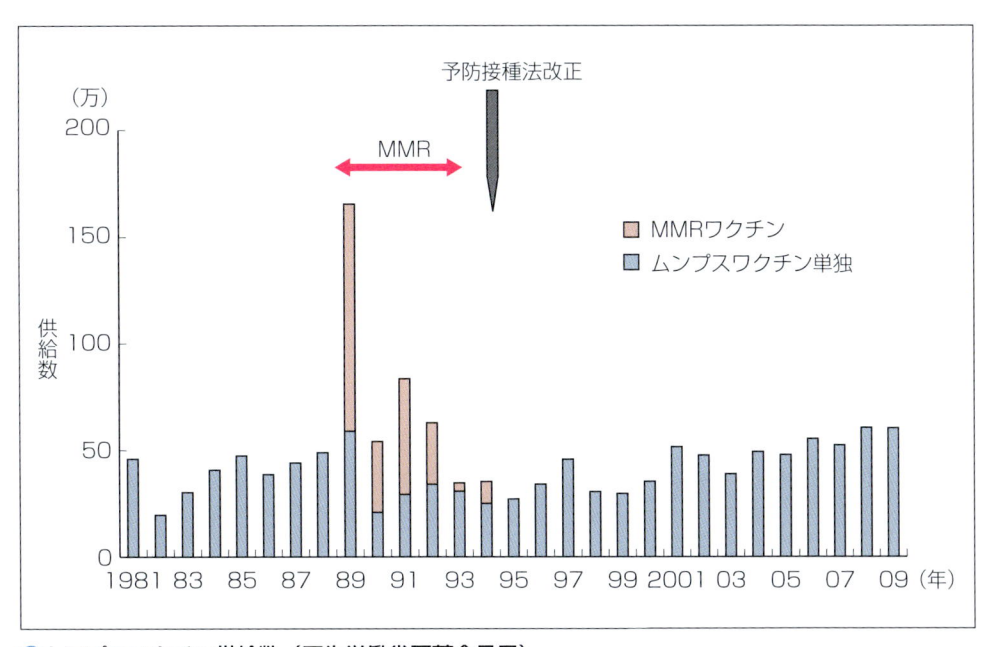

❶ ムンプスワクチン供給数（厚生労働省医薬食品局）

（福田 諭．綜合臨床 2010[2]より）

- 症を抑えるために，MR（麻疹・風疹）ワクチンと同様に初回を1歳早期に接種し，就学前に2回目を接種する方法が勧められる．
- ムンプス難聴が生じた場合には，その多くが治療に反応しないという現状を考えると，ワクチンの接種によってムンプスの発症そのものを予防することもムンプス難聴対策においては重要な課題であると考えられる．
- 無菌性髄膜炎と同様に，ワクチン接種後に急性感音難聴が生じることも問題である．HealyおよびKagaらはムンプスワクチンの単独接種による難聴発症例を報告している[3,4]が，それ以外の多くの論文はMMRワクチン接種後の難聴発症例の報告である[5-7]．さらに古賀らはMMRワクチン接種後に両側性の高度感音難聴（聾）を生じた症例を報告している[8]．
- このようなMMRワクチン接種後の難聴の発症率は600〜700万回に1件と推定されており[7]，ムンプスの自然発症による難聴の発症率に比べればきわめて低いものと考えられるが，難聴予防のために行った予防接種によって難聴が生じることになっては意味がないと考えられる．今後，より安全なムンプスワクチンが開発されることで，わが国においてもワクチン接種率が上昇し，効率的にムンプスの発生が抑制されるとともに，ムンプス難聴の発症が制御されていくことが期待される[9]．

■ 医療経済効果

- ムンプスワクチンは医療経済効果が優れており，その効果は年間400億円と推計されている[10]．
- さらにムンプス単独ワクチンよりも，麻疹・ムンプス・風疹（MMR）混合ワクチンにしたほうが経済性は優れている．
- 世界保健機関は，経済力がある国では2回の定期接種を勧めている．

> WHOはムンプスワクチンの2回の定期接種を推奨

現状と今後の課題

> ムンプス難聴は，予防接種により予防可能

- ムンプス難聴は，予防接種により予防が可能な疾患である．しかし，ここでもムンプスの特殊性による問題がある．ムンプスは不顕性感染が多いことから，これまでのように予防接種率が低い状況では，多くのものが幼児期に気づかれぬまま抵抗力を獲得していた．ところが，ワクチン接種率が上がり流行が減少するにつれて，ワクチン未接種者が免疫を獲得する機会は減少し，このため不十分な接種率では2011年の大学生での麻疹流行同様に，若年成人での流行が懸念される．そうすると，ワクチン接種を進める以前に比べて，むしろムンプス患者が増加し，合併症の危険性も増加することとなる．
- これを防ぐためには諸外国の先例[1]のようにワクチン接種率を上げるためには，麻疹，風疹と組み込んだMMRワクチンの使用が効率的である．ただし，MMRワクチンに対するトラウマは非常に大きいため，簡単に実現できることではない．

> わが国ではMMRワクチンに対するトラウマが大きい

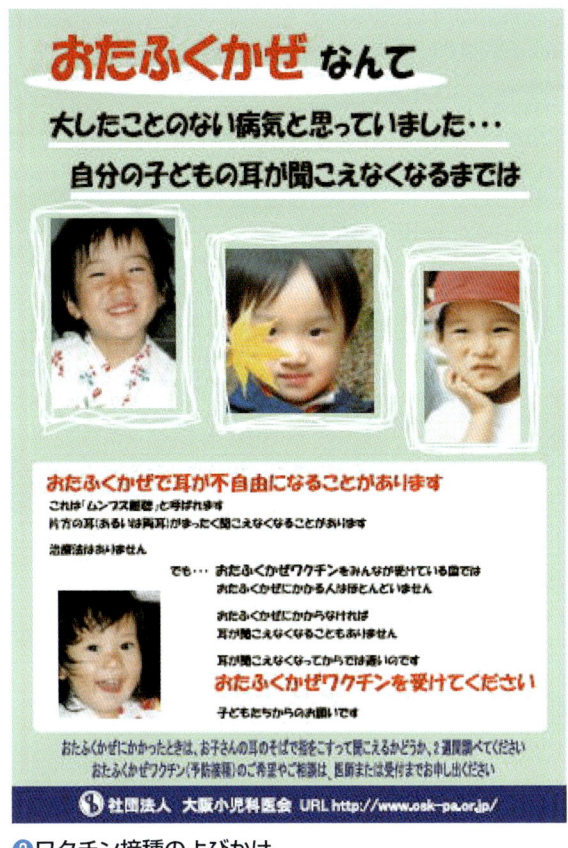

❷ ワクチン接種のよびかけ

(橋本裕美. 日本小児科医会会報 2008[11] より)

- さらに，安全性の高いワクチンの開発が何よりも望まれるが，われわれが行うべきことは，まずムンプスが決して軽い病気ではないこと，ムンプス難聴という重篤な合併症があることを社会に啓発すること，さらにそうした正しい知識のもとに，ムンプス難聴のリスク，予防接種によるリスクを保護者に伝えて，ワクチン接種をよびかけていくことではないだろうか(❷)[11].

(坂田英明)

引用文献

1) Global status of mumps immunization and surveillance. Wkly Epidemiol Rec 2005；48：418-24.
2) 福田 諭. ムンプス難聴と予防接種. 綜合臨床 2010；59(10)：2145-6.
3) Healy CE. Mumps vaccine and nerve deafness. Am J Dis Child 1972；123：612.
4) Kaga K, et al. Unilateral total loss of auditory and vestibular function as a complication of mumps vaccination. Int J Pediatr Otorhinolaryngol 1998；43：73-5.
5) Nabe-Nielsen J, et al. Unilateral total deafness as a complication of the measles-mumps-rubella vaccinations. Scand Audiol Suppl 1998；30：69-70.
6) Stewart BJ, Prabhu PU. Reports of sensorineural deafness after measles, mumps, and rubella immunization. Arch Dis Child 1993；69：153-4.
7) Asatryan A, et al. Live attenuated measles and mumps viral strain-containing

vaccines and hearing loss：Vaccine adverse event reporting system（VAERS），United States, 1990-2003. Vaccine 2008；26：1166-72.
 8）古賀慶次郎ほか．MMR予防接種後に起こった両側急性高度難聴の一例．日耳鼻会報 1991；94：1142-5.
 9）井上泰宏．ムンプス難聴．Audiology Japan 2008；51：617-23.
10）庵原俊昭．任意接種のワクチン1．ムンプス．臨床検査 2010；54：1339-44.
11）橋本裕美．難治性のムンプス難聴をこれ以上放置すべきではない―おたふくかぜワクチンの重要性．日本小児科医会会報 2008；35：129-34.

第12章 メニエール病，蝸牛型メニエール病，遅発性内リンパ水腫

第12章　メニエール病，蝸牛型メニエール病，遅発性内リンパ水腫

難聴からみた診断のポイント

メニエール病，蝸牛型メニエール病，遅発性内リンパ水腫について

メニエール病には3つのタイプがある

- メニエール（Ménière）病には確実例，非定型例（蝸牛型），非定型例（前庭型）の3つのタイプがある．
- 難聴，耳鳴，耳閉塞感などの聴覚症状を伴っためまい発作を反復するものをメニエール病確実例，難聴，耳鳴，耳閉塞感などの聴覚症状の増悪，軽快を反復するがめまい発作を伴わないものをメニエール病非定型例（蝸牛型）・蝸牛型メニエール病，メニエール病確実例に類似しためまい発作のみを反復するものを，メニエール病非定型例（前庭型）・前庭型メニエール病と診断する．

★1　遅発性内リンパ水腫
先行する内リンパ水腫以外の内耳病変の二次的変化として内リンパ吸収系（内リンパ嚢，前庭水管）に萎縮や線維性閉塞などの組織変化が生じ，その結果内リンパ水腫を生じる疾患と考えられている[1]．

遅発性内リンパ水腫には同側型と対側型がある

- 遅発性内リンパ水腫（delayed endolymphatic hydrops）[★1]は，高度の感音難聴の先行があり，その後，メニエール病に類似しためまい発作あるいは対側の聴力変動をきたす疾患である．❶に診断基準を示す[2]．先行難聴耳に起因してめまい発作をきたすものを同側型，対側の聴力変動をきたしさらにめまい発作を伴うものを対側型という．
- 本項ではこれら，内リンパ水腫疾患の診断に有用な聴覚検査法について述べる．

純音聴力検査

- 内リンパ水腫疾患の代表例としてメニエール病の例を示す．
- 病初期，発作期（急性期）は低音障害型感音難聴（低音部聴力レベルは30〜60 dB）を示し，間欠期には正常レベルまで回復する（❷）．その後，この反復を繰り返しながら病期が進行すると，高音障害が起こるようになり，発作期には水平型感音難聴となる．間欠期には低音部のみが改善し，高音漸傾型感音難聴となる[3]．さらに進行すると，変動を示さない中等度〜高度の高音漸傾型感音難聴となる[4-6]（❸）[4]．
- AAO-HNS（American Academy of Otolaryngology-Head and Neck Surgery；米国耳鼻咽喉科・頭頸部外科学会）では500 Hz，1,000 Hz，3,000 Hzの平均聴力レベルがメニエール病のステージ分類に用いられている（❹）[7]．

❶遅発性内リンパ水腫の診断基準

病歴からの診断

1) 1耳または両耳が高度難聴，ないし全聾（以前より存在し内耳障害が疑われる）．
2) 長年月経過後（ふつう，難聴発症より数～数十年），メニエール病様前庭症状が発現（多くは反復性，発作性に発来する回転性めまいで，嘔気，嘔吐を随伴）．
3) めまい発作時に，蝸牛症状とくに聴覚変動は不随伴（これはめまいの責任耳において，聴覚系がすでに高度に破壊されているためである〈2)〉．これに対して耳鳴増強や耳閉塞感などは，まれに発作に随伴する）．

上記症状のうち，1)，2) が認められるとき遅発性内リンパ水腫を疑う．さらに3) が加われば，その疑いはますます濃厚である．

検査からの診断

1) 純音聴力検査で1耳または両耳が高度感音難聴ないし全聾．
2) 温度刺激検査で難聴耳に眼振反応低下を認めうる．しかしその場合でも迷路機能は廃絶には至っていない．
3) 発作時に水平回旋性の自発眼振の出現，ないし誘発眼振の証明．
4) 第Ⅷ脳神経以外の神経症状，ことに中枢神経症状の欠如．
5) そのほかことに内耳障害の確認のため，適宜，圧刺激検査（内リンパ水腫の証明），フロセミドテスト，ENG検査などを実施する．

〔診断〕1)，2) の存在でほぼ確実．さらに3)，4) が認められれば確定．なお，遅発性内リンパ水腫は多くの場合，1耳全聾，他耳聴力正常である．

鑑別診断

進行性内リンパ水腫を生じる次の2疾患が鑑別の対象となる．
1) メニエール病
    メニエール病では，
    ①聴覚障害が高度に至ることはまれ（遅発性内リンパ水腫では1耳または両耳が高度難聴ないし全聾）．
    ②小児期以前の発症はまれ（遅発性内リンパ水腫ではしばしば高度難聴が幼少期から存在）．
    ③めまい発作に蝸牛症状，ことに難聴が随伴し変動する（遅発性内リンパ水腫では聴覚障害は変動しない）．
2) 内耳梅毒
    内耳梅毒の臨床像は多様で，一部の少数の患者で鑑別が問題となるが，最終的判断は梅毒血清反応による．

対側型遅発性内リンパ水腫の診断（要点）

1) 1耳高度（感音）難聴ないし全聾（以前より存在），他耳（良聴耳）に新たに聴力障害が出現（それまではこの側において，聴力は正常であったことが推定される）．
2) 良聴側聴力が変動（同時に内耳性難聴の諸特徴が示されうる）．
3) 時にメニエール病様前庭症状の出現（症例による）．この場合，通例，メニエール病との鑑別が困難である．しかし，反対側の耳に陳旧性の高度内耳性難聴が存在することにより診断する．
4) 温度眼振検査で良聴側に迷路機能低下を証明しうる．ただし，めまい発作発現例では迷路機能は廃絶していない．
5) めまい発現例では，発作時に水平回旋性の自発眼振が出現，または誘発眼振が証明される．
6) 中枢神経症状の欠如
7) 補助検査については同側型遅発性内リンパ水腫に準じ，グリセロールテスト，蝸電図検査も加え実施する．

ENG：電気眼振図．

（小松崎篤ほか．Equilibrium Research 1988[2] より）

グリセロールテスト（glycerol test）

- グリセロールは浸透圧利尿薬で，眼圧低下作用や頭蓋内圧低下作用を有する．内リンパ水腫を軽減させて蝸牛機能の改善の有無を評価する．グリセロール（1.2 mL/kg）内服前後の純音聴力閾値の変化を指標とする．
- グリセロール内服3時間後に，連続する2周波数で10 dB以上の聴力改善が

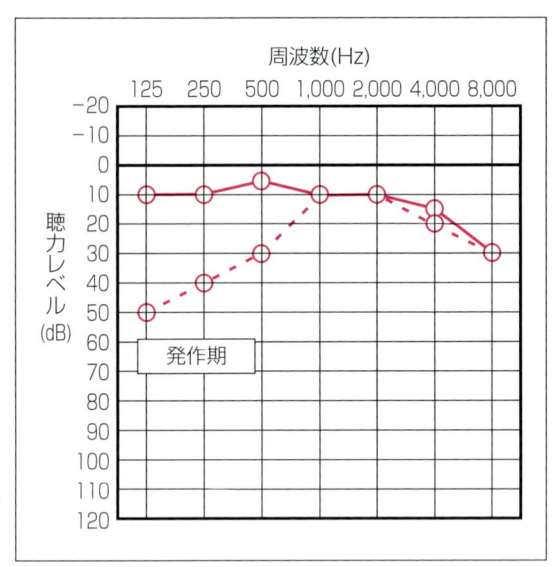

❷右メニエール病症例の純音聴力検査
125 Hz, 250 Hz, 500 Hz に感音難聴を認める．めまい発作に随伴して閾値が変動する．

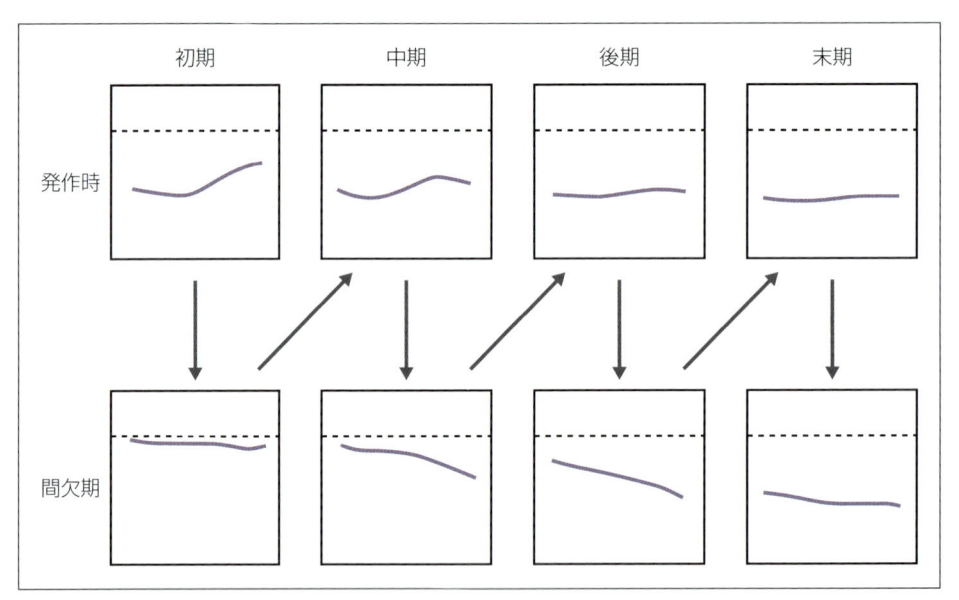

❸メニエール病聴力の変動パターン
病初期，発作期（急性期）は低音障害型感音難聴を示し，間欠期には正常レベルまで回復する．その後この反復を繰り返しながら病期が進行すると，高音障害が起こるようになり，発作期には水平型感音難聴となる．間欠期には低音部のみが改善し，高音漸傾型感音難聴となる．さらに進行すると，変動を示さない中等度～高度の高音漸傾型感音難聴となる．

（立木 孝．新難聴の診断と治療．中外医学社；1986[1]より）

❹メニエール病のステージ分類

平均聴力レベル (500 Hz, 1,000 Hz, 3,000 Hz)	
stage 1	25 dB 以内
stage 2	26～40 dB
stage 3	41～70 dB
stage 4	71 dB を超える

(Pearson BW, et al. Otolaryngol Head Neck Surg 1985[7]より)

みられた場合を陽性とする．
● 中・低音域を中心とした周波数域に聴力改善がみられる（❺）陽性所見は聴力悪化時により出現しやすいが，本検査での陽性率は 40～50％である．
● 本検査法は急性硬膜下・外血腫が起こる可能性がある患者，高度の糖尿病患者，血圧変動の著しい

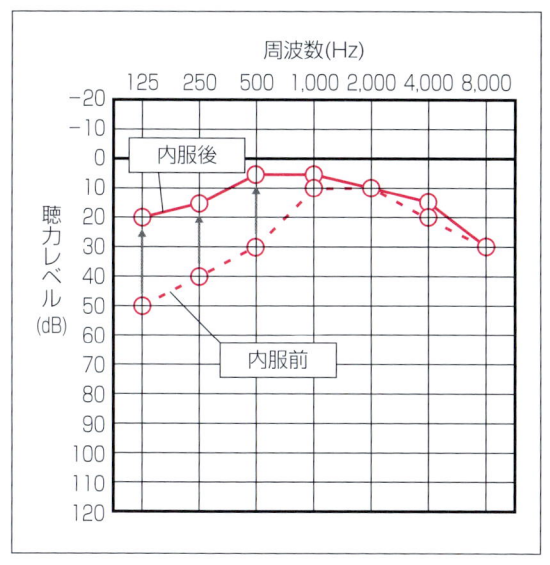

❺ グリセロール（1.2 mL/kg）内服前後の純音聴力検査
グリセロール内服3時間後に，連続する2周波数で10 dB以上の聴力改善がみられた場合を陽性とする．中・低音域を中心とした周波数域に聴力改善がみられる．本例ではグリセロールテスト陽性と判断される．

患者，腎不全患者などについては禁忌である．
● グリセロールを点滴または静注によって投与するといった変法があるが，投与量，結果の判定法については，グリセロール内服の場合に準じて行われる．

蝸電図検査（electrocochleography：ECoG）

● 蝸電図は蝸牛電気現象記録図の略で，蝸牛に入力された音刺激によって蝸牛または蝸牛神経から出力される電位を検出する検査である．
● 蝸牛の電気現象として，蝸牛マイクロホン電位（cochlear microphonics：CM），加重電位（summating potential：SP），蝸牛神経活動電位（auditory nerve action potential：AP）などがある．APは多数の蝸牛神経線維のインパルス放電の同期した集合反応で，単一神経から誘導されるAPと区別するため，複合活動電位（compound action potential：CAP）とよばれる．CM，SPは有毛細胞起源の受容器電位で，前者は交流性，後者は直流性の反応である．
● −SPの増大が内リンパ水腫の診断に用いられる（❻）．

> −SPの増大が内リンパ水腫の診断に用いられる

蝸電図記録法

● 蝸電図の導出には2つの導出電極（探査電極および基準電極）と1つの接地（共通）電極が必要である．
● 蝸電図の誘導法には，探査電極の位置によって鼓室内（鼓室岬角）誘導法と鼓室外誘導法とがある[8]．

鼓室内（鼓室岬角）誘導法

● 探査電極には直径0.2〜0.3 mm，長さ4〜5 cmの針電極（市販されている）

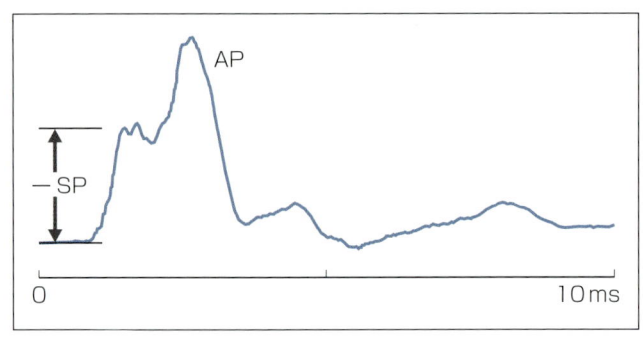

❻ メニエール病症例の蝸電図

蝸電図は，蝸牛に入力された音刺激によって蝸牛または蝸牛神経から出力される電位を検出する検査である．蝸牛の電気現象として，蝸牛マイクロホン電位（cochlear microphonics：CM），加重電位（summating potential：SP），蝸牛神経活動電位（auditory nerve action potential：AP）などがある．CM，SP は有毛細胞起源の受容器電位である．−SP の増大が内リンパ水腫の診断に用いられる．

を用いる．鼓膜麻酔の後，針電極を正円窓窩近傍に向けて刺入する．電極の理想的刺入位置は正円窓窩に近接する位置である．基準電極および接地電極は，脳波用皿型銀・塩化銀電極を用いる．基準電極は同側耳垂か乳突部，接地電極は前額部または鼻根部に接着固定する．

- 本誘導法の欠点は鼓膜を穿通することで，乳幼児の検査時には全身麻酔が必要になることがある．しかし得られる反応は鼓室外誘導法の約 10 倍の高出力（大振幅）で，良好な S/N 比をもつ安定性，確実性の高い反応が得られ，病態診断学的応用には有用である．

鼓室外誘導法

- 探査電極には銀ボール電極を用いる．銀ボール電極を鼓膜上または外耳道深部に接着固定する．基準電極，接地電極の設置については鼓室内誘導法と同様である．
- 本誘導法の利点は鼓膜穿通を要しない点で，軽度の局所麻酔で無侵襲的に行える点である．欠点としては S/N 比が低く受容器電位，とくに SP の記録には向かないことである．しかし CM に関してはアーチファクト混入が少ないなどの利点を有す．

■ 音響刺激

- 刺激音として周波数特性のないクリック音や周波数特性のあるトーンバーストが用いられる．
- ❼に鼓室内誘導法と鼓室外誘導法での同時記録でのクリック音・トーンバースト刺激時のメニエール病における記録波形を示す[3]．
- 鼓室外誘導法ではクリック音，トーンバースト刺激時ともに−SP の増大を認める．一方，鼓室内誘導法ではクリック音刺激において−SP の増大のほ

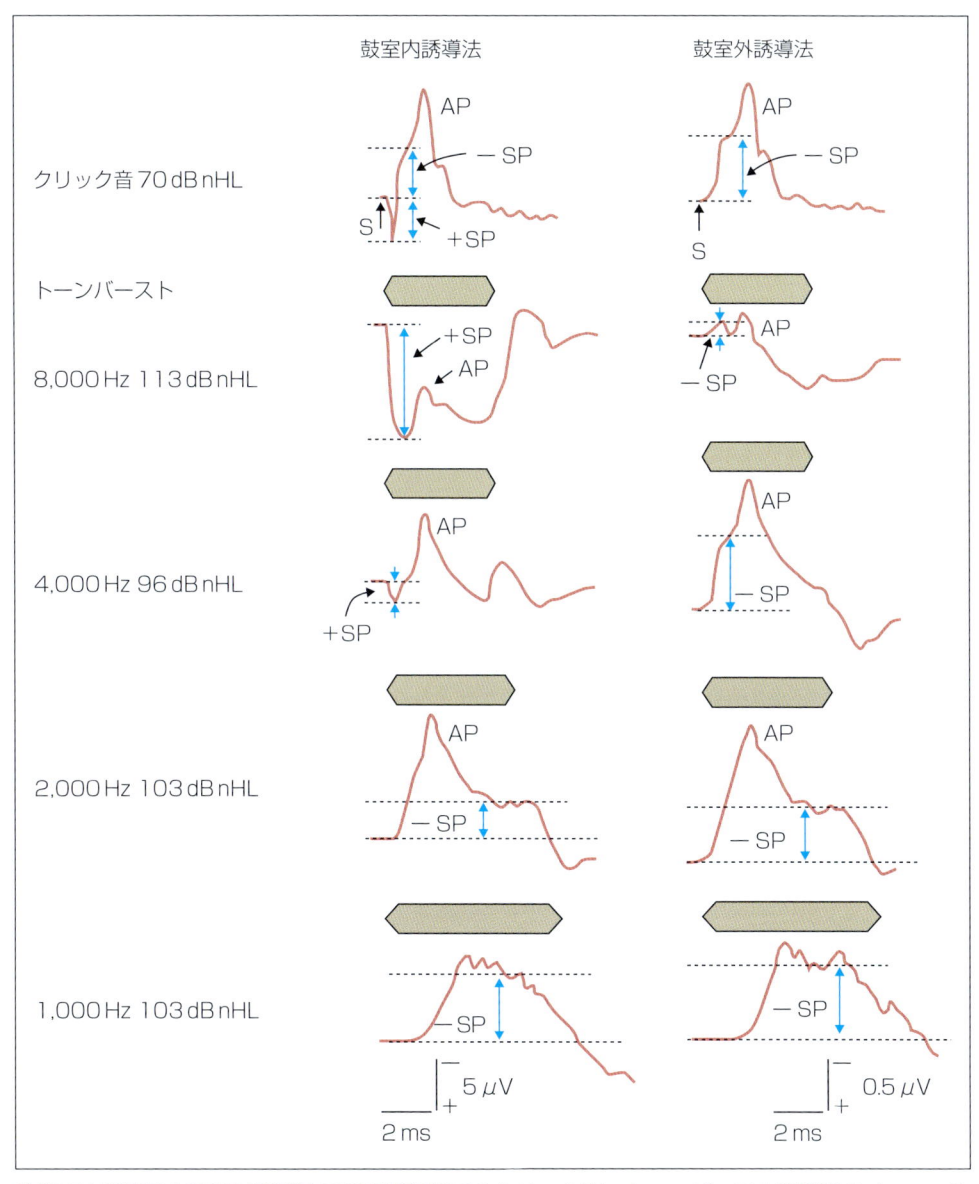

❼**鼓室内誘導法と鼓室外誘導法での同時記録でのクリック音・トーンバースト刺激時のメニエール病における記録波形**

鼓室外誘導法ではクリック音，トーンバースト刺激時ともに−SPの増大を認める．一方，鼓室内誘導法ではクリック音刺激において−SPの増大のほかに+SPも認め，1,000 Hz，2,000 Hzのトーンバースト刺激では，−SPの増大が認められるが，4,000 Hz，8,000 Hzのトーンバースト刺激では+SPが認められる．1,000 Hzのトーンバースト刺激時の−SP振幅の増大も診断の参考にされる．

(森 望．JOHNS 2009[3]より)

かに+SPも認め，1,000 Hz，2,000 Hzのトーンバースト刺激では，−SPの増大が認められるが，4,000 Hz，8,000 Hzのトーンバースト刺激では+SPが認められる．
● +SPは鼓室内誘導法において高音刺激時においてのみ記録されるが，+SPの診断的意義についてはまだ確立されていない．
● −SPの増大の判定指標として，絶対振幅では個体差が大きいために相対的

振幅として AP に対する −SP の比である −SP/AP 振幅比が広く用いられている．増大の基準は誘導法により多少異なるが，0.3〜0.45 とされる．

- クリック音強音圧刺激時の敏感度は 57.0〜80.0 %，特異度は 92.0〜100 % とされている．
- −SP 振幅は聴力変動により変化せず，一方，−SP/AP 振幅比は高音域の難聴の悪化に伴い増加するとされる．
- 1,000 Hz のトーンバースト刺激時の −SP 振幅の増大も診断の参考にされる．巨大な −SP の発現は，内リンパ水腫によって基底膜が圧排されることと関連していると考えられている．グリセロール投与後や内リンパ嚢開放術後，−SP は低下する．
- CM と AP に関しては，他の内耳性難聴（有毛細胞障害）に比し，特異的な所見は認めないとされている．

（肥塚　泉）

引用文献

1) Schuknecht HF．Pathophysiology of endolymphatic hydrops．Arch Otorhinolaryngol 1976；212：253-62．
2) 小松崎篤ほか．めまいの診断基準化のための資料　1987 年めまいの診断基準化委員会答申書．Equilibrium Research 1988；47：245-73．
3) 森　望．メニエール病の聴覚検査所見．JOHNS 2009；25：823-6．
4) 立木　孝．Ménière 病と突発性難聴．新難聴の診断と治療．東京：中外医学社；1986．p.88-112．
5) 高橋正紘ほか．内リンパ水腫の聴力変動に見られる規則性．Otology Japan 2003；13：135-40．
6) Freiberg U, et al．The natural course of Meniere's disease．Acta Otolaryngol Suppl 1984；406：72-7．
7) Pearson BW, et al．Committee on hearing and equilibrium guidelines for reporting treatment results in Meniere's disease．Otolaryngol Head Neck Surg 1985；93：579-81．
8) 大橋　徹．蝸電図検査．野村恭也ほか編．機能検査．CLIENT 21 2．東京：中山書店；2000．p.69-79．

第12章 メニエール病，蝸牛型メニエール病，遅発性内リンパ水腫

急性期の治療法

どのような疾患か

■ メニエール病

- メニエール（Ménière）病の診断基準が最近改定された（❶）[1]．この改定基準の特徴は，メニエール病の病態を内リンパ水腫（endolymphatic hydrops）（❷）と位置づけ，メニエール病確実例の定義を簡潔に記載し，さらに前基準で疑い例と記載されていた分類をメニエール病非定型例（蝸牛型）・蝸牛型メニエール病，メニエール病非定型例（前庭型）・前庭型メニエール病と定義しその基準を明確にした点である．
- 難聴，耳鳴，耳閉塞感などの聴覚症状を伴っためまい発作を反復するものをメニエール病確実例，難聴，耳鳴，耳閉塞感などの聴覚症状の増悪，軽快を反復するがめまい発作を伴わないものを蝸牛型メニエール病，メニエール病確実例に類似しためまい発作のみを反復するものを前庭型メニエール病と診断する．

■ 蝸牛型メニエール病

- 蝸牛型メニエール病については急性低音障害型感音難聴との関連が指摘されている．
- 急性低音障害型感音難聴はさまざまな原因で生じることが知られているが，その病態の一つに内リンパ水腫が想定されている[2]．その根拠として，他の聴力型の突発性難聴と比べ再発例や聴力変動を示す症例の割合が高く，長期観察例における報告では80％以上が変動性難聴を示すとされている．
- また，めまいを伴わず急性低音障害型感音難聴を発症した症例のうち，単発で聴力が固定した群とその後に難聴を反復した群を比較すると，これを反復した群にメニエール病移行例や，蝸電図で−SP/APの増大を示す例が多いことが報告されている．
- 以上より急性低音障害型感音難聴のなかで難聴を反復する例が，蝸牛に限局した内リンパ水腫を本態とする蝸牛型メニエール病であると考えられている．
- 蝸牛型メニエール病の頻度はメニエール病確実例の約1/2で，メニエール病確実例へ移行する割合は20〜25％と報告されている．

▶急性低音障害型感音難聴の診断基準については，p.199参照．

メニエール病確実例へ移行する割合は20〜25％

❶ メニエール病の診断基準

I　メニエール病確実例
難聴，耳鳴，耳閉塞感などの聴覚症状を伴っためまい発作を反復する．
●診断にあたっての注意事項
メニエール病の初回発作時には，めまいを伴った突発性難聴と鑑別ができない場合が多いので，確定診断までに経過観察を要する場合がある．
II　メニエール病非定型例
下記の症候を示す症例をメニエール病非定型例と診断する． 　1　メニエール病非定型例（蝸牛型） 　　聴覚症状の増悪，軽快を反復するがめまい発作を伴わない． 　2　メニエール病非定型例（前庭型） 　　メニエール病確実例に類似しためまい発作を反復する．一側または両側の難聴などの聴覚症状を合併している場合があるがこの聴覚症状は固定性でめまい発作に関連して変動することはない．
●診断にあたっての注意事項
この病型は内リンパ水腫以外の病態による反復性めまい症との鑑別が困難な場合が多い．めまい発作の反復の状況を慎重に評価し，内リンパ水腫による反復性めまいの可能性が高いと判断された場合にメニエール病非定型例（前庭型）と診断すべきである．
●除外診断
メニエール病確実例，非定型例の診断にあたっては，メニエール病と同様の症状を呈する外リンパ瘻，内耳梅毒，聴神経腫瘍などの内耳・後迷路性疾患，小脳，脳幹を中心とした中枢性疾患など原因既知の疾患を除外する必要がある．

（渡辺行雄．Equilibrium Research 2009[1] より）

❷ 内リンパ水腫（1938年，山川強四郎教授報告例）

1938年，当時，大阪帝国大学医学部耳鼻咽喉科の教授であった山川強四郎によってメニエール病の本態は内リンパ水腫であることが報告された．
（大阪大学医学部耳鼻咽喉科学教室所蔵）

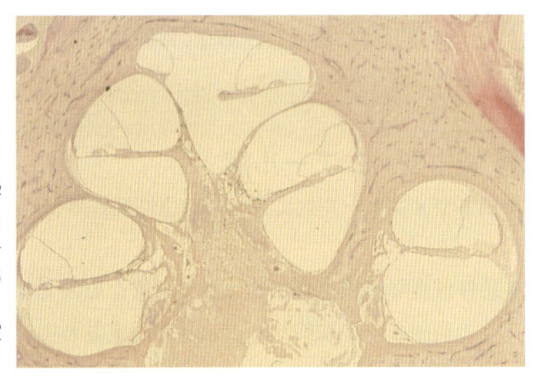

遅発性内リンパ水腫

- 遅発性内リンパ水腫（delayed endolymphatic hydrops）は高度の感音難聴の先行があり，その後メニエール病様めまい発作あるいは対側の聴力変動をきたす疾患である．先行する内リンパ水腫以外の内耳病変の二次的変化として内リンパ吸収系（内リンパ嚢，前庭水管）に萎縮や線維性閉塞などの組織変化が生じ，内リンパ水腫を生じる疾患と考えられている[3]．
- 先行難聴耳に起因してめまい発作をきたすものを同側型，対側の聴力変動をきたし，さらにめまい発作を伴うものを対側型という．
- 当初は若年性片側聾を先行難聴耳と限定していたが近年，若年性片側聾以外にウイルス性内耳炎，細菌性内耳炎，突発性難聴，側頭骨外傷，アブミ骨手術など，内耳に損傷を及ぼすすべての障害が遅発性内リンパ水腫の原

❸ めまい急性期（発作期）の治療

内服が可能な場合	トラベルミン®（ジフェンヒドラミン・ジプロフィリン配合）	1錠頓用（1日3回まで）
	ナウゼリン®錠（ドンペリドン）	10mg頓用（1日3回まで）
めまいや悪心が強く，内服が困難なとき	メイロン®注（炭酸水素ナトリウム）	25mL静注，250mL点滴静注
	プリンペラン®（メトクロプラミド）	10mg筋注
	アタラックス-P®（ヒドロキシジン）	1回50〜100mg筋注
	セルシン®注（ジアゼパム）	5〜10mg筋注

因になることがわかってきた[4]．
- 当初は先行難聴耳を若年性片側聾と限定していたため，難聴の程度については聾のみであった．しかしながら先行難聴時の疾患範囲が広がったことにより，先行難聴耳の難聴の程度が議論されるようになった．先行難聴耳の難聴の程度について，日本めまい平衡医学会診断基準化委員会による答申[5]では，「難聴の程度については高度ないしは聾」と規定しており，現時点では，難聴の程度についてはある程度高度難聴に限定して発症の原因を探索するのが現実的であると考えられている．

治療

- メニエール病，蝸牛型メニエール病，遅発性内リンパ水腫の本態は，内リンパ水腫と考えられている．メニエール病と遅発性内リンパ水腫では内耳全体に生じた内リンパ水腫による症状（めまい，難聴，耳鳴，耳閉感）がみられ，蝸牛型メニエール病では蝸牛に限局した内リンパ水腫による症状（難聴，耳鳴，耳閉感）がみられる．これらの個々の症状に対応した治療法を選択する．

> 個々の症状に対応した治療法を選択

急性期の治療

- メニエール病と遅発性内リンパ水腫の急性期（発作期）は，めまい，難聴，耳鳴，耳閉感に加え，他のめまい疾患の急性期と同様，前庭自律神経反射による嘔気や嘔吐などが出現し，これらに対する対症療法が優先される．心身の安静を第一とする．めまいや嘔気，嘔吐を抑えることを目的に，❸に示すような薬剤を適宜組み合わせて用いる．

浸透圧利尿薬の投与

- メニエール病，蝸牛型メニエール病，遅発性内リンパ水腫など，内リンパ水腫を本態とする疾患群に対してはその軽減を目的に，浸透圧利尿薬であるイソソルビド（60〜120mL，3回/日）の内服療法が行われる．
- イソソルビドは利尿作用，脳圧降下作用，眼圧降下作用，内リンパ圧降下作用を有す浸透圧利尿薬である．
- 遅発性内リンパ水腫，蝸牛型メニエール病に対するイソソルビドの効果に

関しては，これらの疾患の本態が内リンパ水腫であることより，メニエール病に対する効果とほぼ同様と考えられる．

- 以上より，メニエール病，蝸牛型メニエール病，遅発性内リンパ水腫などの急性期に，内リンパ水腫の軽減を図るという目的でイソソルビドを投与することは有用と考えられる．

> 急性期はイソソルビドの投与も考慮

- しかしながら，イソバイド®を長期間使用すると血漿浸透圧が上昇し，二次的に抗利尿ホルモン（antidiuretic hormone：ADH）の分泌が促進される．ADH は内リンパ水腫関連疾患の発作に深い関連をもつと考えられているので[6]，急性期（発作）が消失したら投薬を中止し，血漿浸透圧が上昇していれば水分摂取などを行わせてこれを補正する必要がある．

■ 副腎皮質ステロイド薬の投与

- メニエール病については，急速に難聴の進行する症例，聴力変動のきわめ

Column　メニエール病に関するイソソルビドの治療効果

メニエール病に対するイソソルビドの治療効果に関しては，多くの報告がある．

めまいに対しては 68〜91％の有効率とされるが，その多くは短期観察例である．

北野ら[7,8]は，短期の観察症例ではめまいに対して 91％の有効率であるが，1 年以上の観察例は，めまいに対して 68％の有効率とし，投与開始後 6 か月以内に回転性めまい発作が再発しない症例では，1 年以上でも起こりにくいが，そのコントロールのためには長期に連用しなくてはならないとしている．

将積ら[9]も，2 年以上の長期観察で，AAO-HNS（American Academy of Otolaryngology-Head and Neck Surgery；米国耳鼻咽喉科・頭頸部外科学会）の判定基準により 84％の有効率が得られたとし，イソソルビドは短期だけではなく長期にわたりめまい発作を軽減できると報告している．

野沢ら[10]もメニエール病患者 19 症例を継続投与群と断続投与群に分けて，比較検討している．投与期間は，継続連続投与群は半年以上 1 年未満が 3 例，1 年以上 2 年未満が 6 例，2 年以上が 2 例であった．断続投与群は半年以上 1 年未満が 4 例，1 年以上 2 年未満が 0 例，2 年以上が 4 例であった．めまいに対する効果については，AAOO（American Academy of Ophthalmology and Otolaryngology）の判定基準を用いると有効率は，継続投与群では 73％，断続投与群では 75％，AAO-HNS の判定基準を用いると有効率は，継続投与群では 82％，断続投与群では 75％とイソソルビドのめまいに対する長期の抑制効果について報告している．一方，耳鳴および聴力に関しては，両群を合わせておのおのの有効率は 47％，21％と，イソソルビドの長期投与は，蝸牛症状についてはめまいの抑制効果に比し有効率が低い可能性を指摘している．

イソソルビドの耳鳴に対する有効率について北野ら[8]は，短期および中期観察では，それぞれの有効率は 66％と 72％であったのに対し，1 年以上では 31％と報告している．

将積ら[9]は，2 年以上の観察で耳鳴に対する有効率は 15％とし，メニエール病長期化による難聴の進行を完全に防止できないことと並行して，それに付随して耳鳴も改善しない可能性があるために有効率が低いとしている．

山中ら[11]は，めまいに関してイソソルビド（イソバイド®）は無治療群に比し，短期から長期にわたってより高い改善度を示す傾向があり，とくに観察 4 週後有意な差を認めたことから，イソバイド®は，めまいに関しては，短期，長期ともに効果的であるとしている．一方，聴力に関しては，治療によってもその改善度は 30〜48％で，自然改善率と比べて大きな差を認めなかったが，その悪化度に関しては，1 年後において治療によりその割合がより減少したことから，イソソルビドは慢性的な難聴進行の防止に効果的である可能性を示している．

❹ メニエール病に対するステロイド使用のための参考資料

1. 使用の対象:
(1) 免疫異常を伴ったり，副腎機能低下の疑われる症例.
　　CRP，赤沈，免疫グロブリン（IgG, IgM, IgE）免疫複合体，自己抗体（リウマチ因子や抗核抗体），補体価等に異常が現れやすい．著しい免疫異常は膠原病や自己免疫疾患など（血管炎，Cogan症候群，大動脈炎症候群，反復性多発性軟骨膜炎，ベーチェット病など）の基礎疾患の有無を考慮し対処する必要もある．
(2) 急速に難聴の進行する症例.
(3) 聴力変動のきわめて著しい症例，ならびに難聴が両側性かつ高度で他剤の無効な場合．
　　めまい発作に対する効果は今後の検討課題とする．

2. 投与量:
メニエール病の経過は突発性難聴のそれと異なるので，漫然とした長期投与に陥らぬよう注意が必要である．「大量投与」ヒドロコルチゾン（サクシゾン®300〜600 mg/日）を数日間またはメチルプレドニゾロン[★1]（ソル・メドロール®500 mg〜1 g/日）を3日間経静脈投与し，後療法として経口ステロイド剤（プレドニゾロン換算30 mg/日程度）を漸減投与する．

3. 長期（3か月以上）投与時の漸減法:
聴力検査所見や自覚症状を指標として漸減する．免疫検査所見の改善が参考となることもある．減量にともない聴力の悪化が予想される場合減量は，1〜2週間に10〜20%程度（プレドニゾロン換算2.5 mg/日 1〜2週から始める．小量投与時にはより小量の減量が必要）とし，減量により実際聴力の悪化した場合は50%増量を行ったうえ，より緩やかな減量を行う．ステロイド剤の変更が効果の増強や副作用の軽減に役立つこともある．

4. 副作用の早期発見とその対処:
副作用チェックのためには体重測定，血圧測定，精神状態の観察を行う．定期的血液検査（電解質，血糖，脂質等の生化学や一般検血 CRP，赤沈など），尿検査（糖，沈渣など），便潜血検査，長期投与では 眼科検査，胸部X線，骨X線，消化管透視なども必要となる．副腎機能低下の疑われる場合は，尿中17ケトステロイド，血中コルチゾンの測定を行う．

5. 副作用防止のための一般対策:
重篤な副作用発現時には対処療法を行うがステロイドの減量や中止せざるをえないこともある．長期投与では重症感染症や手術などのストレス時に副腎不全のためステロイドの増量が必要なこともある．

（厚生省特定疾患前庭機能異常調査研究班. Equilibrium Research 1991[12] より）

て著しい症例ならびに難聴が両側性かつ高度で他薬が無効な場合，突発性難聴と同様，副腎皮質ステロイド薬（以下，ステロイド）の全身投与が考慮される．

- 遅発性内リンパ水腫については，対側型で急激な聴力低下をきたした症例に対してステロイドの投与が行われている．
- 蝸牛型メニエール病については，メニエール病に準じてステロイド使用の適否を決める．
- メニエール病に対するステロイドの使用については，厚生省特定疾患前庭機能異常調査研究班により参考資料がまとめられている（❹）[12]．
- それによれば，使用の対象はメニエール病のうち，①免疫異常を伴ったり，副腎機能低下の疑われる症例，②急速に難聴の進行する症例，③聴力変動のきわめて著しい症例，ならびに難聴が両側性かつ高度で他剤が無効な場合とされている．また，めまい発作に対するステロイドの効果は今後の検討課題とするとの注釈がつけられており，メニエール病に対するステロイド治療は難聴の治療を目的としていると考えられる．
- 研究班の参考資料にあるステロイドの静脈内投与のメニエール病の難聴に

★1
メチルプレドニゾロンは保険適用外．

❷メニエール病の再発予防のための日常アドバイス

1. 規則正しい生活習慣づけ
   早めの帰宅と夕食，早めの入眠と早起きなどの規則正しい生活習慣．
2. 頑張りすぎない
   仕事，家事，周囲の評価に対する発想の転換：頑張りすぎない，完全であることにこだわらない，失敗を恐れない，他人の評価を気にしない．
3. 悩みの相談をためらわない
   悩みの相談をためらわない，相談ごとと関係なくとも人とおしゃべりをする．
4. 娯楽や趣味をもつ
   旅行，ゴルフ，会食（家族，友人との宴席），歌唱（カラオケ）．
5. 適度な運動
   ウオーキング，水泳，ヨガ，ダンス．
6. 有酸素運動
   エアロビクス，ジムでの筋トレ．

診し，ストレス源だけでなく，患者の性格や行動特性にも注意を払う必要がある．

■ ストレスの回避・軽減

- 過労や睡眠不足などの直接的な発作誘因を回避するようにさせる．しかし，患者がストレス源を回避できる場合は少ないので，ストレスの影響をできるだけ軽減できるようにアドバイスを行う．
- 具体的には，規則正しい生活習慣づけ，頑張りすぎない，悩みの相談をためらわない，娯楽や趣味をもつ，適度な運動を行うなどをアドバイスする（❷）．

■ 有酸素運動

- メニエール病患者のストレス緩和策として適度な運動が勧められるが，脈拍数を増加させる有酸素運動がメニエール病の発作予防に有効で，難聴の改善にも効果があるとの報告がある[2]．これは運動によるストレスの軽減に加えて，有酸素運動により内耳循環が改善するためと考えられる．

（武田憲昭）

引用文献

1) 厚生労働省難治性疾患克服研究事業 前庭機能異常に関する調査研究班編．メニエール病診療ガイドライン2011年版．東京：金原出版；2011．
2) 高橋正紘．生活指導と有酸素運動によるメニエール病の治療．Otology Japan 2010；20：727-34．

第13章 急性低音障害型感音難聴

第13章 急性低音障害型感音難聴

疫学

- 急性低音障害型感音難聴(acute low-tone sensorineural hearing loss：ALHL)は，125〜250 Hz の低周波域の聴力障害を呈する疾患として認知されている．
- 1982年に阿部[1]らがこのような難聴の診断基準を定め一つの症候群として提唱したことから注目されるようになり，近年は厚生労働省の急性高度難聴調査研究班が急性低音障害型感音難聴の診断基準（試案）を作成し，この疾患に関する疫学調査を行ってきた．その調査結果を中心に本疾患の疫学に関して述べる．

▶ p.199 ❶の「急性低音障害型感音難聴の診断基準（試案）」参照．

患者数❶

- 岩手県と神奈川県で施行された調査結果[2]
  a. 初発患者数
     岩手県：10万人対 65.7 人　　神奈川県：10万人対 42.8 人
  b. 再発患者数
     岩手県：10万人対 8.9 人　　神奈川県：10万人対 3.2 人
- 突発性難聴の推定受療率は10万人対 27.5 人，メニエール（Ménière）病（確実例）の推定患者数は10万人対 16 人とされており，急性低音障害型感音難聴は後天的に急性発症する感音難聴のなかで最も多い疾患の一つとされる．
- 施設別受診患者数の割合は，診療所が 85 %，病院が 12 %，大学病院が 3 %と推計された．急性低音障害型感音難聴の大多数の症例は診療所を受診し診療所で治療を受けていた．

後天的に急性発症する感音難聴のなかで最も多い疾患の一つ

大多数の症例は診療所を受診

患者数の推移

- 同一施設での患者数の推移をみると明らかな増加傾向はなかったとする報告（大学病院）[3]と，年々増加傾向にあるとする報告（診療所）[4]があり，上記の受診施設の割合を反映している．

性別・年齢分布

- 初発症例で男女比は 1：3.0，平均年齢は男性 34.9 歳，女性 38.6 歳であった．

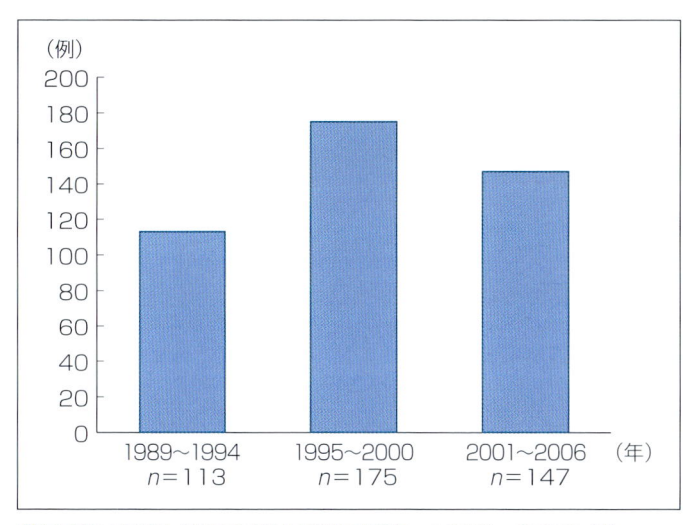

❶患者数の推移（岩手医科大学附属病院，1989～2006年）

また，再発症例で男女比は1：11.5，平均年齢は男性42.4歳，女性38.7歳であった．
- 発症年齢は男女ともに30歳代にピークを認め，8～72歳まで広く分布していた．
- 厚生労働省の急性高度難聴調査研究班の作成した急性低音障害型感音難聴の診断基準に従うと，もともと高音部の閾値上昇を有する高齢者が除外されてしまうという問題がある．この点を考慮し，高音部閾値上昇例を準確実例とする診断基準改正の提案がされた．それに従った報告では，準確実例の男女比は1：1.5，平均年齢は61.5歳であった．

自覚症状

- 発症時の自覚症状としては耳閉塞感が最も多く，次いで難聴，耳鳴，自声強聴，聴覚過敏である．
- 耳閉塞感のみで難聴を訴えない症例もあり，低音域の障害を認める本疾患特有の聴力型に起因すると考えられる．

発症時の自覚症状は，耳閉塞感が最も多い

発症前の状況

- 発症前の状況は本疾患の病因，病態を推測するうえで重要である．その状況としては精神疲労，ストレスが最も多く，次いで睡眠不足，肉体疲労，感冒様症状，気圧変化である．これはメニエール病の疫学調査の結果と類似している．

発症前の状況は精神疲労，ストレスが最も多い

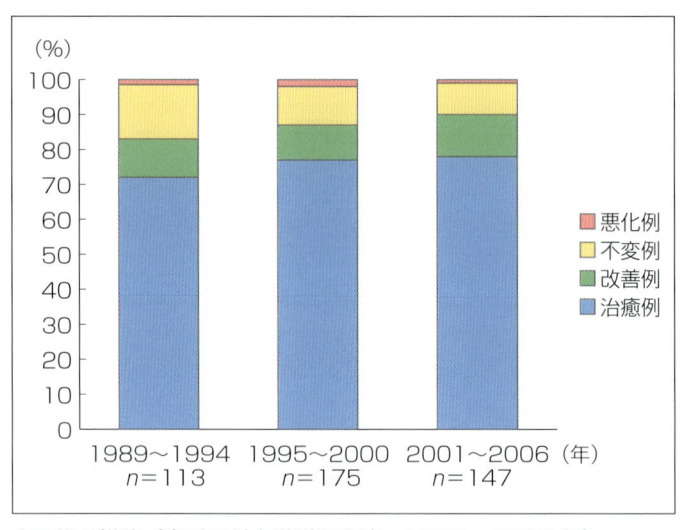

❷ 予後の推移（岩手医科大学附属病院，1989〜2006年）

予後❷

- 聴力予後の判定には急性低音障害型感音難聴の予後判定基準が用いられ，以下のような特徴がある．

▶ p.199 ❶の「急性低音障害型感音難聴の予後判定基準」参照.

■ 聴力予後は比較的良好であるが，再発を繰り返すことがある

- 初発症例においては60〜70％の症例が治癒または改善を示す．
- 治癒症例の多くは発症後早期に聴力の改善がみられるが，発症から1か月以上経過してから聴力の改善を認めることもある．
- 20〜30％の症例が再発をすると考えられ，再発は発症から1年から1年半以内にみられることが多い．

■ メニエール病に移行する症例がみられる

- 発症後2〜3年の経過で5〜10％が移行する．
- 予測は困難であるが，聴力の改善がないまま長期経過する症例，反復する症例ではメニエール病に移行する可能性がある．
- 女性は男性より再発例，メニエール病移行例が多い点で長期予後は悪い傾向にあると考えられる．

女性は男性より長期予後は悪い傾向にある

予後を規定する因子[5]

- 初診時聴力レベル：聴力障害が軽度なほど有意に予後が良好である．
- 発症から受診までの期間：受診までの期間が短いほど予後が良好である．
- 年齢：年齢が若いほど予後は良好である．
- 1,000 Hz聴力レベル：聴力障害が軽度なほど予後が良好である．

（桑島　秀，佐藤宏昭）

引用文献

1) 阿部　隆. 低音障害型突発難聴. 耳鼻咽喉科・頭頸部外科 1982；54：385-92.
2) 川島慶之, 喜多村健. 神奈川県と岩手県における急性低音障害型感音難聴の疫学調査. Audiology Japan 2006；49：373-80.
3) 水川敦裕, 佐藤宏昭. 当科における急性低音障害型感音難聴—18年間の臨床統計. Audiology Japan 2008；51：112-6.
4) 朝隈真一郎. 急性低音障害型感音難聴—その治療と最近の動向. Audiology Japan 2006；49：156-61.
5) 佐藤宏昭, 村井和夫. 急性低音障害型感音難聴典型例と非典型例の比較. Audiology Japan 2004；47：258-62.

第13章　急性低音障害型感音難聴

すべてが内リンパ水腫か？

急性低音障害型感音難聴の病態

疾患名

突発性難聴と急性低音障害型感音難聴

- 突発性難聴の一部には，難聴が軽度で低音域に限局している症例がある．この難聴の特徴は，突発性難聴に比較して治癒しやすいが再発もしやすい．そこで1978年に急性低音障害型感音難聴（acute low-tone sensorineural hearing loss：ALHL）の診断名が提唱され，現在では独立した疾患概念として認められている．

診断基準

- 急性低音障害型感音難聴の診断基準として，低音域3周波数の聴力レベルの合計が70 dB以上という試案と，低音域3周波数のいずれかの周波数のレベルが30 dB以上という追加参考事項を併せて提唱している（❶）[1][★1]．

★1
疾患名，診断基準はいずれも疾患病態を反映しないものであるため，複数の病態が混在し，有効な治療法も一定しないという問題点がある．

疾患病態

- 急性低音障害型感音難聴は予後良好であり，突発性難聴に準じた治療により80％以上の治癒率が報告されている．
- しかし難聴が再発する症例も多く，聴力変動に回転性めまい発作を伴うメニエール（Ménière）病に移行する症例も認められる．
- さらに急性低音障害型感音難聴はメニエール病に類似した低音域の可逆的な感音難聴であり，70％以上にグリセロールテストなどの内リンパ水腫検査に陽性所見が認められると報告されている[★2]．
- 以上の臨床像から，急性低音障害型感音難聴の病態は，主として内リンパ水腫が推定される（❷）．

急性低音障害型感音難聴とメニエール病

★2
グリセロールテストのほか，蝸電図，血中抗利尿ホルモン値など，内リンパ水腫推定検査はいくつかあるが，いずれも100％の検出率ではなく，複数併用で診断していく必要がある．

急性低音障害型感音難聴からメニエール病への移行

蝸牛型メニエール病への移行

- 急性低音障害型感音難聴のうち再発して聴力変動を呈する症例は，長期経過観察した場合，70〜80％以上であることがわかった[2]．
- 急性低音障害型感音難聴で難聴が再発した場合，厚生労働省研究班によるメニエール病診断基準からは，メニエール病疑い例，いわゆる蝸牛型メニエール病[★3]と診断される（❸）[3]．

★3　蝸牛型メニエール病
蝸牛型メニエール病は，蝸牛に限局した内リンパ水腫を病態と考えた診断名である．

❶急性低音障害型感音難聴の診断基準・追加事項

急性低音障害型感音難聴の診断基準（試案）

主症状
1. 急性あるいは突発性に蝸牛症状（耳閉塞感，耳鳴，難聴など）が発症する．
2. 難聴は低音障害型感音難聴である．
3. 難聴の原因は不明または不確実である．
4. めまいを伴わない．

参考事項
1. 難聴に関しては以下の基準による．
    (1) オージオグラム低音域3周波数（125, 250, 500 Hz）の聴力レベルの合計が70 dB以上．
    (2) 同様に高音域3周波数（2,000, 4,000, 8,000 Hz）の聴力レベル合計が60 dB以下．
2. 蝸牛症状が反復する例がある．
3. メニエール病に移行する例がある．
4. 時に両側性の例がある．
5. 上気道炎，過労，ストレスなどが先行することがある．

急性低音障害型感音難聴の診断基準（追加参考事項）

1. 低音域における難聴の基準について．
    (1) 125 Hzを測定しない場合には，250 Hzと500 Hzの聴力レベルの合計が45 dB以上．
    (2) 低音域3周波数のいずれかの周波数のレベルが30 dB以上．
2. 高音域における難聴の基準について．
    高音域3周波数（2,000, 4,000, 8,000 Hz）の聴力レベルの合計が60 dB以下で，かつ各3周波数の聴力レベルの健側との差が10 dB以内．

急性低音障害型感音難聴の予後判定基準

(1) 治癒
    低音域3周波数（125, 250, 500 Hz）の聴力レベルが，いずれも20 dB以内に戻ったもの．あるいは，健側聴力と同程度まで回復したとき．
(2) 改善
    低音域3周波数の聴力レベルの平均が10 dB以上回復し，かつ治癒に至らないもの．
(3) 不変
    低音域3周波数の聴力レベルの平均が10 dB未満の変化．
(4) 悪化
    (1)(2)(3)以外のもの．
＊ただし両側性の場合は（1）のみで判断する．

（松田京子ほか．Audiology Japan 2002[1]より）

メニエール病への移行

- さらに蝸牛型メニエール病にめまい発作を伴う，メニエール病確実例に移行する症例もある．急性低音障害型感音難聴が再発して蝸牛型メニエール病に移行する頻度は70〜80％以上と高いが，これらの症例がさらにメニエール病確実例に移行する頻度は20〜30％程度と考えられている[2]．

- 以上の臨床像から，急性低音障害型感音難聴の病態は，主として蝸牛に限局した内リンパ水腫の初回発作と考えられ，短期的には予後良好であるが長期的には難聴が再発して蝸牛型メニエール病に移行しやすい（70〜80％以

❸ メニエール病確実例および非定型例の診断基準・簡易版（2008年度改訂，2009年度修正）

I. メニエール病確実例
難聴，耳鳴，耳閉感などの聴覚症状を伴うめまい発作を反復する．

II. メニエール病非定型例
下記の症候を示す症例をメニエール病非定型例と診断する．
① メニエール病非定型例（蝸牛型）
  聴覚症状の増悪・軽快を反復するが，めまい発作を伴わない．
② メニエール病非定型例（前庭型）
  メニエール病確実例に類似しためまい発作を反復する．一側または両側の難聴などの聴覚症状を合併している場合があるが，この聴覚症状は固定性で，めまい発作に関連して変動することはない．
  この病型の診断には，めまい発作の反復の状況を慎重に評価し，内リンパ水腫による反復性めまいの可能性が高いと判断された場合にメニエール病非定型例（前庭型）と診断すべきである．

- **原因既知の疾患の除外**

メニエール病確実例，非定型例の診断にあたっては，メニエール病と同様の症状を呈する外リンパ瘻，内耳梅毒，聴神経腫瘍，神経血管圧迫症候群などの内耳・後迷路性疾患，小脳，脳幹を中心とした中枢性疾患など原因既知の疾患を除外する必要がある．

（厚生労働省難治性疾患克服研究事業 前庭機能異常に関する調査研究班編．メニエール病診療ガイドライン．金原出版；2011[3]より）

❷ 急性低音障害型感音難聴の病態模式図とメニエール病への移行

上）．さらにこれらの症例の一部は内リンパ水腫が内耳全体に進行し，聴力変動に回転性めまい発作を伴うメニエール病確実例に移行する（20～30％程度）．

■ 非内リンパ水腫病態の混在

- 急性低音障害型感音難聴の診断には突発性難聴と同様，既知の疾患を除外する必要がある[★4]．
- そのようにして診断した急性低音障害型感音難聴でさえも，内リンパ水腫以外の病態，すなわち蝸牛血管条の循環障害，内耳骨迷路の瘻孔など，異なる病態の混在を避けられない（30％以下）．非再発例のみならず再発例の病態をすべて内リンパ水腫と考えることには注意が必要である（❷）．

急性低音障害型感音難聴における非内リンパ水腫病態の考え方

- 最後に，急性低音障害型感音難聴における非内リンパ水腫病態として，内耳循環障害と内耳瘻孔の考え方を解説する．

■ 内耳循環障害

- 前庭に限局する内リンパ水腫が再発して回転性めまい発作を繰り返すと，厚生労働省研究班によるメニエール病診断基準からは，メニエール病疑い

★4
突然，低音障害型の感音難聴をきたす既知の疾患には，ステロイド依存性難聴，内耳奇形，外リンパ瘻，脳脊髄液減少症，聴神経腫瘍などがある．

例，いわゆる前庭型メニエール病と診断される（❸）³⁾．この前庭型メニエール病にも蝸牛型メニエール病と同様に，非内リンパ水腫病態が混在していると考えられる．
- 前庭型メニエール病と診断した症例に対して，内リンパ水腫病態を想定した浸透圧利尿薬と循環障害を想定した血管拡張薬を検討したところ，回転性めまい発作持続時間が短く，蝸電図検査陰性の症例に血管拡張薬が著効する結果が報告されている．
- 蝸牛型メニエール病にも同様の検討が必要である．

> **ポイント**
> ①内リンパ水腫検査が陰性の場合に内耳循環障害を意識する必要がある．
> ②浸透圧利尿薬と血管拡張薬の使い分けによる治療的診断が有用な場合がある．
> ③内耳フレア（fluid attenuated inversion recovery：FLAIR）画像により内耳循環障害を検出できる場合がある．

内耳瘻孔

- 外リンパ瘻の狭義の疾患概念は外リンパの漏出であるが，最近では外リンパの漏出が認められない内耳骨迷路のみの瘻孔を広義の概念としてとらえるようになってきている．
- 腹圧，髄液圧あるいは気圧変化など，さまざまなエピソードを介して発症すると考えられ，画像検査による診断は困難な場合が多い．
- 瘻孔の位置，状態により低音部の変動難聴のみ，回転性めまいのみを呈する場合もあり，鑑別診断に注意を要する．
- 保存的治療で改善しない場合，試験的鼓室開放による瘻孔閉鎖術の適応となる．

> **ポイント**
> - 内耳瘻孔でも内リンパ水腫検査は陽性の場合があるので注意を要する．
> - 内耳瘻孔検査により発現するめまい症状，眼振所見が重要である．
> - 純音聴力検査で低音部に気骨導差が認められる場合がある．

（北原　糺）

引用文献

1) 松田京子ほか．急性低音障害型感音難聴の疫学検討：突発性難聴全国疫学調査から．Audiology Japan 2002；45：197-202.
2) 野出美知子ほか．急性低音障害型感音難聴長期観察例の検討．Audiology Japan 2002；45：192-6.
3) 厚生労働省難治性疾患克服研究事業 前庭機能異常に関する調査研究班編．メニエール病診療ガイドライン 2011 年度版．東京：金原出版；2011．

第13章 急性低音障害型感音難聴

その病因
——遺伝的要因，環境的要因？

▶急性低音障害型感音難聴の診断基準については，p.199参照．

- 低音障害型の感音難聴はステロイド依存性難聴，外リンパ瘻，音響外傷，内耳奇形などの内耳疾患のほか，微小血管減圧術後，小脳橋角部腫瘍，特発性肥厚性硬膜炎などの中枢性疾患や特発性低髄液圧症候群でもみられることが知られている[1]．

- 急性低音障害型感音難聴（acute low-tone sensorineural hearing loss）は一般的に予後良好な疾患として知られているが，なかには再発，反復する例や，メニエール（Ménière）病へ移行する例があることが報告され，必ずしも予後良好な疾患ではない症例もあることが明らかになってきている．

診断，治療に際して，多くの病態を想定する

- したがって低音障害型の感音難聴患者の診察の際には，厚生労働省研究班の診断基準に該当する典型例のほか，多くの病態が関与していることを考えながら診断を進める必要がある．また治療を進める際にも，病態を想定しながら治療に対する反応をみながら進めることが重要である．

- 病因に関しては不明な点が多いが，いずれにしても急性低音障害型感音難聴には多彩な病態が含まれており，今後新しい視点でこの疾患の病因について整理していく必要があると思われる．

- 本項では，急性低音障害型感音難聴の病因について最近明らかになりつつある内リンパ水腫の画像診断と突発性難聴や低音障害型感音難聴の遺伝子解析について紹介する．

メニエール病／内リンパ水腫との関連性

メニエール病の一部症例に内リンパ水腫の関与はほぼ確実

- 従来からメニエール病（内リンパ水腫）との関連性が論じられており，少なくとも一部の症例には内リンパ水腫が関与していることはほぼ確実であると考えられている．

- 急性低音障害型感音難聴と連続する疾患群として蝸牛型メニエール病がある[★1]．

★1
2011年に改訂された厚生労働省前庭機能異常調査研究班の診断基準では「めまいを伴わない蝸牛症状の反復例」は「メニエール病疑い例」から「メニエール病非定型例（蝸牛型）」に分類されることとなった．

- Williamsら（1950）[2]は，メニエール病の初期にめまいがなく聴力変動，耳鳴を伴う疾患群を "endolymphatic hydrops without vertigo" として報告して以来，メニエール病の一亜型として「蝸牛型メニエール病」の存在が認められるようになっている．グリセロールテストで陽性を示すこと，病理学的所見がメニエール病に類似していることからメニエール病と連続した病態であると考えられてきた[2,3]．

- このように，めまいを伴わない，あるいは逆に難聴を伴わない非典型的な

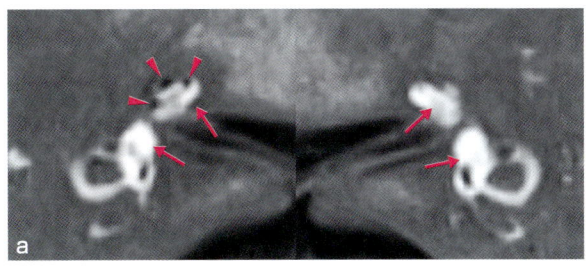

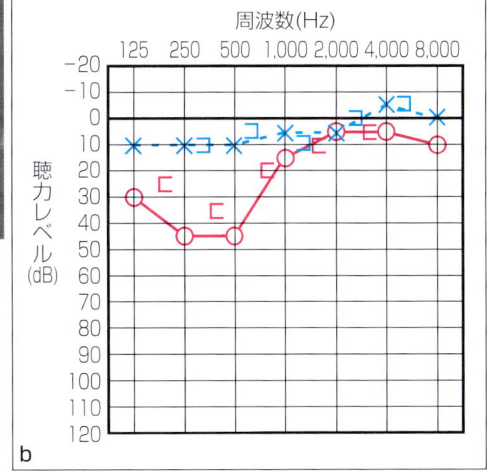

❶**右急性低音障害型感音難聴症例（41歳，女性）**
a：MRI．外リンパ腔は白く造影され（→），内リンパ腔は黒い透亮像として確認できる（▶）．健側でも透亮像は確認できるが面積は小さい．
b：オージオグラム．

メニエール病については，メニエール病への移行例もみられることから，メニエール病の診断基準には合致していないものの類似疾患（蝸牛型メニエール病，前庭型メニエール病）としてその病態が注目されてきた．

▶メニエール病の診断基準については，p.184 参照．

- これまで，内リンパ水腫を推定する代表的な検査として蝸電図，グリセロールテストがあるが，急性低音障害型感音難聴症例において，蝸電図[4]，グリセロールテスト[5]では内リンパ水腫の所見を呈することが多く，病態として内リンパ水腫が関与していることが推測されている．

内リンパ水腫の画像診断
- 近年，3T-MRIを用いてガドリニウム（Gd）鼓室内投与により内リンパ水腫を直接画像診断することが可能になり，新しい視点で疾患分類ができるようになってきた[6, 7]．
- ガドリニウム分子は正円窓を通過し外リンパ腔に移行するが，ライスネル（Reissner）膜は通過できず内リンパ腔には移行しないために，外リンパ腔と内リンパ腔が区別され描出されることを利用している．

Gd 投与により，外リンパ腔と内リンパ腔が区別され描出

- 筆者らの施設では両側に鼓室内投与し，蝸牛および前庭の左右を比較することにより内リンパ水腫を定量的に評価している[7]．❶に急性低音障害型感音難聴症例のMRI所見を示すが，内リンパ水腫の存在が明らかに認められている．
- 蝸牛型メニエール病にも内リンパ水腫が存在することが報告され[8, 9]，メニエール病と類似した病態であることが明らかになってきたが，少なくとも急性低音障害型感音難聴症例の一部には内リンパ水腫が存在することは間違いないと思われる．いずれにしても蝸牛型メニエール病の初回発作は急性低音障害型感音難聴として発症し，一部は「メニエール病非定型例（蝸牛型）」として移行すると考えられている．
- われわれは治療により聴力改善がみられた蝸牛型メニエール病症例に複数

❶厚生労働省診断基準（確実例）と準確実例の診断基準（私案）

	確実例	準確実例	
		1）高音域聴力障害既存例	2）ALHL 軽症例
原因	不明・不確実		
自覚症状	急性・突発性に，蝸牛症状（耳閉塞感・耳鳴・難聴）を自覚	左と同じ	
めまい	伴わない （軽いめまい感・浮動感は不問）		
低音障害型感音難聴	70 dB ≦ LT3 合計 HT3 合計 ≦ 60 dB	70 dB ≦ LT3 合計 65 dB ≦ HT3 合計 ※前提条件あり	50 dB ≦ LT3 合計 ≦ 65 dB HT3 合計 ≦ 40 dB

※前提条件：同時に検査した対側耳聴力あるいは過去2年以内に行ったオージオグラムの同側耳聴力と比較して，低音3周波数（LT3）の各周波数閾値差が10 dB以上，合計40 dB以上であり，かつ高音3周波数（HT3）の各周波数閾値差が10 dB以内，合計25 dB以内であること．

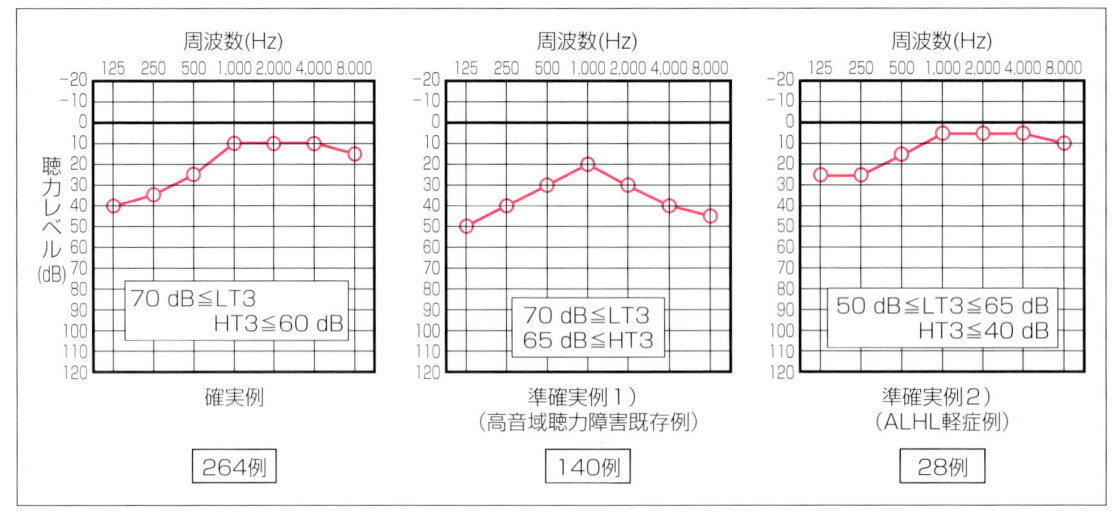

確実例	準確実例1） （高音域聴力障害既存例）	準確実例2） （ALHL軽症例）
70 dB≦LT3 HT3≦60 dB	70 dB≦LT3 65 dB≦HT3	50 dB≦LT3≦65 dB HT3≦40 dB
264例	140例	28例

❷確実例，準確実例の1）高音域聴力障害既存例，2）ALHL軽症例の代表的オージオグラムと，過去の15年間（1991年8月～2006年7月）に当院を受診（発症1週間以内）し，❶の基準を満たした432例（1年以上の経過観察例）の内訳

- したがって，ALHLはどの年齢層にも，また，どのような既存難聴者にも発症する頻度の高い疾患で，聴力型が「低音障害型」を示すとは限らないといえる．

鑑別を要する最も重要な2疾患

- ALHLには再発を繰り返す再発反復例と再発しない単発例がある．
- 単発例と鑑別を要する重要疾患は，低音障害型の突発性難聴であり，再発反復例と鑑別を要する重要疾患はメニエール病である．

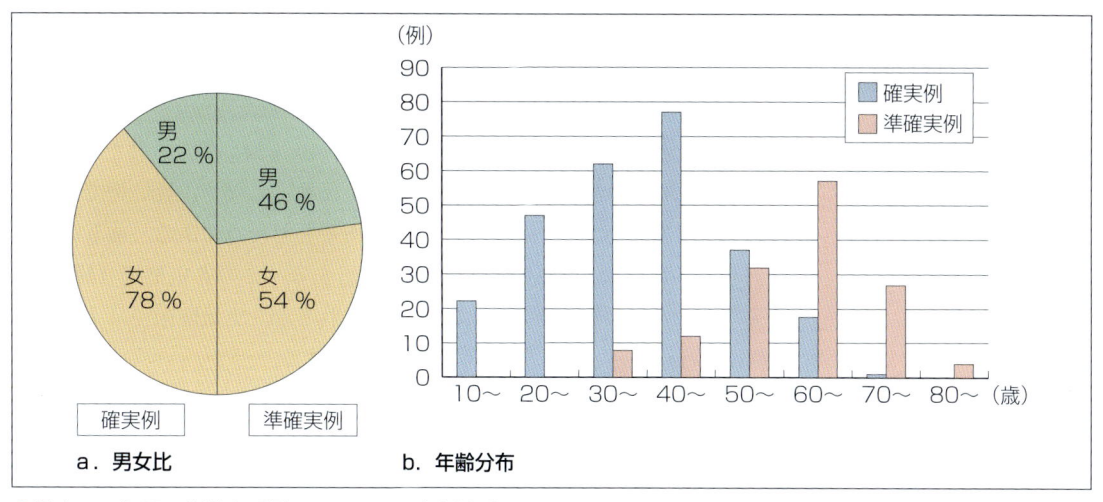

❸ 過去15年間に当院を受診したALHL確実例（n=264）と準確実例1）[高音域聴力障害既存例に発症したALHL]（n=140）の男女比（a）および年齢分布（b）
男女比は確実例では4:1で女性が多いのに，準確実例では男女ほぼ同数であった．年齢分布は確実例では30〜40歳代に多いのに，準確実例では60歳代（平均60.2歳）が多かった．

■ 突発性難聴（低音障害型）

鑑別を要する理由（下記のような症例の存在）

①突発性難聴の回復経過中にALHLの聴力基準を満たす例[4]．
②ALHLとして治療開始後に中高音域も障害され突発性難聴に移行する例[4]．
③ALHL治癒の数年後に突発性難聴を発症したり，その逆の経過を示す症例．
● 上記①，②の症例は両疾患の鑑別が困難な場合があることを，③の症例は，両疾患が臨床的には異なるものであることを示唆している．

▶ p.224 も参照．

ALHLと突発性難聴（低音障害型）の鑑別の要点

● 純音聴力検査における1,000 Hz閾値：1,000 Hz閾値が30 dB以下の場合はALHL，35 dB以上の場合は突発性難聴（低音障害型）と診断する．
● ALHLの厚生労働省診断基準にこの1,000 Hz閾値は明記されていないが，原因不明の突発難聴者（急性・突発性発症の感音難聴者）を対象に1,000 Hzにおける10 dBステップオージオグラムを検討した立木の報告[5]に基づいている．

■ メニエール病

鑑別を要する理由（下記のような症例の存在）

①ALHLの治癒後めまいを反復してメニエール病に移行する例がある．
②ALHLに軽いめまい感や浮動感を（一度だけ）伴う例[★3]がある
③ALHL様発作に回転性めまいあるいは眼振を認めた後，5年以上めまいを再発しない例がある．
● 当院データ（1991年8月〜2006年7月）では，①が19例，②が23例，③が4例認められた．

▶ p.176 も参照．

★3
厚生労働省診断基準ではALHL確実例に入る．

メニエール病の新ガイドラインについて

- 30年ぶりに改定されたメニエール病の厚生労働省診断基準（2008）に基づいてメニエール病の新ガイドライン（2011）[6]が示された．
- 新診断基準の主な変更点は，旧診断基準（1974）で疑い例とされた，蝸牛症状のみを反復する例と，類似めまいのみを反復する例を，疑い例ではなく非定型例すなわちメニエール病の一型であるとした点にある．前者の非定型例（蝸牛型）は，ALHLの反復例に該当する．この非定型例（蝸牛型）はメニエール病に移行することが多いとされるが，実地臨床ではメニエール病に移行しないALHL反復例を数多く経験する．

メニエール病との鑑別の要点

めまいの性状・持続時間について

- メニエール病確実例では，10分以上持続する回転性めまい（嘔気を伴う）が多いとされる．初診時にこのようなめまいを認めたら，ALHLから除外する[★4]．

眼振について

- 初診時に，眼振検査（赤外線カメラ）で方向固定性・水平性の自発・注視・頭位眼振を認めたら，ALHLから除外する[★4]．

聴力障害について

- メニエール病の聴力障害は，初期には低音障害型の可逆性障害が多く，病期が進行すると障害が中・高音域に及び不可逆性となることが多い．
- ALHLの経過観察中にめまいを随伴することなく，中高音域障害や他側（両側）の障害を引き起こして反復することがある．このような場合にはメニエール病移行を考慮して経過をみる．

ALHLの難治例（頻回反復例や不変悪化例）

- 内リンパ水腫検出検査（グリセロールテスト，蝸電図など）を行う．
- 最近，画像検査（3テスラMRIの3D-FLAIR画像）で内リンパ水腫の直接描出も可能になった．

長期にわたる経過観察が重要

- ALHLの頻回反復例やめまい（1回）随伴例がメニエール病に移行するか否かを確認する方法は，長期経過観察のみである．最低2年は経過をみる．
- 当院データではメニエール病移行例19例中2年以内は5例（約25％）のみであった．

鑑別を要するその他の疾患

外耳・中耳疾患

鑑別を要する理由

- ALHLと同じ耳閉塞感を主訴とすることが多い．
- 純音聴力検査でALHLの低音域に気導骨導差を認める[★5]ことがある．

▶メニエール病の診断基準については，p.184参照．

[★4] 経過観察中の回転性めまいや眼振（＋）例はすぐにALHLから除外せずその再発（メニエール病移行）まで経過をみる．

▶ALHLの経過予後については，p.221❶参照．

[★5] オージオメータのJIS規格改正（2000年）後，低音域に気導骨導差を認める例が多くなったので要注意．

鑑別の要点
- 詳細な鼓膜観察とティンパノメトリーは必須.
- 正確な骨導閾値検査（純音聴力検査）[*5] を行う.
- ALHL難治例には，耳管機能検査や画像診断も必要.

外耳道湿疹，外耳道真珠腫（軽症例）
- とくにALHL軽症例では耳いじり癖の有無（耳かき回数）を必ず聞く.

耳管狭窄症，耳管開放症
- 耳管通気度検査や頭位下垂検査が有用.

滲出性中耳炎
- 鼓膜混濁例では時に鼓室試験穿刺が必要.

■ 内耳疾患
鑑別を要する理由
- 耳閉塞感を訴え，純音聴力検査で時に低音障害型感音難聴を示す.

鑑別の要点
- とくにALHL難治例では，詳細な問診，聴覚平衡機能検査，画像診断を行って，診断に難渋することの多い下記疾患を鑑別する.

外リンパ瘻（特発性）
▶ p.122参照.
- めまいを訴え，眼振を認める例が多い.
- ALHL反復例に類似の変動性感音難聴を示す例がある.
- 最近，CTP（cochlin-tomoprotein〈診断マーカー〉）検出法による簡易診断が可能になった.

上半規管裂隙症候群
- ALHL様耳症状にトゥリオ（Tullio）現象[*6]や瘻孔症状（外耳・中耳の圧変化でめまい）を伴う場合に鑑別を要する.
- 鑑別の要点は，眼振検査（垂直性・回旋性），純音聴力検査（伝音難聴が多い），側頭骨CT（上半規管の骨破壊・裂隙を確認）である.

★6 トゥリオ現象
強大音聴取や発声時にめまいを自覚する現象.

ステロイド依存性感音難聴，自己免疫疾患に伴う感音難聴
- 副腎皮質ステロイドの投与（増量）による難聴改善，投与中止（減量）に伴う難聴悪化を確認する必要がある.
- 全身症状のチェックと免疫学的検査を行う.

特発性低髄液圧症候群
- 主症状は起立時に増悪，臥床時に減弱する頭痛で，約20％にALHL様耳症

状を伴うといわれる．
- 頭部造影 MRI で脳脊髄液の減少を確認する．

■ 後迷路性疾患
小脳橋角部腫瘍
- 自記オージオメトリー，カロリックテスト，ABR（聴性脳幹反応）を行い，疑い例には頭部造影 MRI で内耳道・小脳橋角部を精査する．

（阿部　隆）

引用文献
1) 阿部　隆．低音障害型突発難聴．耳鼻咽喉科・頭頸部外科 1982；54：385-92.
2) 村井和夫ほか．急性低音障害型感音難聴―診断基準について．厚生省特定疾患急性高度難聴調査研究班　平成 11 年度研究業績報告書．2000．p.25-7.
3) 阿部　隆．急性低音障害型感音難聴の診断．Audiology Japan 2006；49：146-55.
4) 立木　孝．EBM からみた突発性難聴の臨床．東京：金原出版；2005．p.106-10.
5) 立木　孝．低音型突発難聴―その病態と病因．耳鼻咽喉科展望 1993；36：677-84.
6) 厚生労働省難治性疾患克服研究事業　前庭機能異常に関する調査研究班編．メニエール病診療ガイドライン 2011 年度版．東京：金原出版；2011.

第13章 急性低音障害型感音難聴

最適な治療は何か？

- 急性低音障害型感音難聴（acute low-tone sensorineural hearing loss：ALHL）は治癒しやすいが反復例・再発例もみられ，なかにはメニエール病に移行する症例も認められる．このことから本疾患の病態の一つとしてメニエール病と同様な内リンパ水腫の可能性が考えられている．
- 原因不明の急性感音難聴という症状から突発性難聴との共通点も認められる．
- 診断基準からもわかるように，急性低音障害型感音難聴は同様の聴力型を呈する疾患であれば該当することとなり，いくつかの疾患がオーバーラップしていると考えられる．
- 本疾患の誘因として社会の不安や緊張，ストレスがあげられている．このような特徴を考慮して治療方針を立てる必要がある．
- 急性低音障害型感音難聴に対して高いエビデンスレベルで有効性が証明された治療法はなく，まだ試行錯誤の段階である．

▶急性低音障害型感音難聴の診断基準については，p.199参照．

薬物治療

■ 副腎皮質ステロイド

- 強力な抗炎症作用，抗免疫作用，細胞防御作用を期待して投与される．
- 投与量の違いで治療効果が異なる可能性があるが，大量投与が有効という報告[1]と通常量が有効とする報告[2]のどちらもみられ，投与量の基準は定まっていない．

ステロイド投与量の基準は定まっていない

- ステロイドの種類でも治療効果が異なる可能性がある．ミネラルコルチコイド活性を有するステロイド（プレドニゾロンなど）を大量投与すると聴力は一時的に悪化する可能性がある[2]．
- ステロイドの必要性は少ないという報告もみられる[3]．
- 以上から，ステロイドの使用についてはその副作用もあり，慎重になる必要がある．また，投与する場合でも短期間の投与とすべきと考えられる．
- しかし，数週間以上経過した例において，ステロイド投与開始後に聴力改善を認めることもあるため，ほかの治療で効果が認められなかった例，また感音難聴が比較的高度な例や1,000 Hzの閾値上昇を認める例ではステロイドの投与を考慮する．

> 処方例
> ①プレドニゾロン：30～60 mg/日より漸減，7～10 日間投与．
> ②デキサメタゾン（デカドロン®）：4～8 mg/日より漸減，7～10 日間投与．

■ 利尿薬

利尿薬は内リンパ水腫を想定した治療に使用

- メニエール病のような内リンパ水腫を想定した治療に使用される．
- 浸透圧利尿薬[★1]や炭酸脱水酵素阻害薬[★2]が投与される．
- メニエール病では症状が安定してきた段階ですみやかに減量・中止するほうが良いとされるが急性低音障害型感音難聴では投与期間に関しての報告はまだない．

★1 浸透圧利尿薬
液の浸透圧を増大させることで血管中に水分をたまらせ，周囲臓器の過剰な水分を取り除く作用がある．

★2 炭酸脱水酵素阻害薬
炭酸脱水酵素を阻害することで近位尿細管での Na 再吸収を阻害する．

> 処方例
> ①イソソルビド（イソバイド®）：90～120 mL/日，毎食後．
> ②アセタゾラミド（ダイアモックス®）：250～750 mg/日，朝食後．

■ ATP 製剤，ビタミン製剤

- ATP 製剤は血管拡張作用により各種臓器組織の血流量を増加させる．
- 比較的安全性の高い薬剤であり急性・慢性を問わず内耳疾患に対し投与される．
- 他の薬剤と併用されるが，単独で使用することも多い．

> 処方例
> ① ATP 製剤（アデホスコーワ®顆粒）：300 mg/日，毎食後．
> ②ビタミン製剤（メチコバール®など）1,500 µg/日，毎食後．
> ● 点滴療法
> ①低分子デキストラン L®＋アデホス-L コーワ®＋ネオラミン・スリービー®：
>   5 日間投与．
> ② ATP 製剤：40～80 mg/日，7 日間．

■ 漢方薬

- 利尿作用やステロイド類似作用のある薬剤が投与される．
- 肝酵素上昇や電解質異常などの副作用があるため長期投与の際は注意が必要である．

> 処方例
> ①柴苓湯：9 g，毎食前．
> ②五苓散：7.5 g，毎食前．

安静・食事

- 急性低音障害型感音難聴の誘因にストレスが関与していると考えられる症例は多く、心身ともに安静を保つことはきわめて重要であり、自律訓練法などのストレスコントロールは有効とされる[4]。
- メニエール病症例に有効と考えられている水代謝促進のため水分摂取、減塩、有酸素運動が推奨されている。

> 心身ともに安静を保つことはきわめて重要

治療をめぐる問題点

- 急性低音障害型感音難聴の特徴として[5]
  ①短期的には予後良好例が多いこと
  ②長期的には反復、再発例が多いこと
  ③長期間経過していても回復する例が多いこと
  ④自然治癒例も少なくないこと
  などから治療効果を比較する際に、投与期間や効果の判定時期、最終的な予後判定時期などを決めるのが難しい。
- 薬物療法においては併用療法が多いこともあり、厚生労働省研究班により副腎皮質ステロイド、イソソルビド、ATP 製剤の単独投与による多施設共同の比較試験が行われている[6]。2 週間投与後の聴力改善はプレドニゾロン、ATP 投与群に比べ、イソソルビド投与群がやや不良な傾向がみられたが、症例数の偏りなどいくつか問題点があり、さらに慎重な検討を要するとしている。

治療法の選択

- 以下の聴力予後に影響ある因子について考慮しながら治療を行う必要がある[7]。
  ①聴力レベル
  ②発症から受診までの期間（陳旧性か否か）や受診までの治療内容
  ③初発例であるか再発例であるか
  ④ストレスの有無
  ⑤年齢
  ⑥合併症の有無（糖尿病や自己免疫疾患など）
- これまで急性低音障害型感音難聴の治療に関するエビデンスは確立されていないこともあり副作用の少ない薬剤、治療が第一選択とされる。

> **ポイント**
> - 心身の安静は必要不可欠と考えられる。
> - 薬物治療としてはATP 製剤（点滴または内服）、イソソルビドが選択さ

れ，改善ない場合にステロイド投与を検討する．
- 再発例，難治性の場合は，メニエール病や突発性難聴に準じた治療も検討する．

（桑島　秀，佐藤宏昭）

引用文献

1) Fuse T, et al. Short-term outcome and prognosis of acute low-tone sensorineural hearing loss by administration of steroid. ORL J Otorhinolaryngol Relat Spec 2002；64：6-10.
2) 真鍋恭弘．急性低音障害型感音難聴の治療—ステロイド．Monthly Book ENTONI 2007；78：54-9.
3) 朝隈真一郎．急性低音障害型感音難聴—その治療と最近の動向．Audiology Japan 2006；49：156-61.
4) 小川　郁．急性低音障害型感音難聴．JOHNS 2011；27：1345-46.
5) 佐藤宏昭．急性低音障害型感音難聴をめぐる諸問題．Audiology Japan 2010；53：241-50.
6) 小川　郁，ほか．低音障害型感音難聴に対する単剤治療における共同研究．厚生労働科学研究補助金　難治性疾患克服研究事業　急性高度難聴に関する調査研究　平成22年度総括・分担研究報告書．2010．p.38-41.
7) 隈上秀高．難聴・急性低音障害型感音難聴．Monthly Book ENTONI 2009；100：1-9.

第 13 章　急性低音障害型感音難聴

再発防止は可能か？

- 急性低音障害型感音難聴（acute low-tone sensorineural hearing loss：ALHL）は，比較的治りやすい急性感音難聴であると考えられているが，実際には治療に難渋することも少なくない．
- その要因の一つとして，一度聴力が改善しても数か月後，早ければ数日後に再度聴力が悪化する症例が存在することがあげられる．
- 難聴を繰り返す症例の頻度は報告によってさまざまであるが，佐藤らはALHL の 2〜3 割ではないかとしている[1]．
- さらに，これらの症例では難聴の悪化を繰り返す回数が多くなるほど聴力予後が悪くなるといわれているため，難聴の再発予防は重要な課題である．

> ALHL 症例は難聴を繰り返すほど，聴力予後が悪くなる

ALHL とメニエール病は同じか？

- 2000 年（平成 12 年）に厚生省急性高度難聴に関する研究班が提案した診断基準（案）では，「低音障害型難聴の原因は不明または不確実」とされているが[2]，もともと，聴力像と発症様式といった臨床症状から診断する疾患であるので，おそらく ALHL のなかにはさまざまな病態が含まれているものと考えられる．
- 一方，難聴を繰り返す症例の一部が「メニエール（Ménière）病」に移行することから，経過中にめまいを生じない症例については「蝸牛型メニエール病」，「endocochlear hydrops without vertigo」とよばれているものと同様の状態をみている可能性が高いとする報告もある[3]．
- 仮に，ALHL のうち再発を繰り返す症例のほとんどが「蝸牛型メニエール病」であるとすれば，「ALHL の再発を予防すること」は「内リンパ水腫をコントロールすること」になると考えられる．
- そこで本項では，まず内リンパ水腫の治療に関する従来の報告について検討することで，ALHL の再発が予防できる可能性があるか否かを考察する．
- なお現在，内リンパ水腫の原因になると報告されている病態について❶に簡単に示した．

▶ ALHL の診断基準については，p.199 参照．

> ALHL の再発予防は内リンパ水腫のコントロール？

再発予防の方法は？

- 内リンパ水腫に対して直接作用する薬剤としては低浸透圧利尿薬であるイソソルビドが有名であるが，これを長期に投与（平均 80.3 週）したメニエ

❶内リンパ水腫の原因

内リンパ水腫の原因として報告されているものを示した．ALHLの再発例が蝸牛型メニエール病と同様の病態だとすれば，内リンパ水腫の原因となるといわれる要因を制御することで，難聴の繰り返しを予防できるかもしれない．

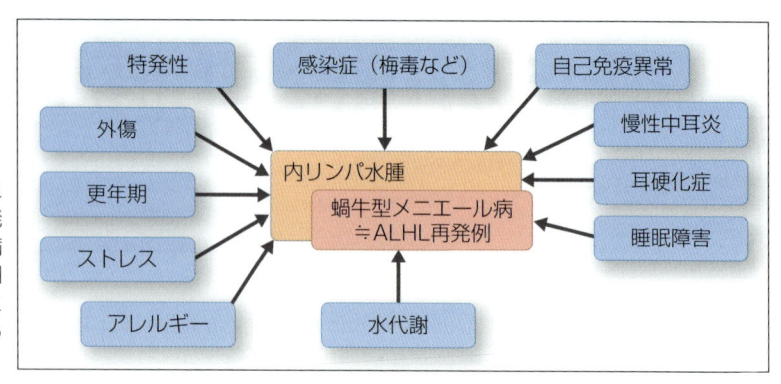

```
特発性   感染症（梅毒など）   自己免疫異常
外傷                              慢性中耳炎
更年期    内リンパ水腫         耳硬化症
         蝸牛型メニエール病
ストレス  ≒ALHL再発例          睡眠障害
アレルギー        水代謝
```

ール病確実例19例についての報告では，聴力に対する有効率は21％であり，あまり高くないとされている[4]．イソソルビドの効果は内服時の血漿浸透圧や内耳有毛細胞の障害の程度などの影響を受けるといわれているので，難聴の再発予防として無効とはいえないものの，確実な方法とも言い難いのではないかと思われる．

- 一方，メニエール病の手術として有名な内リンパ嚢手術に関しては，術後に聴力が悪化する症例もあることから，難聴だけを主訴とするALHLの再発例には行い難いと考える．
- また，非侵襲的な治療法である中耳加圧療法（メニエット®）は，わが国では保険診療としては認められておらず十分なデータもないが，聴力改善が認められたとする報告もあるので[5]，ALHLに対してもある程度の効果が期待できるかもしれない．
- 他方，内リンパ水腫形成にはなんらかの自己免疫異常が関係しており，血清内耳抗体（68 kDa）陰性例に比べ，陽性例に再発例が多く認められたとする報告もある[6]．このような症例に対して副腎皮質ステロイドに加えて免疫抑制薬（シクロホスファミド）を投与したところ，聴力が改善し1年以上維持できたとされているが，ALHLの再発予防の目的で副作用の強い薬剤を長期に投与することには問題があるように思われる．
- またメニエール病発作の誘因は主にストレスであるという説があり，ストレ

> **Advice ALHLの再発予防のための考え方**
>
> ALHLの原因としては，内リンパ水腫をはじめさまざまなものが考えられているが，現時点では明らかになっていない．したがって確実に聴力を改善できる，あるいは聴力変動を予防できる方法は存在しない．しかしながら，精神的なストレスや肉体的な過労をきっかけとしてALHLを発症する症例は少なくなく，そのような環境に遭遇するたびに聴力が変動する症例もよく経験する．これらに対しては薬剤投与に加えて，環境を改善する，あるいはストレスをうまく調整するような方法を考えることも重要であるように思われる．
>
> そのため，環境要因が明らかな症例に対しては，まず環境を変える工夫ができるかどうかを検討するようにしている．一方，環境を変えることが困難な症例に対しては，自律神経訓練法を含む心理治療を行うほか，必要に応じて，睡眠薬，抗不安薬を投与するなどして，いかに環境に順応できるかについて検討するようにしている．

- ス軽減と気分転換を指導することで発作の軽減ができたとする報告がある[7].
- さらにストレスは抗利尿ホルモン（antidiuretic hormone：ADH）の分泌を増大させることによって内リンパ水腫の発症に関与しているという報告もある．ADHは水分摂取によって分泌調整されることから，メニエール病のコントロールの方法として十分な水分摂取を奨励している施設もある[8]．この理論には賛否両論があるが，ALHLにも試す価値はあるものと思われる．
- また，メニエール病症例の側頭骨病理を検討した報告では，血管条の血流減少を思わせる所見があるとされており，前下小脳動脈の血流障害によってメニエール病に似た症状を示した症例報告もあることから[9]，内耳の血流改善もALHLの難聴再発の予防になる可能性がある．その意味で，循環改善薬の内服や適度な有酸素運動なども有効ではないかと考えられる．

更年期障害や睡眠障害にも注意

- ALHLが女性に多く発症することから，更年期障害や生理不順などといった症状が難聴の再発に関与している可能性を考え，漢方薬の当帰芍薬散を投与したところ良好な結果が得られたとする報告がある[10]．もともと更年期障害はめまい，耳鳴などの症状を呈することから，症例によっては更年期障害のコントロールが難聴再発の予防につながる可能性もある．
- 一方，メニエール病症例では睡眠深度が浅くなり，総覚醒指数が上昇しているとの報告がある[11]．睡眠障害が原因であるのか，結果であるのかは不明であるが，睡眠の質の向上を図ることも，ALHLの再発予防につながる可能性がある．

（井上泰宏）

引用文献

1) 佐藤宏昭．急性低音障害型感音難聴をめぐる諸問題．Audiology Japan 2010；53：241-50.
2) 厚生省特定疾患急性高度難聴調査研究班平成11年度研究業績報告書．2000.
3) 加藤一寿ほか．当科における急性低音障害型感音難聴症例の検討．耳鼻咽喉科臨床 1994；補73：19-24.
4) 野沢 出ほか．メニエール病に対するイソソルビド長期治療．耳鼻咽喉科臨床 1993；86：499-507.
5) Gates GA, Green JD Jr. Intermittent pressure therapy of intractable Meniere's disease using the Meniett device：A preliminary report. Laryngoscope 2002；112：1489-93.
6) 富山俊一ほか．急性低音型感音難聴における68 kDa内耳自己抗体の関与．耳鼻咽喉科免疫アレルギー 2007；25：69-70.
7) 長沼英明．メニエール病と低音障害型感音難聴との比較．Monthly Book ENTONI 2007；81：60-6.
8) 長沼英明．メニエール病に対する水分摂取療法（Hydration Therapy）．日本医事新報 2011；4537：85-8.
9) Kariya S, et al. Vascular findings in the stria vascularis of patients with unilateral or bilateral Meniere's disease：A histopathologic temporal bone study. Otol Neurotol 2009；30：1006-12.
10) 玉木克彦ほか．急性低音障害型感音難聴の再発例に対する当帰芍薬散の使用経験．耳鼻と臨床 2006；52：S107-11.
11) Nakayama M, et al. Impaired quality of sleep in Meniere's disease patients. J Clin Sleep Med 2010；6：445-9.

第13章 急性低音障害型感音難聴

インフォームドコンセントの実際

●急性低音障害型感音難聴(acute low-tone sensorineural hearing loss：ALHL)は，インフォームドコンセント（informed consent）がたいへん重要な疾患である．それは，次の理由による．
① 職場や家庭で精神的ストレスを抱えている場合が多い．
② 不安感・焦燥感が強く日常生活における支障度が大きい．
③ 再発予防のため，自己管理が大切である．

初診時のインフォームドコンセントと治療

■ ALHLという疾患の説明[*1]

まずはじめに下記のような病気であることを簡単に話して安心させる[*2]．
① まじめで几帳面で，責任感の強い頑張り屋がかかりやすい病気．〔病前性格〕〔思考行動特性〕
② 原因は不明であるが，職場や家庭での精神的ストレスや個人的な心配事などが誘因となって発症することが多い病気．〔発症誘因〕
③ 内耳の障害で起こる病気．〔障害部位〕
④ 頻度の高い，ありふれた病気．〔発症頻度〕
⑤ 再発を繰り返したりめまいを起こす場合もあるが多くは治る[*3]病気．〔疾患予後〕

補足説明
① 自分の性格や思考行動特性（不安抑うつ傾向）を認識させることが本疾患の治療・再発予防上大切である．SDS（self-rating depression scale；自己評価抑うつ尺度）やSTAI（State-Trait Anxiety Inventory）などの心理テストが有用．
② 仕事の内容や職場環境，家族構成や家庭環境，学校生活や友人関係，個人的な悩みや心配事などについて心当たりの有無をまず聞く[*4]．ある場合にはその内容を聞き出し[*5]，思いを共有して適切なアドバイスをする．この誘因聴取が治療上・再発予防上最も大切なので言葉を選び慎重に行う．
③ 頭蓋内病変によるものではないということ．内耳の病態としては内リンパ水腫が最も有力視されていることを（メニエール〈Ménière〉病にふれながら）話す．
④ 実地臨床では，疑い例も加えれば新患10人中1人くらい来院する．
⑤ 100人中60人は再発しない．40人は再発をきたし，そのうち約10人はメニ

[*1] 初診時に5項目のすべてを話す必要はない．

[*2] 初診時は確定診断ではないことを一言．

[*3] 難治例もあるが短期予後は良好．

[*4] プライバシーに極力配慮．

[*5] 対面で困難な場合は，①別室で筆記させる，②後で自宅に電話する．

❶急性低音障害型感音難聴の経過予後

		発症3か月目	発症2年目	最終経過観察時 （2年～16年11か月， 平均6年6か月）
単発例	治癒例 改善例 不変例	224 {214 6 4	206 {198 5 3	164 {159 4 1
再発反復例	再発例 反復例	31 {19 12	46 {27 19	73 {45 28
メニエール病移行例		1	4	19

対象：下記の条件を満たすALHL症例256例．
　　①過去15年間（1991.8～2006.7）の当院受診例．
　　②発症1週間以内に来院し，2年以上の経過観察例．
　　③初診時に厚生労働省診断基準を100％満足する確実例．
結果：発症3か月目では，単発例88％・再発反復例12％，2年目では，おのおの80％・20％であった．経過観察期間が長くなるに従って再発反復例の割合が増加し，平均6年半の最終経過観察時には，単発例64％・再発反復例29％・メニエール病移行例7％であった．メニエール病移行例のうち，発症2年以内の移行は約20％のみであった．

エール病に移行するといわれているが，初診の時点で今後の経過予後を予測することは困難であると話す（詳細は❶参照）．

■ 治療について

- 薬物治療と生活指導の2つの柱を必ず組み合わせて行う．

薬物治療

a）ビタミン剤，循環改善薬，代謝賦活薬
b）イソソルビド製剤[★6]
c）副腎皮質ステロイド
d）自律神経調節薬，睡眠導入薬
e）抗不安薬，抗うつ薬

- 発症後1週間以内の来院例にはまずa），b）とd）を約1～2週間投与して経過をみる．まだ治癒していない場合にはさらにc）（時にe））を追加投与する．
- 筆者は，新鮮例の初診時にはc）を投与しない．

生活指導

a）規則正しい生活と睡眠指導
b）食生活指導（塩分摂取を控えめに，水分摂取を多めに）
c）気分転換によるストレス解消
　・静的：読書，音楽，映画など
　・動的：小汗をかくような有酸素運動
- c）では1時間以上の有酸素運動を週2回以上行うように勧める．治療上のみ

[★6]
ALHLに対するイソソルビド製剤の（適応外）使用が2011年9月に認められた．

有酸素運動は治療上のみならず，再発防止からも大切

ならず，再発予防上もきわめて大切．

■ その他：再来を勧める
- 症状が改善すると再来しないことが多い．ALHL は自覚症状と聴力障害が合わないことも多いので，治癒確認のためにと再来を勧める．

> 治癒確認のためにと，再来を勧める

再来時のインフォームドコンセントと治療

治癒している場合
- 再発の可能性と再発予防について話し，再発時・めまい発症時の来院を約束する．
- 自然治癒傾向があるので再発後2日くらいは経過をみてもよい，3日以上経過しても症状が変わらないなら早期に来院をと話す．

改善にとどまっている場合
- 自覚症状と聴力障害の改善程度によっては副腎皮質ステロイド内服の追加を考慮する．

不変悪化例や頻回再発（反復）例の場合
- 不変悪化例には，突発性難聴に準じた治療（副腎皮質ステロイドの投与）を行う．
- 発症誘因対策・生活改善状況・睡眠状況を聞きアドバイス・処方する．
- 聴覚平衡機能検査や画像診断（MRI 等）で他の疾患を鑑別する．
- 心療内科的あるいは精神科的疾患を考慮し，対処（診察紹介や心理学的治療〈認知行動療法〉の依頼など）する．

めまいを随伴して再発した場合
- 眼振の有無・性状をチェックして非前庭性，中枢前庭性，末梢前庭性を鑑別する．めまいを反復してメニエール病に移行するか否かを長期にわたって経過観察する．

（阿部　隆）

▶急性低音障害型感音難聴の患者説明例については，p.289 参照．

# 第14章　突発性難聴

第14章 突発性難聴

最低限必要な鑑別診断，必須の検査は？

突発性難聴は原因不明で突然発症する感音難聴

- 突発性難聴（sudden deafness, sudden hearing loss）とは診断基準（❶）[1]）に示すとおり，原因不明で突然発症する感音難聴である．ウイルス感染，内耳循環障害などが背景として考えられるが，依然として原因不明である．

鑑別すべき疾患は，突発的に発症するすべての難聴

- 鑑別すべき疾患は突発的に発症する難聴（いわゆる突発難聴）すべてである．
- まれではあるが，脳血管障害による突発難聴との鑑別が重要である．外リンパ瘻や聴神経腫瘍など手術加療が必要な疾患も突発性難聴と鑑別が必要であるため，その診断は重要である．
- 鑑別診断を行うためには検査が必要であるが，突発性難聴では最終診断を待ってからでは治療のタイミングを逸してしまう可能性もある．治療のタイミングや予後を念頭において，鑑別診断のための検査と治療を並行して行うことになる場合も多い．

突発性難聴と鑑別すべき疾患

- 過去の報告から突発難聴をきたす疾患を❷[1]）にまとめた．
- 多くの疾患と鑑別が必要であるが，ここでは主な鑑別疾患とポイントについて記載する．

▶ p.122 も参照．

外リンパ瘻

- 髄液圧・中耳圧の変化により内耳窓破裂が生じた結果，外リンパが中耳へ漏出する．鼻かみ，飛行機，ダイビング後，腹圧をかけた後に発症する．
- めまいを生じ，難聴も突発的であり，進行性でもあることから突発性難聴との鑑別が必要である．
- 瘻孔症状が陽性となる．
- 確定診断は試験的鼓室開放術にて外リンパの漏出を確認する．

▶ p.160 も参照．

ムンプス難聴

- 耳下腺または顎下腺腫脹後4日後から18日以内に発症する急性高度難聴である．
- ムンプス感染者との接触歴，予防接種歴を確認する．
- 耳下腺・顎下腺腫脹の有無，急性高度難聴発症後2～3週間にかけて血清ムンプス抗体価の有意上昇（同時に同一キットを用いて測定して4倍以上になることを確認）にて診断する．準確実例では，発症後3か月以内にムン

❶突発性難聴の診断

Ⅰ 主症状
1. 突然の難聴
2. 高度な感音難聴
3. 原因が不明,または不確実つまり原因が明白でないこと

Ⅱ 副症状
1. 耳鳴:難聴の発生と前後して耳鳴を生ずることがある.
2. めまい,および吐き気,嘔吐:難聴の発生と前後してめまいや,吐き気,嘔吐を伴うことがあるが,めまい発作を繰り返すことはない.

診断基準
確実例:Ⅰ 主症状,Ⅱ 副症状
疑い例:主症状の1,2の事項を満たすもの
参考 1) recruitment現象★1の有無は一定せず. 2) 聴力の改善悪化の繰り返しはない. 3) 一側性の場合が多いが両側性に同時に罹患する例もある. 4) 第Ⅷ脳神経以外に顕著な神経症状を伴うことはない.

(厚生省特定疾患急性高度難聴調査研究班 1973年)
(神崎 仁ほか. 聴覚. CLIENT 21 6. 中山書店;2000¹⁾ より)

❷突発難聴の原因

外傷性	外リンパ瘻,騒音曝露,側頭骨骨折,迷路内出血
腫瘍	聴神経腫瘍,錐体尖部腫瘍
循環障害	脳血管障害など
感染	髄膜炎,ウイルス(ムンプス難聴,ハント症候群など)
その他	メニエール病,急性低音障害型感音難聴,心因性,耳垢栓塞 自己免疫疾患,ステロイド依存性難聴,白血病,多発性硬化症

(神崎 仁ほか. 聴覚. CLIENT 21 6. 中山書店;2000¹⁾ をもとに作成)

★1 recruitment現象
補充現象ともいう.音が少しでも強くなると,音が大きく聞こえる現象.

プスIgM抗体を検出する.

ハント(Hunt)症候群
- 水痘・帯状疱疹ウイルスの感染による顔面麻痺,耳痛,耳介水疱を呈する.
- 各症状が必ずしも同じタイミングで最初から発症するわけではない.
- 上記臨床症状に加えて水痘・帯状疱疹ウイルス抗体価(ペア血清)で診断する.

特発性難聴
- 両側性の原因不明の進行性難聴である.
- 通常両側性であるため,突発性難聴とは鑑別できる.

免疫異常に伴う難聴(ステロイド依存性難聴)
- ステロイド投与量に依存して聴力が改善・悪化する.すなわち,突発難聴でステロイド漸減投与の過程で聴力が悪化してくるものは本疾患を疑う.
- 特異的な検査法がないものの,自己免疫疾患の合併症の有無や,赤沈亢進,免疫複合体の高値も参考になる.
- 全身性自己免疫疾患を伴わない難聴,いわゆる局所型あるいは内耳型ともいうべきステロイド依存性難聴もある.
- 両側性難聴が多いが,急性あるいは突然発症する時期は異なっていることがあることから,突発性難聴と鑑別が必要である.
- また,すでに対側が聾であり,唯一の耳に発症している例でも本疾患を疑う.

メニエール（Ménière）病
- めまい，耳鳴，難聴を反復する．低音域の難聴を示すことが多い．
- 初回発作では突発性難聴との鑑別が困難である．

▶ p.276 も参照．

機能性難聴（心因性難聴）
- 突発発症する成人の一側性の機能性難聴あるいは心因性難聴例が存在する．
- われわれが経験した症例全例とも女性であり，原因として心因が疑われた．
- 他覚的検査を治療前に施行できない場合，ステロイド治療に反応がなければ，心因性難聴も疑うことになる．
- 疑うことさえできれば，耳音響放射（otoacoustic emission：OAE），聴性脳幹反応（auditory brainstem response：ABR）など他覚的聴力検査で比較的診断は容易である．
- 心因を診断するために心理的背景の有無の問診，心理検査も有用である．

聴神経腫瘍
- 内耳道から小脳橋角部に向かって発生する腫瘍（神経鞘腫）である．
- 聴神経腫瘍では約 10～20 % の症例が突発難聴として発症すると報告されている．発症機序として，蝸牛神経への圧迫，内耳動脈圧迫による循環障害が有力であるが確定はしていない．
- 純音聴力検査で谷型の聴力型，とくに 2,000 Hz 付近が聴力で低下している例では本疾患を疑う．
- ステロイド治療により聴力が回復した症例にも聴神経腫瘍が含まれている可能性はあるため，頭部 MRI で鑑別する．
- 筆者は最近，突発性難聴罹患側の対側に聴神経腫瘍を認めた症例に遭遇した．突発性難聴では同側はもちろん対側耳も確認する必要がある．

> 聴神経腫瘍の 10～20 % が突発難聴を発症

> 鑑別は頭部 MRI で

▶ p.248 も参照．

音響による急性難聴
- 予期されない大きな音に曝露した際に生ずる急性音響外傷，強大音の短時間曝露によって起こる急性音響性難聴，騒音環境で働いている人がある日突然，一側の高度難聴をきたす騒音性突発難聴がある．
- 爆発音，ロックコンサートなどの強大音響の曝露，日常騒音の曝露歴について確認する．

脳血管障害
- 初発として突発的な難聴，めまいのみが先行し，後に小脳失調など第 VIII 脳神経以外の脳神経症状を有する例もある場合に除外する必要がある．
- 鑑別が重要な脳血管障害として，前下小脳動脈領域の梗塞があげられるが，その場合ではめまい，顔面知覚鈍麻，痛覚低下，小脳失調，眼振など難聴以外の症状を発症する．
- MRI の拡散強調画像などで鑑別する．

急性低音障害型感音難聴
- 低音域に限局した軽度・中等度の難聴である．①原因不明，②急速または突発的に発症する，そしてメニエール病のような③めまいを伴わないことが特徴である．若年女性に多く，難聴よりも耳閉感を訴える場合が多い．
- 突発性難聴よりも予後が良いとされる一方，再発も起こりうるため，突発性難聴とは異なる病態であると考えられている．

耳垢栓塞
- 突発発症した難聴を訴える例もある．
- 耳内観察によって鑑別可能である．
- 耳垢除去にて改善しない場合もあるので，純音聴力検査を施行する必要がある．

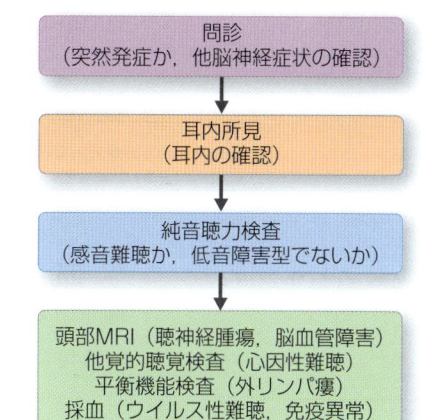

```
問診
(突然発症か，他脳神経症状の確認)
    ↓
耳内所見
(耳内の確認)
    ↓
純音聴力検査
(感音難聴か，低音障害型でないか)
    ↓
頭部MRI（聴神経腫瘍，脳血管障害）
他覚的聴覚検査（心因性難聴）
平衡機能検査（外リンパ瘻）
採血（ウイルス性難聴，免疫異常）
神経所見（脳血管障害）
```
(すみやかに治療を開始し，治療と同時進行で検査を進める)

❸ 突発性難聴の鑑別診断のための検査の進め方

鑑別診断のための問診と検査 ❸

> 治療と検査を並行して行う場合も多い

■ 問診
- 難聴発症がいつか，発症以前に難聴はあったか，難聴が一側か両側か，難聴の経緯，めまい，耳痛の随伴症状の有無などを確認する．
- 難聴よりも耳閉感，耳鳴などを強く訴える場合もある．
- また，外リンパ瘻の誘因となるような行動について確認する．
- 第Ⅷ脳神経以外の脳神経症状の有無を有するか確認する．
- 患者の既往歴として糖尿病，梅毒，自己免疫性疾患の有無を確認する必要がある．

■ 耳内所見
- 耳垢栓塞の有無，あるいは水痘・帯状疱疹ウイルス感染を疑わせるような外耳道の水疱・腫脹などの有無について注意する．

■ 純音聴力検査
- 谷型，不定型では聴神経腫瘍，低音障害型では急性低音障害型感音難聴やメニエール病の初回発作，皿型では心因性難聴を疑うことができる．

■ 眼振検査
- 末梢性を疑う所見かどうか，あるいは瘻孔症状の有無を観察し外リンパ瘻を疑う所見があるか検査を行う．

■ 頭部MRI
- 脳血管障害や聴神経腫瘍の診断に必須である．

- MRI 拡散強調画像では初期の脳梗塞を検出することが可能である．

■ 他覚的聴力検査（OAE，ABR）

- 心因性難聴あるいは機能性難聴では，純音聴力検査と比較して他覚的聴力検査の結果が正常に反応していることで初めて診断できる．

■ 血液検査

- ウイルス感染を疑わせる場合はウイルス抗体価，免疫異常を伴う難聴を疑う場合には赤沈値を検査する．

■ その他の鑑別診断と患者への説明

- 検査だけでは鑑別診断ができず，経過観察する過程において鑑別診断できる疾患もある．たとえば，メニエール病は初回の診療だけでは鑑別がつかないこともある．
- 初診時に突発性難聴を疑う症例のうち，めまい，耳鳴が反復してくるような例がある場合には，メニエール病を疑うことになる．同様に，ステロイド投与量を漸減あるいはステロイド中止後に聴力が悪化するような場合は，ステロイド依存性難聴も考慮する．
- したがって，初回の診療だけでは突発性難聴と診断できず，診断の過程で診断が可能な例であることも患者に説明する．

> **ポイント**
> - 突発性難聴は原因不明のものであり，検査で他の原因を否定して初めて診断が可能となる．そのために検査が必要であることを患者に説明する．
> - メニエール病など治療経過をみないと突発性難聴と鑑別できない疾患もある．
> - 突発的に難聴，めまいを初発とする脳血管障害も存在するため注意が必要である．
> - 外リンパ瘻，聴神経腫瘍など手術加療が必要となるような疾患を見逃さない．
> - まれな疾患ではあるが，心因性難聴も疑ってみる．

（神崎　晶）

引用文献

1) 神崎　仁，佐藤美奈子．突発性難聴．神崎　仁編．聴覚．CLIENT 21 6．東京：中山書店；2000．p.336-45．

第14章 突発性難聴

予後診断は可能か？

- 突発性難聴の予後に関して，これまでさまざまな検討が報告されている．基本的な予後因子としては，年齢，治療開始までの期間，初診時聴力レベル，めまいの有無，オージオグラムの聴力型などがあげられる．
- 本項ではこれら予後因子について，順に解説していく．

年齢・性

- 厚生労働省の2001年発症突発性難聴全国疫学調査によると，発症年齢は50歳代，60歳代にピークがあり，平均年齢は51.3歳である[1]．
- 高齢者のほうが聴力予後は悪い．もともとの聴力が悪く見かけ上の聴力改善が悪いことと，年齢からくる聴覚の予備能力，回復能力の低下などが原因として考えられている．
- 聴力の予後については，男女間に有意な差はないという報告が多い[2]．

発症から治療開始までの期間

- 発症から治療開始までの期間が短いほど予後は良好である．発症後1週間以内に治療を開始した症例の予後は比較的良好で，1週間以内であれば予後に大きな差はない．

> 発症から治療開始までの期間が短いほど予後は良好

初診時聴力レベル

- 初診時聴力レベルに関しては，聴力障害の程度が強いほど予後は不良であり，5周波数（250，500，1k，2k，4k Hz）平均聴力レベルが90 dB以上や聾では，たとえ発症からごく早期に来院しても治癒する症例はほとんどない．
- 初診時聴力レベルと固定時聴力レベルの相関を各周波数ごとにみると，高周波ほど相関係数は高い．高周波音域ほど固定時聴力は初診時の聴力で決まる傾向であることを意味し，高周波音域ほど聴力の回復が悪いことと関連がある．

> 初診時聴力障害の程度が強いほど予後は不良

オージオグラムの聴力型

- オージオグラムの聴力型は予後に関連するという報告が多い．低音障害型

や谷型では，高音障害型より予後は良好である．

めまいの有無

> めまいを伴う症例の予後は不良

- 突発性難聴の3割程度の症例にめまいを伴うが，めまいを伴う症例の予後は不良と考えられている．
- 初診時，固定時ともめまいがあると，ない場合より聴力が悪くなるが，とくに高周波音域でめまい有無での差が大きくなる．めまいがある場合，高周波音域での回復が小さくなる傾向にある．

耳鳴の有無

- 突発性難聴の8割程度の症例に耳鳴を伴う．耳鳴の有無で予後に差がないという報告もあるが，耳鳴を伴った症例のほうが予後良好であるという報告もある．
- 耳鳴は有毛細胞の機能を反映し，有毛細胞の回復能力を示しているためという考えもある．
- また初診時聴力は耳鳴ありのほうが耳鳴なしの例より悪い傾向を認め，固定時聴力レベルは耳鳴ありと耳鳴なしとは同程度であり，耳鳴ありの例のほうが改善度は高いという報告がある．耳鳴によりそのぶん，閾値を上昇させている可能性もある．

聴力回復過程

- 聴力の回復は初期に急に改善するものと時間をかけて徐々に改善するものがあるとされ，治癒・著明回復例では，14日まで急速に回復しその後緩徐に回復する．一方，回復例は全体に緩徐に回復する．
- 治療開始後6日目の平均聴力レベルが20 dB以上改善があれば予後良好であるが，聴力改善が5 dB以下の場合，最終的な回復はほとんどみられないという報告もあり，治療開始後7日以内遅くとも14日以内に聴力の回復傾向がみられるかどうかで，ある程度予後の予測が可能と考えられている[2]．

歪成分耳音響放射（DPOAE）

- 耳音響放射（otoacoustic emission：OAE）は外有毛細胞機能の他覚的検査法であり，歪成分耳音響放射（distortion product otoacoustic emission：DPOAE）は周波数特異性に優れ突発性難聴においても聴力予後との関連について検討されている．
- 高周波数域における初診時DPOAE出力レベルは，年齢，発症から初診までの日数，初診時聴力，めまいの有無の予後因子の影響を除外しても，聴

力予後に有意に関連する[3]. しかしながら, OAE は, 中等度以上の難聴を有する突発性難聴では消失している例が多く, 聴力回復する場合, 純音聴力に先駆けて OAE が回復するということはない[4].

温度眼振検査における半規管麻痺(CP), 前庭誘発筋電位(VEMP)検査

- 温度眼振検査における半規管麻痺 (canal paresis：CP) の有無と聴力予後との関連は, CP(−) 群では予後良好例が約 3/4 を占め, CP(+) 群では 1/3 にすぎず不変例が約半数を占め予後不良である.
- 前庭誘発筋電位 (vestibular evoked myogenic potential：VEMP) 検査における異常 (反応低下＋無反応) の有無と聴力予後との関連では, VEMP 正常群では予後良好例が約 3/4 を占め, VEMP 異常群では半数以下にすぎず, VEMP 異常の有無による聴力予後にも差が認められた.
- CP(+), VEMP 異常は, 傷害範囲がより広いので予後不良となるとも解釈される[5].

生活習慣病

- 突発性難聴の原因として 50〜60 歳代の症例数の増加, 高血圧, 糖尿病, 心疾患の既往を有する症例の比率増大から生活習慣病の関与も示唆されている.
- 糖尿病との関連についての検討は多く, 糖尿病の有無は聴力予後に影響しないという報告がある一方, 突発性難聴を生じた糖尿病症例では高音部の聴力低下が著しく, 高音部の低下は治療による改善も得られにくいという報告もある.

MRI 画像所見

- 3 テスラ MRI の 3D-fluid attenuation inversion recovery (FLAIR) 画像により, 内耳液内の微量な出血や蛋白質が描出されるようになった.
- 突発性難聴内耳の約 2/3 の症例において高信号を認め, 内耳液の蛋白質の上昇もしくは微量な内耳出血が認められた. さらにガドリニウム造影剤を静脈内に投与するとこの 2/3 の症例の約半数でガドリニウムが内耳に漏れることがわかった (❶).
- 造影前に FLAIR で内耳に陰影を認めたグループは認めなかったグループより聴力の回復は悪く, 年齢, 初診時聴力, めまいの有無, 発症から受診までの日数などの因子を含めて多変量的に解析しても, 造影前に内耳に陰影を認めることは, 独立して予後を悪くする因子であった[6].

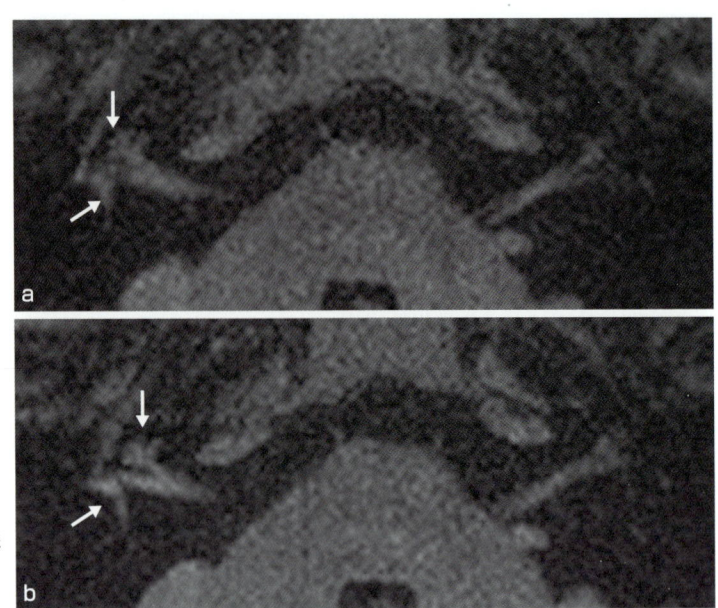

❶ 3D-FLAIR MRI にて造影所見が明らかな一例（62歳男性，右突発性難聴）
a：ガドリニウム造影前に患側内耳に陰影（⇒）．
b：ガドリニウム造影にて，陰影増強（⇒）．

多変量解析による聴力予後の推定

- 2001年発症突発性難聴全国疫学調査のデータを用い多変量解析を行ったところ，初診時聴力レベル，発症から来院までの日数，年齢，めまいの有無は独立に予後に関係し，固定時聴力レベルが54％程度決まる（近似式の寄与率が0.538）ことが判明した[1]．

（寺西正明，中島 務）

引用文献

1) 中島 務ほか．2001年発症の突発性難聴全国疫学調査—聴力の予後に及ぼす因子の検討．Audiology Japan 2004；47：109-18．
2) 桑島 秀，佐藤宏昭．突発性難聴の今—4．難聴予後に影響を与える因子．耳鼻咽喉科・頭頸部外科 2006；78：213-8．
3) 森 貴稔ほか．突発性難聴における初診時歪成分耳音響放射出力と聴力予後—多変量解析による検討．Otology Japan 2010；20：711-6．
4) Ishida IM, et al. Otoacoustic emissions, ear fullness and tinnitus in the recovery course of sudden deafness. Auris Nasus Larynx 2008；35：41-6.
5) 水野正浩ほか．突発性難聴の神経耳科所見と予後．Equilibrium Research 2005；64：484-90．
6) Yoshida T, et al. Three-dimensional fluid-attenuated inversion recovery magnetic resonance imaging findings and prognosis in sudden sensorineural hearing loss. Laryngoscope 2008；118：1433-7.

第14章　突発性難聴

紹介の最適のタイミングは？

- 厚生労働省の2001年発症突発性難聴全国疫学調査によると，年間受療患者数は35,000人（95％信頼区間32,000~38,000人）と推定された[1]．
- これまでの全国疫学調査は，病院を受診した突発性難聴の患者数であり，診療所のみを受診した患者数は含まれていない．実際には診療所のみで治療を受ける患者数も多いと思われる．
- 本項では，突発性難聴の症例のなかで診療所から病院へ紹介するケースおよびタイミングについて順次解説する．

めまいのある症例

- 突発性難聴では，3割程度の症例にめまいを伴うが，帰宅できないほどのめまいで入院を要する場合は病院への紹介がよいと考える．

> 帰宅できないほどのめまいを伴う場合は病院への紹介を推奨

安静

- 安静のためには入院が勧められるが，自宅での安静を説明し，通院で点滴治療を行うこともある．聴力の改善傾向が悪ければ，その時点で入院に切り替えることも考慮したほうがよい[2]．

難聴の進行する症例

- 突発性難聴のなかには，突然発症した難聴が数日かけて進行する症例があり，slow typeとよばれる[3]．
- 発症から難聴の進行が停止するまでの期間は，slow typeでは第10病日以内である症例が91.2％であり，一方鑑別で問題となる外リンパ瘻では，難聴の進行が停止するまでの期間が第10病日以内である症例は33.3％であったという報告もある[4]．
- 問診上，力み，鼻かみなどの誘因がある，pop音，水の流れるような耳鳴がある，外耳・中耳の減圧・加圧で誘因されるめまいがあるような典型的な症例のほか，進行する難聴症例では，安静とともに試験的鼓室開放術の施行を念頭に，病院紹介が望ましいと考える．

> 進行する難聴症例では病院紹介が望ましい

糖尿病など全身の合併症がある症例

- 近年，高齢者での突発性難聴の発症が多くなっており，糖尿病をはじめとする合併症を有する場合も多い．ステロイドの全身投与を行う場合，内科医による血糖管理が必要であり，病院へ紹介したほうがよいと考える．

内科医による血糖管理が必要な場合は，病院紹介を

聴力の改善が乏しい症例

- 初期治療を行い，聴力の改善が乏しく，追加治療を行う必要がある場合である．
- 近年では，鼓室内にステロイドを注入する局所治療が行われる報告も増えてきている．
- 当科での，突発性難聴の聴力に対する効果の検討では，鼓室内にデキサメタゾン注入直前と固定時の5周波数平均聴力レベルの差が10 dB以上の症例を改善例とする．鼓室内注入を行う以前のhistorical controlでの，発症から同時期の聴力と固定時平均聴力レベルの差で比較した場合，鼓室内デキサメタゾン注入群では38.2％の改善例を認めたが，control群では9.1％であり，聴力に対する有効性を認めた．
- 鼓室内ステロイド注入療法は全身への影響が少なく，糖尿病症例に初期治療として選択することも可能である．
- このほか，高圧酸素療法や星状神経節ブロックを行う施設もあり紹介の対象となる．

▶鼓室内ステロイド注入療法については，p.240も参照．

▶高圧酸素療法については，p.236も参照．

耳鳴が残存した症例

- 当科を受診した突発性難聴患者に対して，SF-36®[★1]を用いて健康面でのQOLを検討したところ，8項目のうち心の健康，社会生活機能，全体的健康感など5項目でQOLは低下しており，さらに初診時と2～3か月後と比較すると，2～3か月後，QOLはさらに低下していた．また耳鳴がない症例やあっても軽度の症例に対し，耳鳴が重度の症例では精神的QOLが低下しており，突発性難聴の治療において耳鳴への対応は重要と考えられる．
- 抗不安薬などの薬物治療やTRT（tinnitus retraining therapy；耳鳴再訓練療法）[★2]を行う場合もあるが，上述の鼓室内ステロイド注入療法も選択肢の一つである．
- 当科では聴力がすでに固定した突発性難聴の症例に対し，耳鳴が後遺症として残存した場合にも鼓室内にデキサメタゾン注入を行っている．37例中15例（40.5％）で耳鳴が軽快した[5]．数か月以内の耳鳴残存例には試みてよい方法と考えている．

★1 SF-36®
アメリカで作成された，健康関連QOLを測定するための尺度．

★2 TRT
カウンセリングと音響治療により，耳鳴に順応し，症状を緩和させる療法

画像診断

- 当科で問診にて突発性難聴と思われMRIを中心とした画像診断を行ったところ，10.7％に異常を認めた．内耳出血1.1％，内耳奇形2.5％，聴神経腫瘍1.4％，迷路炎1.4％，脳梗塞1.1％などであった[6]．
- 難聴，めまい，耳鳴以外の神経症状がない前下小脳動脈領域の梗塞症例に遭遇することもある．既往歴の問診は中枢性病変を疑ううえで重要であり，高血圧や糖尿病，高脂血症，動脈硬化，心臓疾患を有する症例は脳血管障害を念頭におく必要がある．入院のうえ経過をみるとともに可能な限り早期にMRIを施行することが望ましい[7]．
- 聴神経腫瘍の約10％は突発難聴として発症するため，MRIを施行し聴神経腫瘍を否定することは重要である．現在では多くの市中病院でMRIを備えており，突発性難聴と診断した場合，一度は検査を行ったほうがよいと考える．
- また3T（テスラ）の内耳MRI（3D-FLAIR）を撮影することにより，患側の内耳に，ガドリニウム造影前に信号増強を認める場合，聴力予後が不良であり，予後の推定に役立つ（「予後診断は可能か？」の項参照）．

▶p.229参照．

機能検査

- 心因性難聴を疑う場合は，他覚的聴力検査（ABR〈聴性脳幹反応〉，ASSR〈聴性定常反応〉，DPOAE〈歪成分耳音響放射〉）を行う．これら検査設備をもたない場合，有する施設へ紹介する．

（寺西正明，中島　務）

引用文献

1) 中島　務ほか．2001年発症の突発性難聴全国疫学調査―聴力の予後に及ぼす因子の検討．Audiology Japan 2004；47：109-18．
2) 小川　郁．突発性難聴の今―3．突発性難聴の治療法．耳鼻咽喉科・頭頸部外科 2006；78：205-11．
3) 柳田則之ほか．Slow typeのsudden deafnessに関する検討．Audiology Japan 1977；20：153-4．
4) 橋本大門ほか．Slow type突発性難聴の臨床的検討．Audiology Japan 2005；48：205-13．
5) Yoshida T, et al. Intratympanic injection of dexamethasone for treatment of tinnitus in patients with sudden sensorineural hearing loss. Audiology Research（in press）．
6) 中島　務，杉浦　真．突発性難聴の今―2．突発難聴と突発性難聴・特発性難聴．耳鼻咽喉科・頭頸部外科 2006；78：199-204．
7) 山口宗一ほか．突然の難聴とめまいを主訴とした小脳梗塞3例．耳鼻咽喉科臨床 2005；98：99-103．

第14章 突発性難聴

陳旧例は治らないのか？
——高圧酸素療法を中心に

突発性難聴の陳旧例治療

- 突発性難聴は原因不明の急性感音難聴であり，内耳循環障害やウイルス感染などの関与が考えられているが，確立した治療法はいまだ定まっていない．初期治療として副腎皮質ステロイドホルモン投与を中心とした治療が行われることが多いが，効果不十分な場合には二次治療を迫られるケースがしばしば経験される．
- 高圧酸素療法（hyperbaric oxygen therapy）は内耳の虚血や酸素欠乏に基づく循環障害に対して，血液中溶解酸素を増量させ神経組織の不可逆的変化を防ぐ目的で，突発性難聴に対して試みられる場合があり，有用性が報告されている[1-4]．
- 本項では，初期治療で効果不十分であった突発性難聴陳旧例に対する二次治療としての高圧酸素療法の有効性と適応について述べる．

突発性難聴に対する高圧酸素療法の有用性

症例の背景

- 本項では，突発性難聴の診断で副腎皮質ステロイド療法を受けた後，効果不十分で高圧酸素療法を行った二次治療例199例の治療結果をもとに述べる[5]．前治療でのステロイド投与内容はさまざまで一定していない．
- 性別は男性93人，女性106人で，年齢は6〜77歳（平均45.3歳）であった．
- 高圧酸素療法前の厚生省研究班報告に準じた重症度[★1]は，Grade 1：46例，Grade 2：53例，Grade 3：53例，Grade 4：47例であった．
- 高圧酸素療法は2気圧70分，原則15回を1クールとして行ったが，実際の施行回数は，5〜55回（平均19.1回）であった．

★1 厚生省研究班報告に準じた重症度
Grade 1：5分法平均聴力40 dB未満．
Grade 2：40 dB以上60 dB未満．
Grade 3：60 dB以上90 dB未満．
Grade 4：90 dB以上．

治療効果評価法

- 高圧酸素療法の評価は，厚生省研究班報告による聴力回復判定基準によった．
- また健側聴力に問題がない症例では，健側聴力を基準にした改善率（❶）[6]も用いた．

$$改善率 = \frac{治療前聴力 - 固定時聴力}{治療前聴力 - 対側聴力} \times 100\%$$

❶ 改善率の定義

（泰地秀信ほか．日耳鼻会報 1988[6]より）

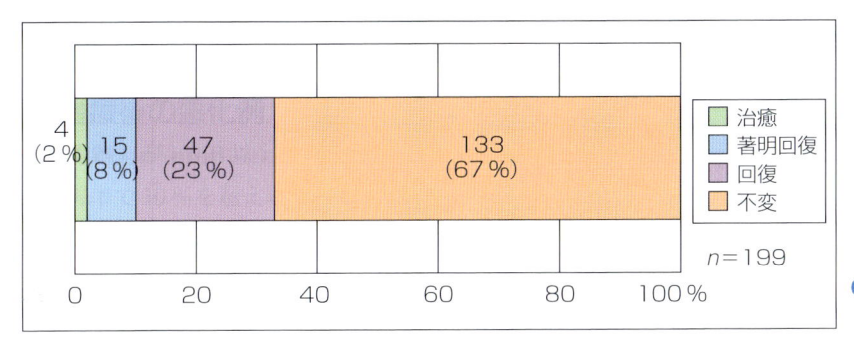

❷厚生省研究班による聴力予後判定結果

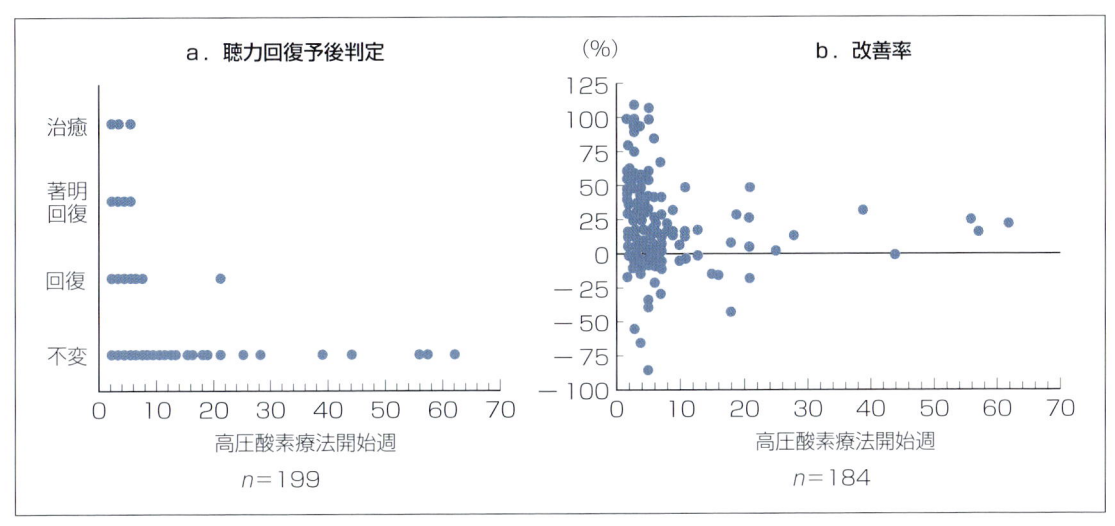

	治癒	著明回復	回復	不変
	4 (2%)	15 (8%)	47 (23%)	133 (67%)

n=199

a. 聴力回復予後判定　　　　b. 改善率

n=199　　　　　　　　n=184

❸治療開始時期による治療効果
発症から治療開始までの時間が経つに従い，聴力予後判定，改善率ともに有意に効果が減弱した（$p<0.01$, Spearman rank correlation）.

治療効果

- 厚生省研究班基準に基づく総括的な聴力回復判定は，治癒 2％，著明回復 8％，回復 23％，不変 67％であった（❷）．改善率では平均改善率 20.1％を示した．

高圧酸素療法開始時期による治療効果

- 聴力回復予後判定および改善率はいずれも発症から治療開始までの時間経過とともに効果が減弱し，治癒，著明回復例は 5 週目までに限られ，回復例も 8 週目以降は 1 例に認めるのみであった（❸）．
- 二次治療としての高圧酸素療法適応は発症 1 か月半以内のものに限定するべきと考えられる．

> 二次治療としては発症 1 か月半以内に限定

年齢による治療効果

- 聴力回復予後判定および改善率ともに，30歳未満の若年層，30歳以上60歳未満の中年層，60歳以上の老年層の3群による有意差は認められなかった．

第14章　突発性難聴

ステロイド鼓室内注入療法について

- 突発性難聴に対して，Wilson ら[1]の報告以来，ステロイドの内服・点滴静注による全身投与を中心とした治療法が多く用いられてきた．わが国の2001年の全国疫学調査[2]においても85.3％の症例で使用されていた．
- 高濃度のステロイド薬を内耳へ移行させるため，ステロイド薬の大量全身投与が行われているが，中枢神経系における blood-brain barrier（血液脳関門）と同様に，内耳にも blood-labyrinth barrier（血液迷路関門）の存在が示唆されており，全身投与により内耳におけるステロイドの濃度を上昇させることは難しい[3]．
- 全身投与法ではターゲットとする臓器以外へも薬物が循環するため，全身的な副作用を引き起こす可能性がある[★1]．
- そこで近年，内耳へターゲットを絞った治療法としてステロイド鼓室内注入療法が再び注目を集めている．ステロイド鼓室内投与は，内耳へ高濃度で移行させることが可能なうえ，全身への影響を減少させることができることが動物実験やヒトを用いた研究で明らかになってきている．

★1
ステロイドを全身投与した場合，糖尿病，高血圧，胃潰瘍，緑内障やC型肝炎などの合併症が悪化する危険性や，精神症状や体重増加などを引き起こす可能性，そして晩発性の大腿骨頭壊死を引き起こす可能性が知られている．

内耳へターゲットを絞った治療法──ステロイド鼓室内注入療法

初期治療と救済治療

- これまで，初期治療やステロイド全身投与非有効例に対する救済治療としてステロイド鼓室内注入療法の有効性が報告されている（総説参照[4,5]）．

問題点と今後の課題

- 鼓室内投与の投与手段や投与量，回数といったレジメについては確立した

Column　鼓室内ステロイド投与の有効性と副作用に関する大規模な多施設共同前向きランダム化非劣性試験

　初期治療としての鼓室内ステロイド投与の有効性と副作用に関する大規模な多施設共同前向きランダム化非劣性試験が，アメリカで2004年12月より行われた．このトライアルではこれまで有効性が示されている高用量ステロイド内服療法（Predonine 60 mg を2週間と5日間の漸減）と週2回計4回までの鼓室内投与との比較・検討が行われた．その結果，突発性難聴に対して鼓室内投与がステロイド大量療法に対して非劣性であることが示された[6]．

　また，副作用はステロイド大量療法では，睡眠障害・精神症状・体重増加・胃部不快感・血糖値上昇などの全身的副作用が認められたのに対し，鼓室内投与群では，耳痛・鼓膜穿孔などの局所的副作用が認められた．いずれの副作用も制御可能なものであった[6]．

ものはないのが現状である．
- また，有効性の判定基準も報告によりさまざまであり，たとえば日本では平均聴力（5分法）で30 dB以上改善すれば著明改善としているが，臨床的立場からいえば，治療開始前の聴力閾値が高く30 dB以上改善しても治癒しなければ，患者満足度は低いと考えられる．そのため，治癒（対側の平均聴力から10 dB以内）率を高める治療法が望まれる．
- ステロイド薬の鼓室内投与と全身投与の併用療法の効果についての報告も散見される[7]．

内耳へのドラッグデリバリーシステム

- 突発性難聴に対する理想的なステロイド療法として，
  ①標的臓器である内耳に高濃度で到達すること
  ②多臓器に影響を及ぼさず標的臓器に選択的に到達すること
  ③標的臓器に長く作用すること
  があげられる．そのため，内耳内濃度が一定以上に保てると考えられる連続的投与または連日投与が望ましいと考えられる．
- 鼓室内から内耳への薬物移行経路として，前庭窓，蝸牛窓，血管，リンパ管や骨壁の小瘻孔などが考えられるが，なかでも蝸牛窓経由の経路が最も重要と考えられてきた．
- これまで報告されている内耳へのドラッグデリバリーシステム（drug delivery system）として，鼓室内投与と直接蝸牛窓膜を介する方法が報告されている．鼓室内投与法として，
  ⅰ)注射針にて鼓膜を穿刺し投与する方法（❶-a）
  ⅱ)蝸牛窓上に鼓膜切開をおき鼓膜換気チューブを介して投与する方法[3,8]（❶-b, c）
  ⅲ)レーザー開窓部より投与する方法[8,9]
  がある．一方，直接蝸牛窓膜を介する方法として，
  ⅳ)鼓膜換気チューブ挿入後マイクロウィック（❶-d）[10]を蝸牛窓窩におく方法
  ⅴ)鼓膜切開の後にステロイドを含浸したゼルフォーム®を蝸牛窓窩におく方法
  ⅵ)マイクロカテーテルを蝸牛窓窩に留置する方法（❶-e）[11]
  などがある．
- ⅴ)ではゼルフォーム®からの徐放作用が期待されるが，その持続時間は短

> ステロイドの薬物移行経路は蝸牛窓経由の経路が最も重要

> **Column** ステロイドの併用療法の効果についての報告
> Battagliaら[7]は，プレドニゾン経口投与群（総投与量660 mg），IT-DEX（デキサメタゾン鼓室内投与）群，両者の併用群の3群に分けて治療を行い，その比較検討を行った．経口および鼓室内投与を組み合わせた併用群が単独の2群に比し有意に良好な成績であったとしている．しかしながら，まだ併用療法を推奨するのに十分なエビデンスがないとされている[5]．

❶**鼓室内投与法**

a：注射針にて鼓膜を穿刺し投与する方法.
b, c：蝸牛窓上に鼓膜切開をおき鼓膜換気チューブを介して投与する方法.
d：鼓膜換気チューブに挿入したマイクロウィック.
e：マイクロカテーテル.
(d：Silverstein H, et al. Am J Otol 1997[10]/e：Plontke SK, et al. Laryngoscope 2009[11] より)

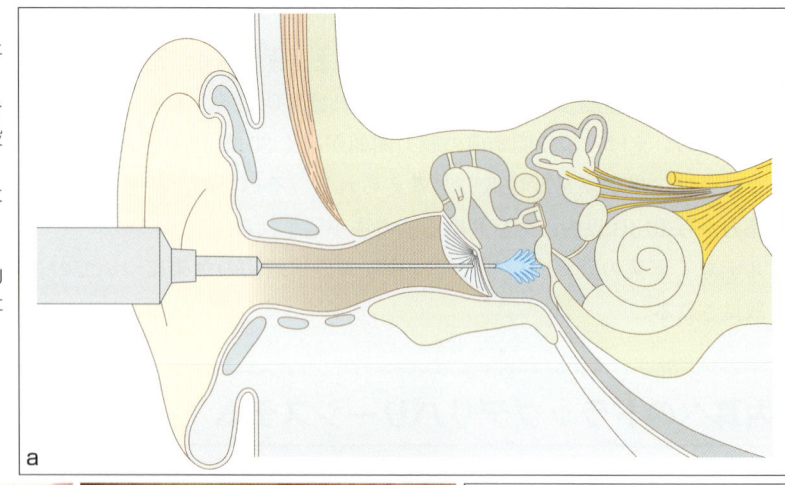

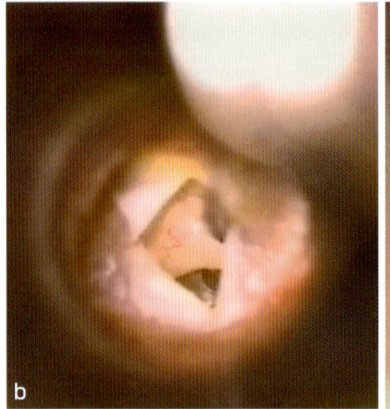

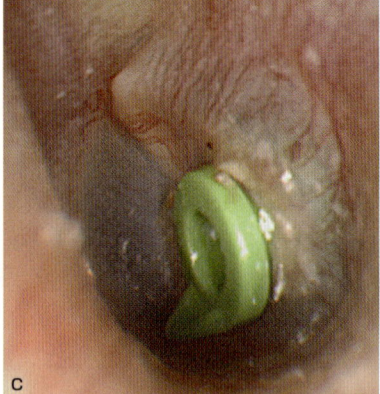

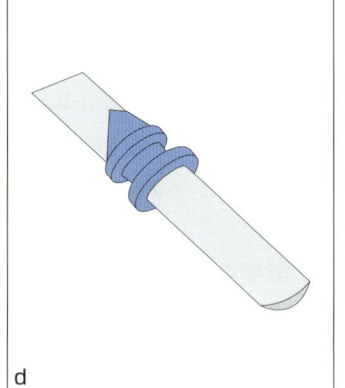

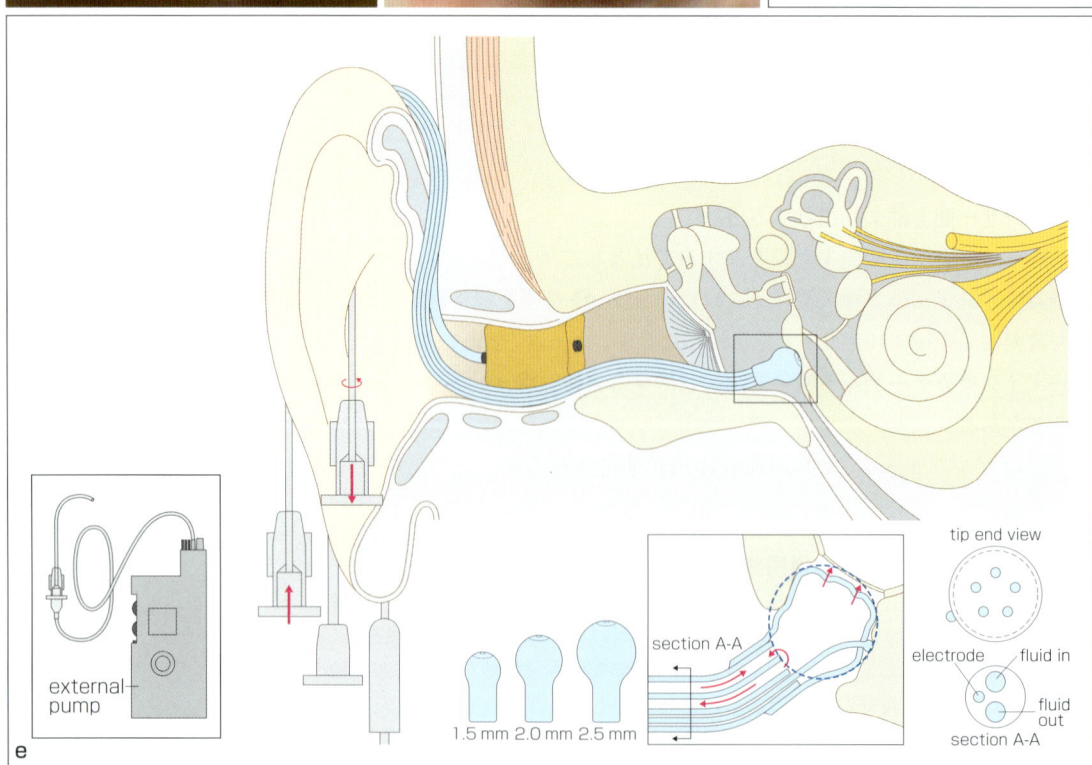

い．ⓥⅰではマイクロポンプより連続的なステロイド投与が可能である．しかしⓥⅰは手術的侵襲が大きいことや副作用が多いことなどから現在 FDA（米国食品医薬品局）の認可が取り消され使用できない．
- ⅱやⅲでは鼓膜換気チューブまたはレーザー開窓部より連日投与が可能である．ⅳではステロイドを患者自身が点耳することで蝸牛窓付近への連日の投与が可能である．最も広く用いられているのはⅰの方法であるが，通常1週間に1回ないし2回の投与が行われている．

投与方法の実際

- ここではⅰ，ⅱとⅲについて示す．いずれの方法でも鼓室内，とくに蝸牛窓窩周囲の空気が薬液と置換されることが重要である．

■ ⅰ注射針にて鼓膜を穿刺し投与する方法★2

①鼓膜麻酔
- イオントフォレーゼまたは鼓膜麻酔液を使用する．

②換気のための小孔作成
- 1 mL のシリンジにメチルプレドニゾロン（40 mg/mL）またはデキサメタゾン（DEX：4 mg/mL）を 0.5 mL とり，26 G 注射針をつける．注射針にて空気抜きのための小孔を前上象限★3 に開ける．

③薬液の注入
- 後下象限★3 穿刺部より同じ注射針にて薬液を 0.5 mL 注入する．注入時に前上象限の小孔より薬液が出てくれば鼓室内の空気が薬液と置換されたと考える．

■ ⅱ蝸牛窓上においた鼓膜換気チューブを介して投与する方法

①鼓膜麻酔
②鼓膜切開・薬液の注入
- 鼓膜切開を蝸牛窓上におく．鼓膜切開を T 字型におき鼓膜フラップを作成することで，三角形の開窓ができる3)（❶-b）．その開窓部から内視鏡を用いて鼓室内の観察が可能となる．
- 初回投与はこの開窓部から行うと確実である．

③鼓膜換気チューブ挿入・留置
- 鼓膜換気チューブを挿入．鼓膜換気チューブ内腔に 26 G 注射針を挿入し，薬液を注入する．
- チューブの内径は大きなものが，空気との置換が確実であり，また，注入時の疼痛が少なく望ましい．しかし，その一方で，一連の鼓室内投与終了後の鼓膜穿孔の残存が問題となる．

④チューブ抜去
- 一連の投与が終了したら，鼓膜換気チューブは抜去する．

★2 http://otosurgery.org/IT_steroid_video.htm を参照．

★3 後上象限／前上象限／後下象限／前下象限

❷レーザー開窓部より投与する方法

a：LAMによる開窓．
b：1 mLのシリンジにデキサメタゾン（DEX：4 mg/mL）を0.5 mLとり，26 G注射針をつけ先端を注入しやすいように曲げる．
c，d：顕微鏡下に26 Gの注射針を開窓部から鼓室内に挿入しあふれるまで注入する．

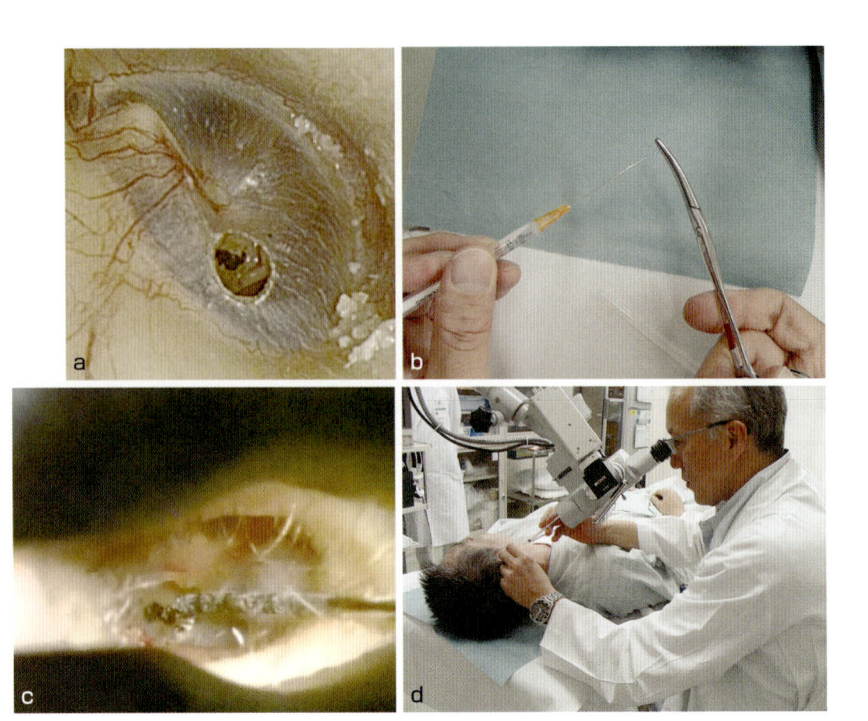

ⅲ）レーザー開窓部より投与する方法（❷）

- われわれはCO_2 laserによる開窓部（LAM〈laser assisted myringotomy〉）を利用した投与方法を考案し，良好な成績を収めている[8, 9]．

①蝸牛窓窩の位置の確認
②LAMによる開窓
- 蝸牛窓窩と前庭窓の中間に直径1.6 mmで開窓する．

③蝸牛窓の観察
- 内視鏡で蝸牛窓膜上の偽膜の有無の観察が望ましい．
- 顕微鏡下でも薬液注入後に光の屈折により観察がある程度可能である．

④開窓部より鼓室内へステロイド注入
- 顕微鏡下に26 Gの注射針を用いデキサメタゾン（DEX：4 mg/mL）を0.5 mL，開窓部よりあふれるまで注入する．
- 耳珠を軽くマッサージし鼓室内の空気を置換するようにする．
- 患耳を上にし，頭を45°傾け下顎を上げた状態で30分間臥床安静とする．嚥下やあくびは禁止する．
- 2日目以降は開窓部より1日1回鼓室内注入し，原則8日間連続で投与する．

レーザー開窓部より投与する方法の利点

- 蝸牛窓上においた鼓膜換気チューブを介して投与する従来の方法と比較して，レーザー開窓部より投与する方法の利点としては，①注射針の先端を明視下におきながら注入できる，②鼓室内の空気が薬物と置換するのを確認できる，③鼓膜に触れることなく注入できるので注入時の疼痛軽減が可

- 能であることがあげられる．
- さらに，穿孔閉鎖率は開窓径が2mm以下の場合92％（36例/39例）と良好な穿孔閉鎖率であった（開窓径1.6mmの場合すべて閉鎖）．
- ただし，穿孔閉鎖までに要した日数は95.9±49.7日（平均±標準偏差）であり，治療後十分な期間の経過観察が必要である．

糖尿病合併例へのステロイド鼓室内投与

- 厚生労働省糖尿病実態調査（2002年）によると，日本人の約740万人で"糖尿病が強く疑われる"と推計されており，"糖尿病の可能性を否定できない"人を含めると約1,620万人いると推計されている．このことから単純に計算して，突発性難聴患者の約8人に1人は糖尿病を合併している可能性があると考えられる．
- 糖尿病の既往がある症例では，ステロイド鼓室内投与による治療中に血糖値の上昇は認めず，糖尿病の追加治療は必要とならなかった．また，糖尿病の既往の有無で成績に有意差を認めなかった[8]．
- 以上のことより，ステロイド鼓室内投与は糖尿病合併例に対し良い適応があると考えられる．

（欠畑誠治）

引用文献

1) Wilson WR, et al. The efficacy of steroids in the treatment of idiopathic sudden hearing loss；A double-blind clinical study. Arch Otolaryngol 1980；106：772-6.
2) 中島 務ほか．2001年発症の突発性難聴全国疫学調査—聴力の予後に及ぼす因子の検討．Audiology Japan 2004；47：109-18.
3) Parnes LS, et al. Corticosteroid pharmacokinetics in the inner ear fluids：An animal study followed by clinical application. Laryngoscope 1999；109(7 Pt 2)：1-17.
4) Spear SA, Schwartz SR. Intratympanic steroids for sudden sensorineural hearing loss：A systematic review. Otolaryngol Head Neck Surg 2011；145(4)：534-43.
5) Seggas I, et al. Intratympanic steroid therapy for sudden hearing loss：A review of the literature. Otol Neurotol 2011；32(1)：29-35.
6) Rauch SD, et al. Oral vs intratympanic corticosteroid therapy for idiopathic sudden sensorineural hearing loss：A randomized trial. JAMA 2011；305(20)：2071-9.
7) Battaglia A, et al. Combination therapy (intratympanic dexamethasone + high-dose prednisone taper) for the treatment of idiopathic sudden sensorineural hearing loss. Otol Neurotol 2008；29(4)：453-60.
8) Kakehata S, et al. Comparison of intratympanic and intravenous dexamethasone treatment on sudden sensorineural hearing loss with diabetes. Otol Neurotol 2006；27(5)：604-8.
9) Kakehata S, et al. Daily short-term intratympanic dexamethasone treatment alone as an initial or salvage treatment for idiopathic sudden sensorineural hearing loss. Audiol Neurotol 2011；16：191-7.
10) Silverstein H, et al. Inner ear perfusion and the role of round window patency. Am J Otol 1997；18：586-9.
11) Plontke SK, et al. Randomized, double blind, placebo controlled trial on the safety and efficacy of continuous intratympanic dexamethasone delivered via a round window catheter for severe to profound sudden idiopathic sensorineural hearing loss after failure of systemic therapy. Laryngoscope 2009；11：359-69.

_第15章_ **音響外傷**

第15章 音響外傷

最適なプライマリケアは？

音響外傷は一過性のものからダメージが強い場合までさまざま

- 開業医にとり音響外傷は取り扱いにくい難聴である．一過性のものからダメージが強い場合までさまざまであり，後者の場合，回復が不良のことも多い．
- 加我は「21世紀は騒音や不用の音のない環境が求められることになるであろう．わが国は大きな音量の与える心理的な面を無視した騒音後進国である」と予言した[1]．
- 最適なプライマリケアについて現時点で考えられることを述べる．

音響外傷とは

- NITTS（noise induced temporary threshold shift；騒音性一過性聴覚閾値変化）をまず引き起こす環境において，引き続き音響に曝露されることによりNIPTS（noise induced permanent threshold shift；騒音性永続性聴覚閾値変化）を生じる病態と考えるのが一般的で，音響性聴力障害は85 dB SPL以上の騒音曝露によって生じる[2,3]．

音響性聴力障害は85 dB SPL以上の騒音曝露により生じる

海外の音響外傷に対する啓蒙

- 海外ではインターネットを介しての騒音性聴覚障害に対する予防的啓蒙が高い．
- NIHL（noise-induced hearing loss）を検索すると，高名なNIDCD（National Institute on Deafness and other Communication Disorders）にNIHLに関する情報が網羅されている[4]．
- NIHLとは何か？　どんな音がNIHLをきたすのか？　何がNIHLに影響があるか？　どんな症状か？　誰がNIHLに罹りやすいか？　NIHLは防御できるのか？　NIHLに関してどんな研究が行われているか？　などである．
- また，音のデシベルレベルに気づくことは人が自分の聞こえを防御するために重要なファクターである[4]が，NIDCDではWISE EARS![5]において1999年からアメリカ国内で騒音性難聴を予防する全国キャンペーンを施行している．

❶音のデシベルレベルと音響からの防御

音圧レベル (dB SPL)	音の種類	音響からのprotect-防御
150	爆竹	いつも耳を防御する
	射撃音	いつも耳を防御する
140	ジェットエンジンの離陸の音	近くにいたら耳栓を
130	スターティングピストル	耳栓を
120	救急車や消防自動車のサイレン	耳を塞ぐ
110	コンサートの会場ではこのレベル	耳の防御を
	削岩機	耳の防御を
105	ステレオの最大のボリューム	このレベルで長く聞くと耳をいためる．ボリュームを下げて
100	パワードリルのような木製工具	15分以上続けると障害するので耳栓で防御を
	剣道の面打ち	15分以上続けると障害するので耳栓で防御を
95	モーターサイクルの音	耳を防御するように
90	強力な芝刈り機	耳栓をするようにケア
	耳元で大きな声でどなる	耳を手で塞ぐ
85	街頭騒音	近くにいたり長くいるときはケアを
75	皿洗い機の音	聞こえにリスクはない
70	大きめの会話音（1m）	聞こえにリスクはない
60	通常の会話音（1m）	聞こえにリスクはない
50	離れた会話音（3m）	聞こえにリスクはない
45	冷蔵庫の騒音	聞こえにリスクはない
30	静かにささやく声	聞こえにリスクはない

(http://www.nidcd.nih.gov/health/wise/Pages/Default.aspx[5] を参考に作成)

どんな音がNIHLをきたすのか？

- では，音のデシベルレベルはどのようになっているか？ WISE EARS![5]のInteractive Sound Ruler：How Loud is Too Loud?を参考に，資料や文献[1,2,6-11]，筆者の経験から妥当と考えられるデシベルレベルをあげ，それぞれの対象騒音に対するprotect（防御）方法について記載した（❶）．
- 海外では一般人にインターネットを介して啓蒙を与えているが，診断の際にもこのデシベルレベルに関する知識は重要であると思われる．

問診

① 問診は重要．どんな大きな音を聞いたのか？ どの程度の近さで聞いたのか？ どのくらいの長さ（時間）聞いたのか？ は最重要項目である．
② 職業歴（騒音下従事），強大音があるイベント（花火や爆竹）には注意が必要である．長崎では例年8月15日になると「精霊流し」という死者を弔う行事があり，爆竹から耳を防御するための注意が必要であるが[7]，ほかにも

❷音響外傷の検査

＊1：筆者が必ず行う検査．SR（アブミ骨筋反射）は危険なので行わない．DPOAE（歪成分耳音響放射）は外有毛細胞の受傷の程度がわかりやすい．

＊2：必要時に施行する検査である．ABR（聴性脳幹反応）やASSR（聴性定常反応；当施設ではMASTER®）は詐病との鑑別診断で使用する場合があるが，周波数特異性を鑑みてMASTER®は詐病検出に有用である．

＊3：補聴器装用者で音響外傷と思われた患者の回復期・安定期に施行し，補聴器適合を厳密にするために行っている．聴覚閾値・不快レベルを測定し，補聴器の最大出力音圧が不快レベルを超えないように再適合する．音響外傷の再発予防のために重要である．

SISI：short increment sensitivity index, ABLB：alternate binaural loudness balance.

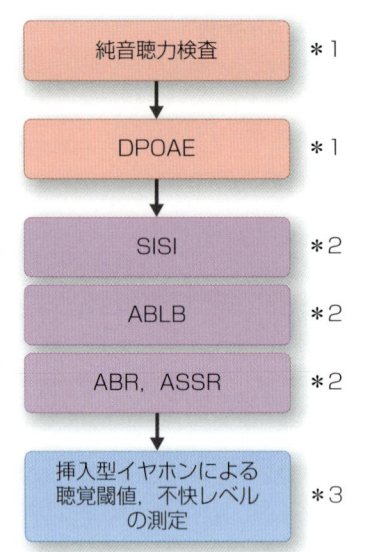

```
純音聴力検査        ＊1
    ↓
  DPOAE            ＊1
    ↓
   SISI            ＊2
    ↓
   ABLB            ＊2
    ↓
 ABR，ASSR          ＊2
    ↓
挿入型イヤホンによる
聴覚閾値，不快レベル  ＊3
    の測定
```

> 強大音のデシベルレベルを知ることは重要

祭りなどで強大音が発生するイベントは日本中にあるであろう．それぞれのデシベルレベルを知ることは重要である．

③また，趣味・嗜好のなかにiPodなどの携帯音楽プレーヤーを長時間聞いていなかったかも聞くようにしている．

検査

- 診断のための聴覚系検査に関連したフローチャートを❷に示す．すべてを一度に行う必要はないが，経時的に行う検査もある．筆者は初診時に純音聴力検査とDPOAE（distortion product otoacoustic emission；歪成分耳音響放射）は必ずするようにしている．

どこが障害を受けるのか？

> 初期のc^5 dipは重要な所見

- オージオグラム上のc^5 dip（4 kHzのdip-谷状の閾値上昇），病理学的には蝸牛有毛細胞が基底回転の中1/3に限局して変性することが観察されている．
- 基底回転の中央部に病変が強く，蝸牛の周波数目盛りに対応させると純音聴力検査と良い相関を示し，最初は外有毛細胞が，病変が進むと内有毛細

Column　iPodによる音響外傷

実際にiPodによるNITTSやNIPTSを生じた例を経験したことがある．全国大会に出るようなブラスバンド部の女子高校生3人ほどであるが，練習でも耳をハードに使い，通学列車の騒音の中で聞こえるようにボリュームを上げて1～2時間音楽を聞きながら帰る日課を繰り返していた．若者たちはそれを「大きな音」「うるさい音」としてはとらえていない．「楽しい音」「必要な音」としてとらえている．知らず知らずのうちに大きな音をずっと聞いていたことになる．

胞も障害され，コルチ器が消失し，その部の dendritic fiber の著明な減少がみられ，蝸牛神経節細胞や axonal fiber は残存される[12]．しかし難聴や失聴期間が長くなればそれも減少するであろう．

- なぜ初期に c^5 dip なのかは「基底板の最大振幅部位は蝸牛内の 4 kHz 付近に相当する至適興奮部位に偏位，同部位の蝸牛から障害が始まる」とされる[13]が，臨床的には音響外傷の程度，持続，近さによりさらに 4〜6 kHz の dip，4 kHz 以上の高音部，全周波数へと拡大しているオージオグラムもしばしば観察される[3,13]．

- またコルチ器へのダイレクトな障害だけでなく，騒音曝露は破壊的な分子レベルの形成，フリーラジカルなどを形成し，細胞の死を導くように有毛細胞の代謝亢進による障害も考えられている[13,14]．

診断

① 前述のように c^5 dip はまず重要な所見．さらに進んだ場合は高音部 4〜6 kHz の dip，4 kHz 以上の高音部，全周波数へと拡大する場合がある．

② 誘発耳音響放射，とくに DPOAE で難聴がある周波数帯域の振幅減弱，反応欠如[15]．

③ SISI（short increment sensitivity index）テストおよび ABLB（alternate binaural loudness balance）テストによる内耳障害の診断[3]．

④ 補聴器装用者で音響外傷が発生した場合，急性期を過ぎて回復期に挿入型イヤホンによる聴覚閾値検査や不快レベルの検査[16]をしている．これにより不快レベルの推定とそれを超えないような補聴器の最大出力レベルを決めている．補聴器装用者の音響外傷は，補聴器が最初からあまり適合されていない場合にみられる．

治療

① 最初は有毛細胞の「働き過ぎ」によるものであるから，聴覚を休ませるように患者に「睡眠をよくとり，聴覚刺激の少ない穏やかな生活を送れるように心がける」ことを指導する．

② 循環改善薬，アデホスコーワ®（アデノシン三リン酸二ナトリウム水和物），メチコバール®（メコバラミン）内服薬を投与する．

③ 5％ CO_2＋95％ O_2 療法（炭酸ガス吸入）を突発性難聴に準じて行う．O_2 をより微小血管に受け渡し，内耳のような微小血管の O_2 取り込みを改善させる効果がある．週に 2〜3 回〜連日，6 L×30 分の投与を行っている．home doctor である開業医で行いやすい治療である．

④ ステロイドホルモン内服薬を投与する．

⑤ 回復が困難と予測される場合や，障害の程度が強い場合は，病診連携として近隣の入院可能な総合病院に紹介している．入院しステロイド点滴治療を行

う場合もある.

NITTS か NIPTS かの判断

- 強大音にあい,難聴・耳鳴・耳閉感のためにすぐに受診,違和感はあるが音響過敏が残り後から受診,耳鳴を感じるが自然消失を期待し治癒せず受診,別院で加療し改善せずに受診など,受診形態はさまざまである.
- NITTS は強大音曝露後,おおむね 16〜48 時間で消失する[4].この時期は治療において重要である.
- 聴力正常範囲に c^5 dip がある場合で症状が軽度の場合は,前述の「治療」①,②,③で改善するケースもあるが,聴力低下が軽度から高度になれば「治療」④を①,②,③に追加している.
- 外有毛細胞の受傷性を周波数ごとに評価するのに「診断」②の DPOAE は有用で,筆者は Biologic Scout 社製を愛用している.
- すべての音響外傷の患者で次に述べる「耳の防御」を勧めている.

> NITTS は強大音曝露後,16〜48 時間が治療に重要

protect- 防御

■ 耳をかなり遮蔽する必要がある場合

- 耳栓は最近は super earplug(スーパー耳栓)として販売されているものを勧めている[★1].
- また当医院では受付にパティ・バディーズを用意しているが,これは粘土様でできた耳栓で,患者の耳の形に合った形に造形でき,汚れても洗えるメリットがある.簡便で対象騒音が大きくなければ有用である.これやスーパー耳栓でもゆるいようであれば,補聴器のイヤモールド作製時の印象を貸し出し,それでも甘ければイヤモールドを作製している.

★1
ヘッドホンタイプのイヤーマフも販売されている.

■ 耳を遮蔽したいが,人の音声も聞く必要がある場合

- Column で述べたようにブラスバンド部の症例で経験したが,「正常に回復しても音楽は続けたく,音色を聞き取ったり先生の指示を仰いだりする必要があり,聴覚入力が必要な場合」がある.その場合にティンパノメトリーに使用している小さな穴あきの耳栓を使用し奏功したケースがある.音楽を続けるにあたって当然ながら厳重な聴覚管理を行った.

> **Advice** super earplug を選ぶときには
>
> super earplug の仕様書には NRR(noise reduction rating)が付記されており,たとえば 33 は約 33 dB SPL 分以上遮るという意味で掲示されている(統計的に 98 % の人がその防音保護で).それが 33 の場合,90 dB SPL であれば騒音は 57 dB SPL 以下となる計算である.予測されるデシベルレベルに合わせて購入するとよい.

- また騒音従事者で海外では両耳に補聴器のように耳を塞ぎ利得がなくノイズキャンセラーつきで必要時のみリモコンで人の話を聞き取るようなデバイスも開発されている．

社会への啓蒙

- 今後，海外のように日本でも音響外傷への啓蒙は重要であると考える．
- 日本にはNIDCDのような機関はない．学会や医師会などのホームページで掲載されると患者や一般の人には有益であるが，まずは個々の診療所での啓蒙も必要と思われる．
- NIDCDによれば「NIHLは100％予防できる．すべての人は騒音・音響からの防御を理解すべきで，よりよく聞くための慣習を毎日の生活で知るべきである」とある[4]．
- 聞くことの喜びを享受し，不都合な強大音や騒音から耳をprotectする術を知ることは予防医学の観点からも重要である．

（神田幸彦）

> 音響外傷への啓蒙は重要

> 不都合な強大音や騒音から耳をprotectする術を知る

引用文献

1) 加我君孝．ヘッドホンによる音響外傷．JOHNS 2006；22(7)：967-71．
2) 松村高洋．剣道によると思われた感音難聴症例の検討．Audiology Japan 1992；35：240-5．
3) 志多 享, 調所廣之．音響外傷・騒音性難聴．野村恭也ほか．聴覚．CLIENT 21 6．東京：中山書店；2000．p.396-413．
4) http://www.nidcd.nih.gov/health/hearing/Pages/noise.aspx（NIHL，NIDCDで検索）
5) http://www.nidcd.nih.gov/health/wise/Pages/Default.aspx（WISE EARSで検索）
6) 大沢広秀ほか．削岩機による難聴の蝸電図所見．Audiology Japan 1982；25：176-82．
7) 隈上秀伯ほか．爆竹による感音難聴の蝸電図所見．耳鼻と臨床 1982；28：743-50．
8) 隈上秀伯．感音難聴と蝸電図．耳鼻と臨床 1984；30：67-79．
9) 芳川 洋．ディスコ・コンサートによる急性音響外傷．JOHNS 2006；22(7)：973-5．
10) 佐野 肇, 岡本牧人．爆発音による急性音響外傷．JOHNS 2006；22(7)：986-8．
11) 白石君男, 神田幸彦．日本語における会話音声の音圧レベル測定．Audiology Japan 2010；53：199-207．
12) 江上徹也, 山藤 勇．音響外傷における高度難聴症例の側頭骨病理．内耳生化学 1979；10：6-7．
13) 飯野ゆき子．音響による聴覚障害の基礎—病理組織学的所見．JOHNS 2006；22(7)：955-60．
14) Yamashita D, et al. Delayed production of free radicals following noise exposure. Brain Res 2004；1019：201-9．
15) 田中康夫．音響による聴覚障害の基礎—生理学的所見．JOHNS 2006；22(7)：961-5．
16) 日本聴覚医学会福祉医療委員会．補聴器適合検査の指針（2010）．Audiology Japan 2010；53：708-26．

- 低い出力でもクリア（S/N比が良い）に聞くために，ノイズキャンセリング機能が有効な場合がある．

銃火器による音響外傷

- 日本においては頻度の高いものではないが，海外での体験レジャーの一つとして，あるいは国内でも免許を取得してクレー射撃などをする人たちのなかには，銃火器による音響外傷を生じる例がある．
- 銃火器の発射音は，持続時間の短い，きわめて音圧の高いインパルス音であり，耳栓と耳覆い型防音具の両者を併用して十分に耳を保護することが望まれる．
- 治療は他の音響外傷と同様に行うが，高音域の閾値上昇は回復が不良なことが多い．

銃火器の発射音は，きわめて音圧の高いインパルス音

音響外傷を防ぐために

- 現時点では，音を聞く前に強大音受傷性を下げておくといった予防的な方法は解明されていない．したがって，予想される強大音に対して，ある程度の安全域をつけて対応を考えるのが賢明であろう．つまり，回避できる強大音に対しては，可能な限りそれを避ける．
- 避けることができない強大音に対しては，内耳に入力される強大音負荷を少しでも軽減するために，耳栓など保護具を使用することと，曝露時間を短縮することである．
- 音響外傷が起こってしまったときには，急性感音難聴の治療の原則に従って，早期にステロイドを中心とした加療を開始することが重要で，自覚的には耳鳴程度であっても正確に聴力検査で評価し，治療開始が遅れないように，患者に対しても説明する必要がある．

回避できる強大音に対しては可能な限り避ける

回避できない強大音は負荷を軽減する

■ インフォームドコンセント—反復を防ぐために

- 強大音は耳に有害である．
- 同様な強大音負荷があればさらに強く耳を傷める危険性がある．
- 日常生活の環境音に神経質になる必要はないが，今回発症のきっかけとなったような強大音は可能な限り避けることが望ましい．
- 避けられない場合，音を小さくするか，時間を短くする．
- 難聴を自覚しないこともあるので，耳鳴，耳閉感を含め軽微な症状を放置しない．

▶音響外傷についての患者説明例については，p.290を参照．

（和田哲郎，原　晃）

引用文献

1) Fligor BJ, Cox LC. Output levels of commercially available portable compact disc players and the potential risk to hearing. Ear Hear 2004；25：513-27.

第15章　音響外傷

職業性のものへの配慮は？

- 職業性の慢性音響性聴器障害，つまり騒音性難聴（noise-induced hearing loss）が社会的に大きな問題となっていたのは過去のことと感じている臨床家は少なくないのではないだろうか．確かに，かつての三菱難聴訴訟事件[★1]に代表されるような大規模訴訟に発展した騒音性難聴問題[1)]は近年ではあまり聞かれなくなった．しかし，大規模訴訟が起こらなくなったことが，すなわち騒音性難聴問題が解決したということではない．
- 日本では一部の大企業を除き，職場騒音と騒音性難聴の実態把握が十分にされていないが，実際に，騒音性難聴として矛盾のない病歴と，特徴的な c^5 dip（4 kHz 近傍の high frequency dip）（❶），ないしそれ以上の聴力障害を認める症例は少なくない（Column 参照）．とくに，労働者の大部分が就業する小規模事業所においては，現在でも難聴をきたすレベルの騒音が作業現場に存在し，騒音性難聴罹患者が少なくない頻度で存在することが示されている[2)]．しかし，個々の小規模事業所で少人数ずつ散発的に発症している状況では，単にその個人の疾病としてとらえられがちで，結果として社会的な問題として取り上げられてこない可能性が考えられる．

★1　三菱難聴訴訟事件
造船所で就労していた労働者が，騒音性難聴に罹患したのは会社が安全配慮義務を怠ったからであるとして，労災給付とは別に会社に慰謝料を求めて集団で提訴した事件．

聴力障害＋騒音曝露歴＋c^5 dip

騒音性難聴の診断の要件

① 感音難聴（ないし混合難聴）である．
② 難聴をきたすに十分な騒音への曝露歴[★2]がある．
③ 初期には 4 kHz 付近[★3]の聴力閾値だけ上昇し，いわゆる c^5 dip になる．
④ 進行すると高音域の閾値上昇，次いで中音域の閾値上昇が生じ，高音漸傾型の聴力型となる．
⑤ 一般に両側罹患であるが，症例によってそうでない場合もある．
⑥ 補充現象が認められることが多い．
⑦ 伝音難聴がある耳でも騒音性難聴は起こりうる．とくに騒音に加えて振動の

★2
等価騒音レベル85 dB(A)以上，1日8時間曝露で数年から十数年以上の経過．

★3
細かく測定すると dip の中心はおおよそ 3～6 kHz に分布する．

> **Column　騒音性難聴の頻度**
>
> アメリカでは難聴者が2,000万～4,000万人いるとされるが，そのうちの1/3は少なくとも部分的には騒音が関与していると見積もられている．また，およそ3,000万人の労働者が難聴をきたしうるレベルの職業性の騒音に曝されているとの報告もある．日本では正確な統計がないが，騒音性難聴は最もよくみられる職業性疾病の一つなのである．

職業性のものへの配慮は？　257

❶騒音性難聴の症例

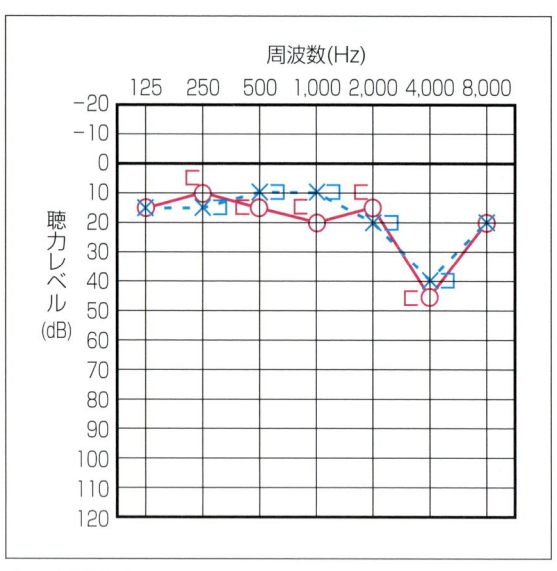

有無★4は重要である.
- 以上，①〜⑦の要件に矛盾しないこと.

騒音性難聴における臨床上の問題点

①同じ騒音レベルに曝されても，発症の時期や経過に個人差が大きい★5.
②自覚症状に乏しい★6.
③発症や進行が緩徐なため，聴力の年齢的な変化と考えられてしまう.
④定期健康診断で指摘されても受診しないことが少なくない.

- 残念ながら，騒音性難聴にはいまだに有効な治療法が確立されていない. ひとたび騒音性難聴になってしまった場合，それは回復しない. その後も騒音作業に従事する場合，難聴がさらに進行することが予想される. ただし，騒音の大きさや聴力の変化は測定が容易であり，それを適切に管理すれば騒音性難聴は予防することが可能である.
- 騒音から離れれば騒音性難聴の進行は起こらないので，たとえ発症を予防できなかった場合でも早期に発見すれば進行をくいとめることが可能である. そこで，「騒音障害防止のためのガイドライン」³⁾に基づく安全衛生対策と健康診断，騒音性難聴の正確な診断，適切な事後措置が重要となる.
- 労働安全衛生の立場からは，作業環境管理，作業管理，健康管理のそれぞれについて取り組まなければならない.
①作業環境管理（作業環境を見直す）：騒音発生源をなくす，作業者から離す. 発生源の周囲を吸音材で囲うなど.
②作業管理（作業方法を見直す）：耳栓★7の使用，騒音作業時間の短縮など.
③健康管理：騒音作業従事者には年に2回の聴力検査が義務づけられている.

★4 騒音と振動がともに負荷されると，騒音だけのときより聴覚障害が増強される.

★5 難聴出現までの期間も，その後の進行も個人差が大きい.

★6 最初は会話領域（500〜2,000 Hz）に障害がみられないため気づかれにくい.

騒音の大きさや聴力の変化を適切に管理して発症・進行を予防

★7 JIS T8161の規格に適合する耳栓（EP-1）は適切に使用すればおおよそ15 dB程度の遮音効果が期待でき，その値は騒音性難聴の発症を左右しうる大きな意味をもつ.

> **Advice**　騒音性難聴の対策をするためには
>
> 騒音性難聴対策には耳鼻咽喉科，とくに聴覚医学を熟知し，さらに産業医学の見識も備えた専門家の存在が不可欠である．日本耳鼻咽喉科学会では，耳鼻咽喉科専門医の資格をもち，産業・環境保健講習会で研修を受け認定試験に合格した医師を，騒音性難聴担当医として学会のホームページ上で公開（http://www.jibika.or.jp/meibokensaku/souon.pdf）しているので，必要時に相談されたい．

その結果を基に発症および進行の有無を評価し健康教育を行う．

- 騒音性難聴を診療する医師の役割として，受診した患者の診断を行うことだけでは不十分である．本人の問題のみならず，その周囲に同様の環境に曝されいまだ受診していない騒音性難聴罹患者がいるかもしれず，その人たちも含めて，いかに騒音性難聴対策を行うかという配慮も必要となる．
- 騒音が原因だからそれを避けなさいということは正論ではあるが，騒音作業従事者本人の努力ではいかんともしがたい事情があるかもしれない．また，その作業一筋に長年働いてきた作業従事者に，作業時間の短縮や騒音作業以外への配置転換を勧めることは，本人ならびにその作業所にきわめて重大な判断を迫ることになりかねない．また，不用意な発言が労災訴訟に発展する可能性も否定できない．さまざまな配慮のうえ，最終的に患者の聴覚保護のために良い方法を考えていかなければならない．

（和田哲郎，原　晃）

引用文献

1) 羽尾良三．音響性聴器障害と裁判．志多　享，野村恭也編．音響性聴器障害—基礎と臨床．東京：金原出版；1993．p.370-9．
2) 和田哲郎ほか．職場騒音と騒音性難聴の実態について—特に従業員数50人未満の小規模事業所における騒音の現状と難聴の実態調査．Audiology Japan 2008；51：83-9．
3) 労働省労働基準局安全衛生部労働衛生課．騒音障害防止のためのガイドライン．東京：労働基準調査会；1993．

第16章　中枢性難聴

第 16 章　中枢性難聴

突発性難聴との鑑別診断のポイントは？

- 中枢性難聴（central hearing loss）とは，蝸牛神経核から皮質聴覚野に至る聴覚路の障害によって生じる感音難聴であるが，この部位の疾患は当初から意識障害などの重大な症状を伴っていることが多く，突発性難聴との鑑別診断が問題となることは少ない．
- 一方で，頭蓋内疾患が内耳から蝸牛神経核を障害し一側性の急性難聴を呈することは日常診療でも時に遭遇し，突発性難聴との鑑別が難しいことがある．
- そのため，本項では広く頭蓋内病変による急性難聴も含めて，突発性難聴との鑑別診断のポイントを述べる．

急性感音難聴をきたす頭蓋内疾患

- 頭蓋内病変で急性難聴をきたすものとしては，脳血管障害，腫瘍，外傷，多発性硬化症，てんかんなどがある．このなかで最も緊急性が高いのは脳血管障害であり，次いで癌性髄膜炎をはじめとした悪性腫瘍である．また比較的頻度が高く，日常診療で突発性難聴との鑑別が最も問題となるのは聴神経腫瘍である．

> 日常診療で遭遇することが多いのは聴神経腫瘍

■ 脳血管障害

- 脳血管障害による難聴の典型的な経過としては，意識障害をきたし緊急搬送され脳外科や神経内科で治療を受け，意識状態の改善に伴い難聴が判明する，といったものである（❶）．このような例では突発性難聴との鑑別が問題となることはない．
- 脳血管障害による急性難聴で注意が必要なものは，前下小脳動脈領域の梗塞（前下小脳動脈症候群）である．前下小脳動脈は蝸牛神経核を栄養しており，この血管が閉塞すると突発性難聴に似た症状をきたす[1]．また，内耳を栄養する迷路動脈は前下小脳動脈の分岐であることが多いため，前下小脳動脈症候群ではこの迷路動脈の虚血から内耳障害をきたすことがある．以下に，鑑別のポイントを述べる．
  ① 内耳障害の症状が前面に出た場合，聴力検査のみで突発性難聴から鑑別するのは困難である．
  ② 前下小脳動脈症候群で難聴をきたす場合は内耳全体が障

> 前下小脳動脈の梗塞に注意が必要

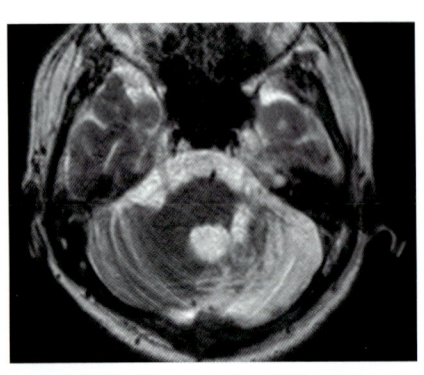

❶ 椎骨動脈解離から小脳・脳幹梗塞をきたした症例
意識障害と両側難聴を同時にきたした．

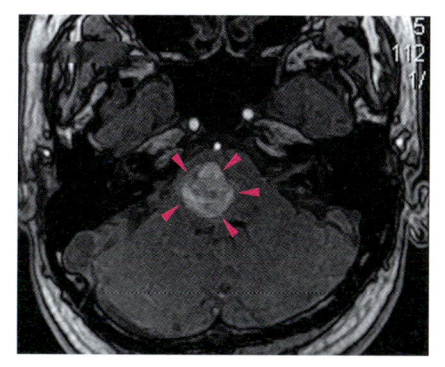

❷ 脳幹の海綿状血管腫（►）症例の MRI
腫瘍内出血から，意識障害と両側難聴をきたした．

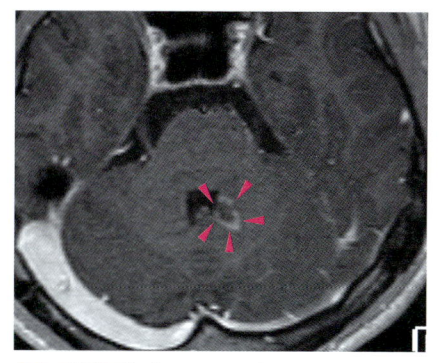

❸ 多発性硬化症により，左難聴とめまいをきたした症例の MRI
多発性硬化症に特徴的なオープンリング状造影効果（►）を認める．

害されるため，めまいはほぼ必発である．めまいを伴った急性難聴で脳血管障害のリスクが高い患者では注意する必要がある．
③前下小脳動脈は顔面神経と顔面神経核の一部も栄養しており，顔面神経麻痺が合併することもある．
④三叉神経麻痺などの脳神経症状，小脳症状などが出現することもある．
⑤後下小脳動脈など，椎骨脳底動脈の他の枝の閉塞でも難聴をきたすことがあるが，これらは他の神経症状を伴う．

■ 腫瘍

- 蝸牛神経核から皮質聴覚野に生じた腫瘍による急性難聴は，大部分は腫瘍内出血が原因であり，脳血管障害と同様の経過をたどることが多い（❷）．
- 聴神経腫瘍は一側性急性感音難聴の数％を占め，急性難聴をきたす頭蓋内病変としては頻度が高い．内耳性難聴を呈し，ステロイドで症状がいったん改善することもあるので，MRI 以外では突発性難聴と鑑別できないこともある．
- 癌性髄膜炎は急性難聴を初発症状とすることがある．癌性髄膜炎では頭痛をはじめとした髄膜炎症状を合併するので，このような例では注意が必要である．

癌性髄膜炎は急性難聴を初発症状とすることがある

■ その他

- 外傷による中枢性難聴は，脳血管障害と同様に意識障害など重篤な症状をきたすことが多い．通常は突発性難聴との鑑別は問題とならない．
- 多発性硬化症で蝸牛神経核近傍に病変が生じた場合は一側性の急性難聴をきたすことがある．難聴と同時にめまいを訴えることも多い．突発性難聴との鑑別は必ずしも容易ではなく，難聴の再発や他の神経症状の出現で初めて診断がつくことも多い（❸）．
- 側頭葉てんかんの症状として難聴が生じることが報告されている[2]．多くは

両側性で，短時間で回復する．

診断の進め方

- 中枢性難聴と突発性難聴との鑑別においては画像診断が鍵となる．全例で緊急に画像検査を行うことは現実的でないため，病歴や症状，聴力検査から，いかにして中枢性難聴を疑い画像診断を行うか，画像診断が必要とすればその緊急性がどの程度か，判断することが重要である（❹）．

> 突発性難聴との鑑別では，画像診断が鍵

■ 病歴および症状

- 中枢性難聴の場合は，難聴以外の随伴症状を有することが多い．
- 意識障害や四肢麻痺，聴神経・顔面神経以外の脳神経麻痺，小脳・脳幹症状が難聴と前後して急性発症した場合は脳血管障害を疑い，緊急で画像診断を行う．
- 難聴と前後して発症した頭痛は髄膜刺激症状の可能性があり，中枢性難聴を疑う重要な症状である．
- めまいや顔面神経麻痺は末梢性病変で生じることも多いが，中枢性疾患でも合併しやすい症状である．

> 頭痛は，中枢性難聴を疑う重要な症状

■ 診察のポイント

- 難聴以外の症状が進行しているか，進行している場合はその速度はどうか，が重要．
- 頭痛は中枢性難聴を疑う症状としては，比較的重要である．耳痛とは区別して問診する．
- めまいを伴う場合は眼振所見を確認し，めまい症状や全身状態とのあいだに乖離がないかどうかチェックする．
- 脳血管障害のリスクがきわめて高い場合は，画像診断を考慮したほうがよい．

> 脳血管障害のリスクがきわめて高い場合は，画像診断を

■ 純音聴力検査

- 蝸牛神経核より中枢の病変では特徴的な聴力像を示すが，内耳道から蝸牛神経核の病変では突発性難聴と似た聴力像を示すことがある．以下に鑑別のポイントを述べる．
  ①蝸牛神経核より中枢では聴覚路が両側性となるため，難聴は両側性に生じる．
  ②脳幹部の病変では左右の聴覚路が同時に障害されることも多く，この場合は両側の聴力がスケールアウト，またはそれに近い値となる．
  ③大脳病変では難聴は両側性に出現するが，スケールアウトになることは少ない．脳幹の小病変の場合も，同様の聴力像を示すことがある．
  ④内耳道から蝸牛神経核近傍に限局的な病変が生じた場合は内耳性難聴と類似した一側性の難聴を呈する．難聴の程度はさまざまである．

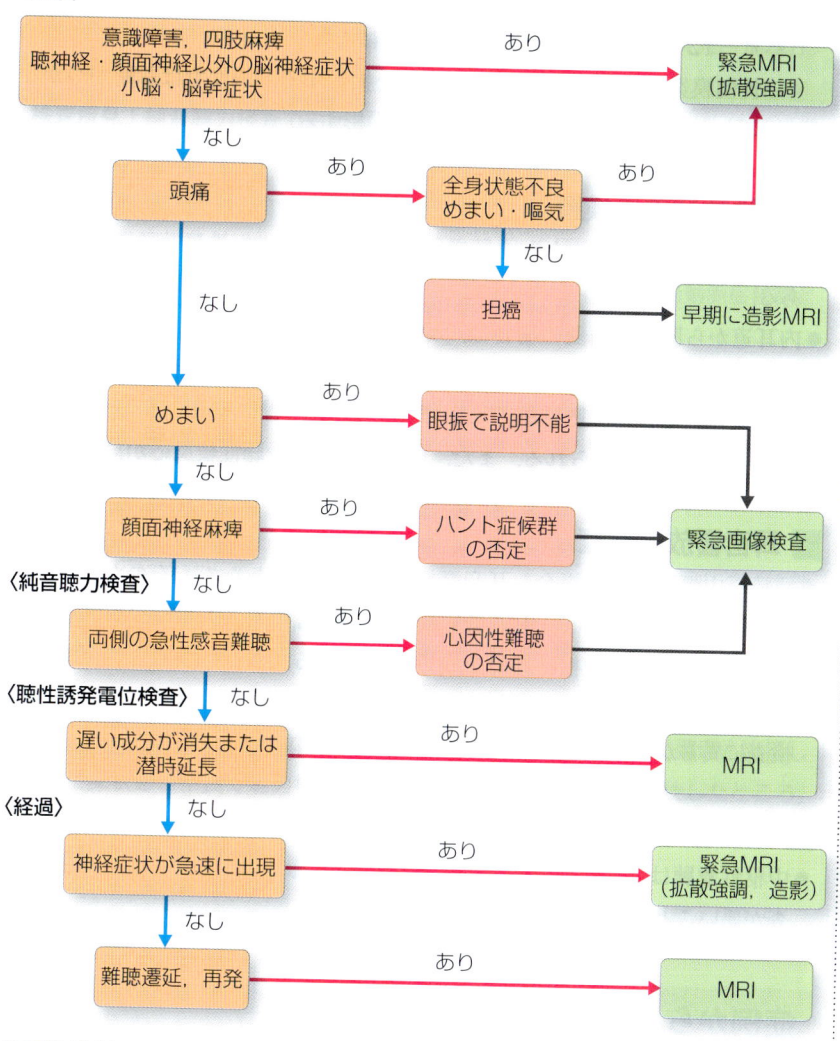

〈診察〉

- 意識障害，四肢麻痺／聴神経・顔面神経以外の脳神経症状／小脳・脳幹症状 → あり → 緊急MRI（拡散強調）
- なし ↓
- 頭痛 → あり → 全身状態不良，めまい・嘔気 → あり → 緊急MRI（拡散強調）
  - なし ↓ → 担癌 → 早期に造影MRI
- なし ↓
- めまい → あり → 眼振で説明不能 → 緊急画像検査
- なし ↓
- 顔面神経麻痺 → あり → ハント症候群の否定 → 緊急画像検査
- なし ↓

〈純音聴力検査〉
- 両側の急性感音難聴 → あり → 心因性難聴の否定 → 緊急画像検査
- なし ↓

〈聴性誘発電位検査〉
- 遅い成分が消失または潜時延長 → あり → MRI
- なし ↓

〈経過〉
- 神経症状が急速に出現 → あり → 緊急MRI（拡散強調，造影）
- なし ↓
- 難聴遷延，再発 → あり → MRI

〈付随的検査〉
- 語音聴力検査　　　後迷路性難聴を示す
- DPOAE　　　　　　正常のことがある
- 神経症状の急速な増悪があれば，緊急画像検査が必要
- 脳血管障害のリスクがきわめて高い例では画像検査を積極的に検討

❹診断の進め方

画像検査

- 中枢性難聴の診断には，多くの場合MRIが必要となる．CT検査では早期の脳梗塞や小さな腫瘍は診断できないことが多いが，緊急性のきわめて高い脳出血や脳浮腫を伴う広範な梗塞は診断可能である．以下に画像診断にあたり留意すべき点をあげる．

①脳血管障害を疑う場合は，緊急で拡散強調画像を含めたMRIを撮影する．
②緊急MRIが撮影できない場合はCTで脳出血や脳浮腫を除外し，その後も厳重に症状の経過観察を行う．

❷頭部 MRI 検査における脳表，脳硬膜の異常所見

疾患	画像診断で留意すべき点
脳表ヘモジデリン沈着症[7]，肥厚性脳硬膜炎[8]	脳表，脳硬膜に MRI で異常が指摘される
脳表ヘモジデリン沈着症	T2 強調画像，プロトン強調画像で脳表，脳室表面が全周性に低信号域で覆われる
肥厚性脳硬膜炎	Gd-DTPA 造影 T1 強調画像で肥厚した脳硬膜に著明な増強効果がみられる
特発性低髄液圧症候群	脳硬膜の水分透過性亢進により Gd-DTPA 造影 T2 強調画像で高信号域となるため鑑別が必要

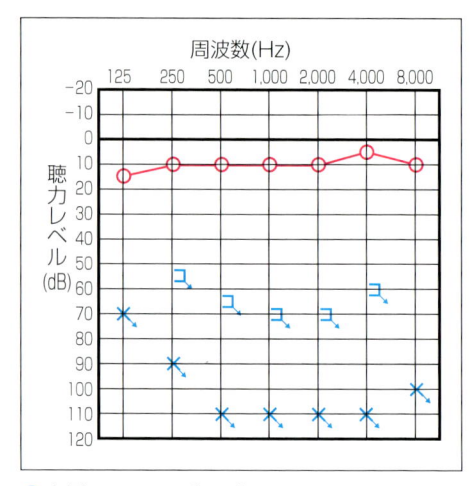

❸症例 1 のオージオグラム

- 3テスラ MRI による軸索画像（three dimensional anisotropy contrast：3DAC 法）は，拡散テンソル解析を応用することで従来不可能だった詳細な線維走行が描出できる．この手法で聴覚伝導路の精緻な病態解析が可能である[5]．正常聴覚伝導路における 3DAC 画像[5]は，MRI 画像を読影するための聴覚伝導路の理解を助ける．
- ピットフォール：MRI 検査を行うにあたり，注意すべき点を述べる．
  ①MRI 施行を他科あるいは他施設に依頼する場合，専門的な立場から自ら画像を確認することが重要である．
  ②一側の感音難聴で発症する後迷路性難聴の原因として聴神経腫瘍以外に蝸牛神経核を中心とした脳幹の病変を鑑別する必要がある[3]．
  ③脳表，脳硬膜の異常も見落とさない（❷）．

> **MRI を依頼した場合，自ら画像を確認することが重要**

症例 1 中枢性（後迷路性）難聴

52 歳，男性．

主訴：左難聴，ふらつき．

既往歴：特記すべきものなし．

現病歴：2 年前に左耳の急激な聴力低下を自覚し，近医総合病院を受診した．その際，発症後すでに 1 か月半を経過し，左突発性難聴陳旧例と診断され，積極的な治療適応がないと判断された．当時からふらつきを自覚していたが，頭部の画像検査は未施行とのことであった．

「最近，以前からのふらつきが増強した」ため，2012 年 4 月，当院を初めて受診した．左高度難聴（まったく聞こえない），歩行時や運動後に増強し約 2 時間持続するめまいを訴えた．

所見：両側鼓膜所見は正常．純音聴力検査で，左聾，右聴力正常であった（❸）．注視眼振，赤外線 CCD カメラ下での自発，頭位眼振は認めなかった．

経過：受診初日ではあったが，症状が進行性のため聴神経腫瘍を含む脳幹の腫瘍性病変の可能性を考え，「頭部 MRI を撮影してもらって変な病気がないこと

を確認したほうが安心ですよ．細かいところを診るので大きな病院をお勧めします」と説明したところ，もよりの大学病院耳鼻咽喉科での精査を希望したため紹介した．

その後，紹介先から，左内耳道から小脳橋角部の脳幹ぎりぎり手前に突出した左聴神経腫瘍が発見されたと書面で報告を受けた．

後日，本人も受診し，直径 10 mm 強の腫瘤で，治療方針を検討中と報告があった．

ポイント

- 後迷路性難聴の診断には詳細な問診と聴覚伝導路の解剖学的理解が有用である．
- 脳血管障害が，難聴，めまいを主訴に発症する場合があり，疑う場合は適切な画像検査，治療を行える施設に迅速に紹介する．高血圧，糖尿病，高脂血症の既往があり，突発性難聴様に発症し，聾で強い回転性めまいを伴うものは前下小脳動脈症候群との鑑別が必要である．前下小脳動脈の走行は，バリエーションが大きく，難聴，ふらつきが主症状で，遅れて小脳症状が出ることもある．左右側方注視眼振が特徴とされるが，眼振を伴わない例もある．
- 聴神経腫瘍では必ずしも純音聴力検査で異常を示すとは限らない．さらに，純音聴力検査閾値が正常だからといって小腫瘍とは限らない[1]．純音聴力検査閾値正常例では，顔面痛，頭痛，吐き気，めまい，耳鳴が主訴でほとんどが脳神経外科で診断されていた[1]．
- 脳表ヘモジデリン沈着症では，進行性感音難聴に小脳失調，錐体路徴候を伴う．
- 肥厚性脳硬膜炎では，頭痛が最も頻度の高い症状で，内耳神経障害による進行性感音難聴の頻度も高いとされ，顔面神経，舌下神経障害も伴う．

（佐藤　斎）

引用文献

1) 佐藤　斎ほか．純音聴力閾値正常の聴神経腫瘍症例の検討．Otology Japan 2004；14：165-70.
2) 佐藤　斎ほか．聴覚障害をきたした多発性硬化症の2症例のABR回復経過．Audiology Japan 2005；48：555-6.
3) 佐藤　斎ほか．一側性感音難聴が初発症状の橋部に発生した髄芽腫．耳鼻咽喉科臨床 2007；100：617-22.
4) 泉　修司ほか．右下丘に限局した脳幹出血に伴う聴覚障害の1例．Audiology Japan 2006；49：755-6.
5) 髙橋　姿．MRIを用いたヒト中枢聴覚機能研究．聴覚中枢伝導路のイメージング解析とその展望．第111回日本耳鼻咽喉科学会総会宿題報告．新潟市：第一印刷所；2010．p.6-69.
6) 両側同時視床出血に伴う両高度難聴の1例．泉　修司ほか．日耳鼻会報 2005；108：960.
7) 和田匡史ほか．脳表ヘモジデリン沈着症による進行性感音難聴の1例．Audiology Japan 1999；42：254-8.
8) 藤崎俊之ほか．一側性感音難聴を呈した特発性肥厚性脳硬膜炎の1症例．Audiology Japan 2002；45：306-11.

第17章　機能性難聴

第17章 機能性難聴

その最適な診断法は？

詐聴，心因性難聴と他の急性難聴疾患との鑑別に注意

- 機能性難聴（functional hearing loss）には詐聴（malingering）と心因性難聴（psychogenic hearing loss）があり，いずれも聴覚器官の機能障害による本当の意味の難聴ではないが，急に発症する，あるいは健診などで指摘されるなど，急性難聴のような経過をとることが多いので，日常診療で他の急性難聴疾患との鑑別がしばしば難しい．
- また近年，学歴社会も含めて社会の複雑化がいっそう進むなかで，小児の心因性難聴も増加している可能性も指摘されている．
- 機能性難聴のなかでも鑑別に悩むことが多いのは主に心因性難聴であるため，本項ではプライマリケア施設での心因性難聴の最適な診断法について述べる．

診断の進め方 ❶

患者背景および病歴

- 次の特徴的な背景，病歴があげられる[1]．
  ①本人は日常普通に会話し，家族など周囲の者も難聴とは思っていない．
  ②本人の訴えよりはむしろ学校健診などで指摘される[★1]．

★1 この時点でかなり疑いをもつべきである．

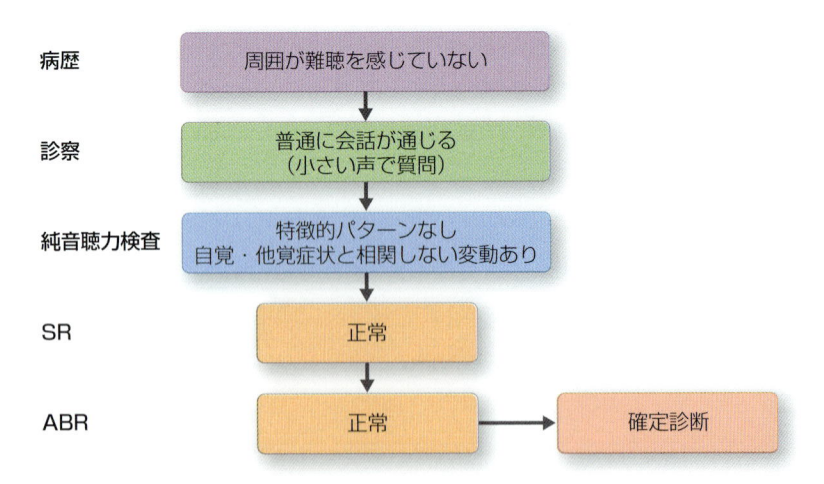

病歴	周囲が難聴を感じていない
診察	普通に会話が通じる（小さい声で質問）
純音聴力検査	特徴的パターンなし 自覚・他覚症状と相関しない変動あり
SR	正常
ABR	正常 → 確定診断

付随的検査　上記検査に追加が必要な場合
- 持続音検査：断続音よりよく聞こえる
- 語音聴力検査：純音より小さくても聞こえる
- DPOAE：正常

❶ 機能性難聴の診断の流れ

■ 診察のポイント

- 鼓膜所見：原則として正常である．滲出性中耳炎などを見落とすと，後のアブミ骨筋反射や耳音響放射検査などの検査結果の解釈も誤るので，**必須！**
- いくつか質問を行い，話す声をだんだん小さくして反応をみる．また注意を引くような言葉を小さい声でかける[★2]．

> 鼓膜所見は必須

> ★2
> 「危ない！」「気をつけて！」など．

■ 純音聴力検査

- 聴力図にいくつかの特徴的所見がある．
  ①高音漸傾，低音障害などの特徴的パターンはみられず，脈絡のないパターンが多い．
  ②骨導閾値もばらばらで，理論的に解釈が難しいようなパターンも多い．
  ③数回試みると症状と相関がない変動がみられる．
  ④両側性が多い．

■ アブミ骨筋反射（SR）検査

- アブミ骨筋反射（stapedial reflex：SR）は，手軽に短時間で行える客観的聴覚検査で結果も正確であり，心因性難聴には有用な検査である．

注意点

ティンパノグラムを必ず先に行う
- 滲出性中耳炎などでB型を示す場合には反射が生じていても検出されない．

補充現象に注意！
- 内耳性感音難聴でみられる補充現象は，小さい音は聞こえないが大きい音は時に健常人と同じくらいに大きく聞こえるので，アブミ骨筋反射は健常人と同程度の閾値（80〜100 dB）でみられることが多いため，内耳性感音難聴を心因性難聴と誤ることがある[★3]．

> ★3
> 諸検査結果を総合して判断することが肝要である．

■ 聴性脳幹反応（ABR）

- 聴性脳幹反応（auditory brainstem response：ABR）も客観的聴覚検査で，検査は小児の場合などやや煩雑だが，最も信頼性があり，多くの場合**確定診断**の根拠となる．

■ 持続音検査[2)]

- オージオメータがあればできる検査なのでプライマリケア施設でも行える．
- 断続音で行う純音聴力検査のあとで行う．自記オージオグラムでのJerger V型と同じ意味をもち，持続音での最小可聴閾値が断続音の閾値より低下すれば心因性難聴が疑われる．

■ 語音聴力検査

- 心因性難聴では純音聴力検査に比べて結果が良いことが多い．すなわち純

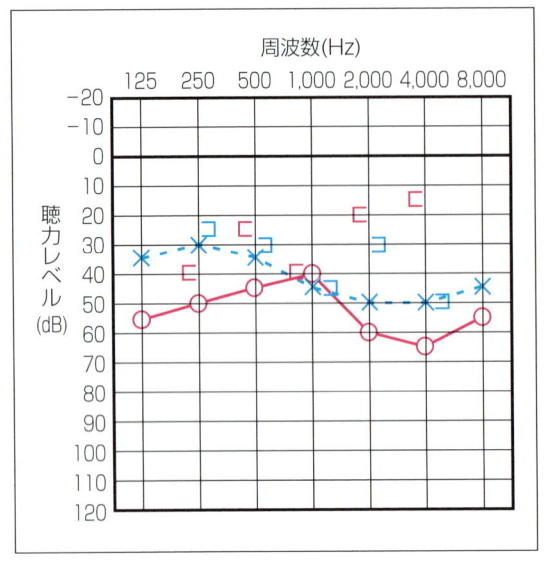

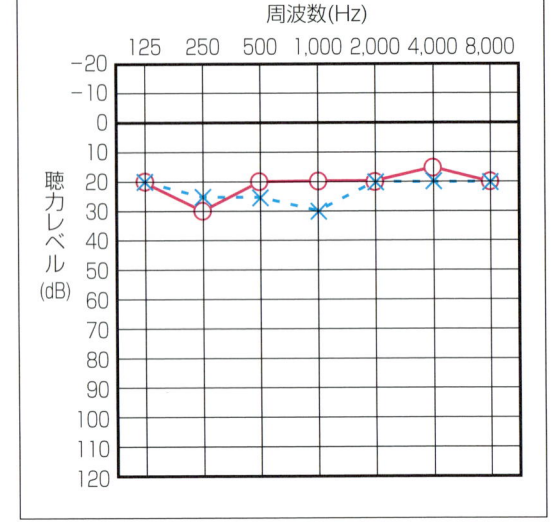

❷初診時の純音聴力図
両側とも軽度～中等度の混合難聴を示した．

❹再診時の純音聴力図
正常に近い聴力を示した．

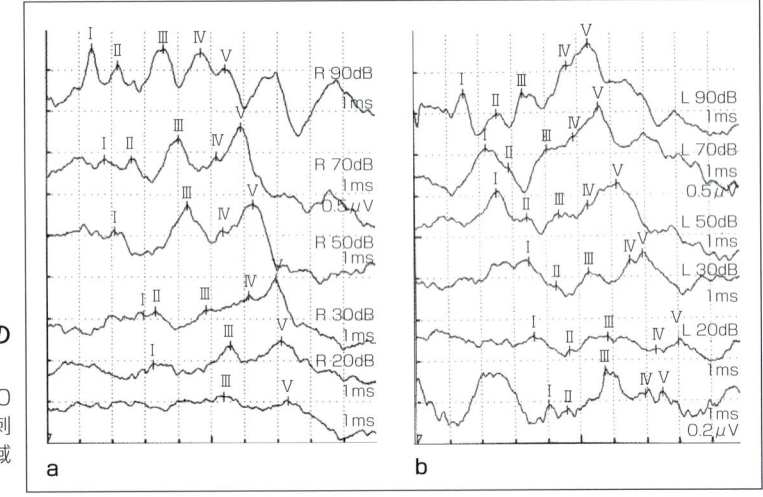

❸初診時の右耳（a），左耳（b）の聴性脳幹反応（ABR）
上段から順に 90 dB，70 dB，50 dB，30 dB，20 dB，10 dB の音刺激に対する反応波形．両側とも正常域の 20 dB でも V 波がみられる．

音聴力検査では中等～高度の難聴を示しても，その最小可聴閾値と同じ大きさ，あるいはむしろより小さい音での語音刺激でも良好に理解できるなどの不自然な結果がみられる．

★4
耳音響放射：otoacoustic emission (OAE)，歪成分耳音響放射：distortion product otoacoustic emission (DPOAE)．

■ **耳音響放射検査（歪成分耳音響放射：DPOAE）**[★4]

● これも客観的聴覚検査で，内耳機能，とくに外有毛細胞機能を評価する検査である．重要な手がかりとはなるが，必ずしも確定診断の根拠とはならないいくつかの理由がある．
①感音難聴でも後迷路性難聴では異常が出ないことがある．
②耳垢，中耳滲出液などの影響で反応が検出されないことがある．

症例 1　学校健診で両側難聴を指摘された例

9歳8か月，男児．

主訴：両側難聴．

現病歴：幼小児期より両親は難聴を疑ったことはない．受診1か月前に学校健診で両側難聴を指摘された．小学校入学時の健診では難聴は指摘されなかった．耳鳴，めまい，ふらつきはない．既往歴，家族歴に特記すべき事項なし．

診察所見：耳，鼻，咽喉頭に著見なし．

検査所見：①純音聴力検査では，両耳とも軽度～中等度の混合難聴を認めたが，特徴的パターンはみられなかった（❷）．②ティンパノグラムは両側とも A 型，SR は両側とも 90～110 dB の音刺激で反射が検出された．③ DPOAE では両側とも内耳機能はほぼ正常であった．④ ABR では両側とも 20 dB まで明瞭に V 波がみられた（❸）．

診断：これらの結果からほぼ心因性難聴と診断できたので，その日付き添ってきた患児の祖母に，学校，家庭などで原因となることがないか注意してみてもらうようにアドバイスをした．

経過：1週間後の再診時には聴力は著明に改善していた（❹）．付き添ってきた父親の話では，患児は6人兄弟姉妹の4番目で，最近は空手を習って楽しんでいると思っていたが，家庭では両親はあまり気にかけてやれていなかったかもしれないと感じて，最近気をつけて接するようにした，とのことであった．父親には，①短期間で回復傾向がみられているので予後は良い可能性が高いこと，②長期的には再発もありうるので，今回のことを覚えておいてほしいこと，③念のために数か月後に再検すること，をアドバイスした．

> **ポイント**
> ①心因性難聴患児にはいわゆる「良い子」が多い．
> ②診察（インタビュー）では看護師，親などの付き添い人には黙っていてもらう．
> ③親などに原因をあまり早急に追及しない．
> ④患者（児）に自信をもたせることが大切．

（髙橋晴雄）

引用文献

1) 工藤典代．耳鼻咽喉科でのこころのケア―私はこうしている：心因性難聴．JOHNS 2009；25：715-8．
2) 佐藤　斎．機能性難聴診断のための聴覚検査．JOHNS 2008；24：775-9．

第17章 機能性難聴

インフォームドコンセントの実際

インフォームドコンセントが重要なのは心因性難聴

- 機能性難聴（functional hearing loss）は大きく分けると詐聴（feigning, malingering）と心因性難聴（psychogenic hearing loss）があるが，小児では心因性難聴と考えてよい．とくにインフォームドコンセントが重要なのは後者の心因性難聴である．
- 心因性難聴は「器質的難聴がないか，器質的難聴があってもそれに相当する以上の難聴と見まがう所見がある．発症の背景因子に心理的要因が関与する」と定義される[1]ように，心理的要因が関与している．

診療過程で疾患の本態を知ってもらい，ともに考えていく

- 問診を行いながら，親も子どもも生活環境や性格などを振り返ってみる．医療者は要因となったものに気づくきっかけをつくり，ともに対応を考えていくことになる．器質的疾患と異なり一定の方式はないが，診療の過程で疾患の本態を知ってもらい，ともに考えていくことが，この疾患のインフォームドコンセントになる．

診療過程において発症原因を振り返る

心因性難聴は内因子と外因子があり，トリガーにより発症

- 心因性難聴は内因子と外因子があり，多くはなんらかのトリガーがあって発症する（❶）．
- インフォームドコンセントを行うには，なぜ心因性疾患が発症したか，どうして心因性疾患が難聴という形で出現したか，などを医療者としてできる限り把握する必要がある．実際の診療過程とインフォームドコンセントの流れを❷に示した[2]．

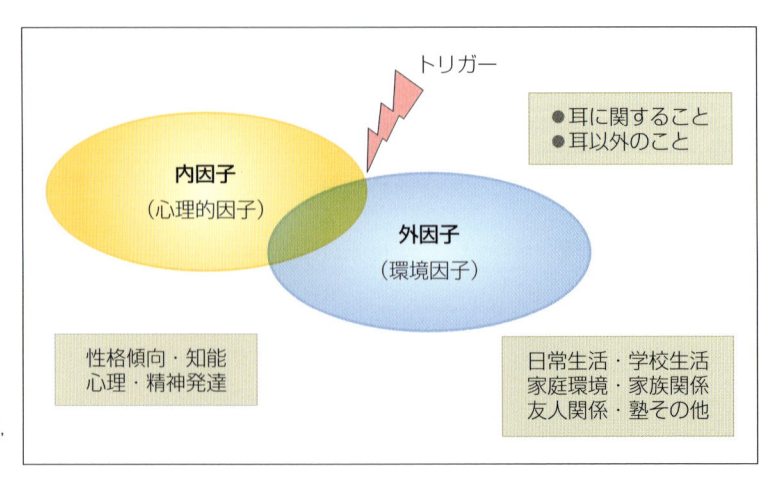

❶問診で念頭におく発症過程
このような内容を振り返ることで，疾患の発症概念を理解しもらう．

トリガー
- 耳に関すること
- 耳以外のこと

内因子（心理的因子）
外因子（環境因子）

性格傾向・知能
心理・精神発達

日常生活・学校生活
家庭環境・家族関係
友人関係・塾その他

a．問診 I～III

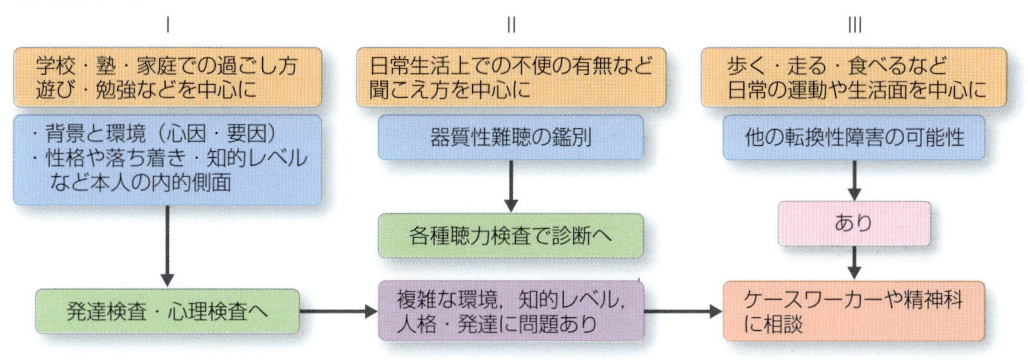

I	II	III
学校・塾・家庭での過ごし方 遊び・勉強などを中心に	日常生活上での不便の有無など聞こえ方を中心に	歩く・走る・食べるなど日常の運動や生活面を中心に
・背景と環境（心因・要因） ・性格や落ち着き・知的レベルなど本人の内的側面	器質性難聴の鑑別	他の転換性障害の可能性
↓	↓	↓
発達検査・心理検査へ	各種聴力検査で診断へ	あり
	複雑な環境，知的レベル，人格・発達に問題あり →	ケースワーカーや精神科に相談

b．インフォームドコンセントの内容と進め方

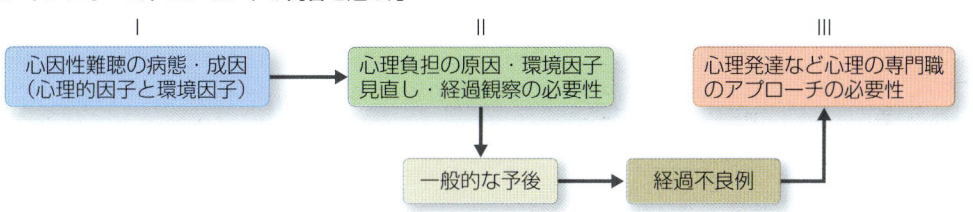

I	II	III
心因性難聴の病態・成因（心理的因子と環境因子） →	心理負担の原因・環境因子見直し・経過観察の必要性	心理発達など心理の専門職のアプローチの必要性
	↓	↑
	一般的な予後 → 経過不良例	

❷心因性難聴の診療の流れ

❸心因性難聴児の背景で多いもの
- いじめにあった
- 学習障害やその傾向があり，勉強についていけない
- 上記で，学校でバカにされる
- 不登校やその傾向
- 家庭内両親不和・離婚や親子兄弟関係
- 対人関係のつまずき
- 塾やおけいこごとでの不適応
- 転居・転校など児の環境変化

❹心因性難聴児のトリガー
- 音響曝露：
 太鼓の音，耳もとでの大声，スターターピストル（陸上競技などの合図），クラクション・バイクなど乗り物の音，学校内の騒音
- 耳への外力：
 ボールが耳に当たった，叩かれた，頭をぶつけた，水が耳に入った
- 耳の炎症性疾患：
 外耳炎，中耳炎
- 聞こえの障害（聞こえにくい）：
 器質性難聴の存在

- 患児の問診では発症の過程や患児の背景，耳に関するトリガーが把握できるようにする．なお，患児の背景の内容で多いものを❸に，耳に関するトリガーとして実際にあったきっかけを❹に示した[3]．

■ 具体的な問診内容
問診を通して発症のきっかけを思い出してもらう

- 「聞こえの悪さを訴えていない場合」，すなわち健診や聴力検査で難聴を指摘された場合と，「聞こえの悪さを訴えている場合」に分けて，問診内容を❺に示した[2]．
- 「聞こえが悪い」と感じる例にはどのようなときに聞こえの悪さを感じるか，を具体的に聞く．
- なぜ，聞こえが悪くなったのだろうか，そのきっかけを尋ねる．「聞こえの悪

❺ 問診内容

聞こえが悪いと訴えていない場合
- 自分で聞こえが悪いと思ったことはありますか？
- 話されている内容が聞き取れなかったり，相手の声が小さい，と感じることはありますか？
- 耳鳴りがしたり，耳がボワーンとつまったような感じがすることはありますか？
- だれかに「聞こえが悪いんじゃない？」と言われたことはありますか？
- 耳のあたりを何かにぶつけた，ボールが当たった，叩かれた，などの経験はありますか？
- 今までに中耳炎で耳鼻科に通ったことはありますか？
- 頭を打つような事故にあったことはありますか？
- 学校健診で視力はいかがでしたか？
- 手足がしびれたり歩きにくいことは？

聞こえが悪いと訴えている場合（上記に加えて）
- 聞こえの程度は以前と比べていかがですか？
- どのようなときに聞こえが悪い，と感じますか？
- 学校の先生の声は聞き取れますか？
- 教室の席はどのあたりですか？
- 友達とお話しするときに不便を感じますか？
- 家でテレビをみるとき聞き取れないことはありますか？
- 家でテレビをみるときテレビに近寄ってみていますか？
- 家で家族と話しているときに聞こえない，と思うことはありますか？
- 聞き返しをするほうですか？

（工藤典代．JOHNS 2009[2] より）

❻ 心因性難聴の可能性が高いときに尋ねる内容

- 学校は欠席することがありますか？
- 学校で給食は食べていますか，何が好き？
- ゲームや遊びで好きなもの，はやっているものは？
- テレビはよくみるほう？
- テレビの番組では何が好き？
- 本は読む？　マンガは？
- 宿題はするほうかな？
- お勉強は好きなほう？　苦手なほう？

保護者へ
- お子さんは毎日学校に楽しく通っていますか？
- 友達となじんでいますか，よく遊んでいますか？
- 学校で担任の先生から何か言われたことは？
- 学校のお勉強のほうはいかがですか？
- 塾やおけいこごとはいかがですか？

（工藤典代．JOHNS 2009[2] より）

さ」は直接，耳疾患の影響ではないことを，問診を通して感じてもらう．

患児と保護者では問診内容を変える

- 患児に直接，心因を尋ねてもわかりにくく，言えないことや言いたくないこともあるので，学校や家庭での生活を楽しく過ごせているか，を尋ねる（❺[2]，❻[2]）
- 保護者には学校生活，家庭生活，塾など子どもにかかわる生活のなかで，「いつもと違う」何か，「気になる」何か，学校の先生や別の保護者に指摘されたこと，家庭環境などを尋ねる．
- 保護者には，学校生活，家庭生活，塾など子どもにかかわる生活のなかで子どもの負担になっていそうなものは何か，を考えてもらう．次回，再診時にでもわかれば続きを話してもらう．

■ 診断過程
診断過程において疾患概念のインフォームドコンセントを行う

- 種々の聴覚検査の結果からわかることとして，聴覚自体が低下しているのか，そうではなく，本来の聴覚は正常かどうか，をみるために検査が必要

なことを知ってもらう．
- 本来の聴覚は正常であることを確認するために，他覚的検査を進めることを説明する．
- 深部知覚検査で，深部知覚を感じない場合，聴覚を含めた感覚が低下していることを保護者とともに知ってもらう．

診断後に話す内容について

難聴の成因について──患児と保護者に
- 聞こえの検査をすると耳が聞こえにくいようにでますが，本来の聞こえは良いようです．
- 聞こえの検査の結果と，実際の聞こえには差がありますが，音が聞こえていても音を認識しているかどうか，で違いが出てくるようです．
- このような現象は中耳炎などの耳の病気で起こるものではないようです．心に何か負担があると，このような現象が出てきます．

保護者に
- この現象は機能性難聴といいますが，別名，心因性難聴ともよびます．
- 心因性，というのは心に何かの負担やストレスがあって，その負担やストレスが病態の原因になっているとき「心因性」といいます．
- 子どもの場合，学校や家庭，塾などで，心の負担になっていることがあると，このように心因性難聴になることがあります．
- 原因は，たとえば学校でのいじめだったり，家庭での親子関係，兄弟姉妹関係などだ，とわかることもありますが，まったくわからないこともあります．
- 同じ環境にいても，心因性難聴になるお子さんもならないお子さんもいます．心因性難聴になるお子さんは，自分の心の負担やストレスを，外にうまく発散できないお子さんが多いようです．
- 原因がすぐに思いつかないことも多いですが，学校の先生などに，何か心当たりがないか，変わったことがないか聞いてみるといいですね．
- 同時に学校のお勉強でつまずきがあることもあります．クラスでの立場や友達関係なども聞いてみましょう．
- 本人の気持ちを大事にして，親はいつでもお子さんの味方であることをお子さんにも話しましょう．

今後の方針・予後について
- 予後は心因性難聴の発見の契機（健診で指摘されたか，自ら難聴を訴えて受診したか）や，難聴のレベル，環境など児の背景の複雑さ，他の心因性疾患の合併などにより左右される．

- 児の心理発達やIQレベルの影響が大きい．2か月から6か月程度の経過観察期間で回復が期待できない場合には，心理発達検査を進める方向にもっていく．心因性難聴児の約30％はIQ75以下であり，IQ76以上であっても約半数は学習障害やその傾向あり，と診断される．
- 聞こえは，本人が補聴器をつけたほうがよい，ということもあるので，児と家族の希望を聞き，その希望に沿って考えていくとよい．
- 改善する例ばかりでなく，症状が進行したり発展することもある（Column参照）．児童精神科や心理療法士，福祉関係者の協力が必要になることも多い．

患児と保護者に

- 聞こえに影響が生じた原因がある程度はっきりして，解決策が見つかれば，心の負担も少なくなります．
- 心の負担が少なくなると，次第に聞こえは良くなってきます．
- 聴力検査で聞こえの程度をみることで，心の負担の目安になります．
- 聞こえに関することで，日常生活への影響はほとんどないと思いますが，もし聞こえにくい，という状況があれば，聞こえに不便がないように考えていきましょう．

Column 心因性難聴について

　問診の際，患者さん（子ども）の口から直接お話を聞きたい，と思って話しかけても，口を開かない子どもたちは多い．「なぜ，ここに連れてこられたのだろうか」，「この人（診療医の私）は自分の敵か味方か，どちらなんだろう」と考えているのだろうか．心の中はわからない．

　初めて心因性難聴の子どもに出会ったのは1980年であった．1977年に耳鼻咽喉科に入局し，小児難聴外来で難聴児とかかわるようになって3年たったころである．紹介状の聴力検査図をみて，いつものように問診をしていて「あれっ!?」と思ったのが最初である．その後，少なくとも200人以上の心因性難聴のお子さんを診ることになった．

　最初のころ，ピアノ教室に通っている女児が心因性難聴で受診し，次いで受診した子どもも同じピアノ教室に通っていた．「どうして先生に叩かれてまでそのピアノ教室に通うの？　プロになるわけでもないのに…」と，私は思った．原因は1つではないだろうが大きな要因にはなっているだろう．子どもの"生活"を決めるのは"親"である．まもなくピアノ教室をやめて聴力も正常になり，明るくなった子どもが受診し，終診となった．

　このように問題なく終診となった子どもがいる一方，カルテで経過を調べていると，歩行困難となり車椅子移動となっていたり，リストカット，自死した子どももいる．

　ある子が受診して10年以上たったころ，警察の捜査一課から問い合わせがあった．「○○さんのこと，覚えていますか？」．彼が事件に関係している可能性があっても，また，法の裁きを受ける身になっても，「あのとき，あなたは私に何を求めていたのだろうか，私はあなたのお役に立てたのだろうか」と聞いてみたい．「医療者としてもっと手を差し伸べるべきだったのだろうか」と自問する．小児を診る医療者は重い十字架を背負う．少なくともあの子は「心因性難聴」でこども病院を受診したことを覚えていてくれたのだから．

保護者に

- 心因性難聴になったきっかけは，何かあるとは思いますが，はっきりしないこともあります．心当たりがあるときは，学校の先生にも相談し，解決策をともに相談する方向で話してみてください．
- 子どもが自分から言わないこともあります．日常生活で声かけなどをしながら，子どもを見守る立場でいてください．親は子どもの味方，だということをお子さんにも伝えるようにしましょう．
- 同じ環境にいても難聴になるお子さんもならないお子さんもいます．お子さんの性格の影響もありますが，お子さん自身の適応力や学力なども関係してきます．
- お子さんに，子どもの力以上のものを期待することで，心の負担になることがあります．親も気がつかないうちに，子どもへの期待が大きくなっていることもあります．
- 将来，いつかは心の負担がとれ，子ども自身で，ある程度解決できるときがくると思います．そのときには心因性難聴は治っていると思います．
- 長く，このような状態から抜けられない場合には心理療法士や児童精神科などの力も借りましょう．

　器質的難聴と異なり，機能性難聴（子どもの場合は心因性難聴）は薬物治療や手術などで改善は難しい．環境要因も大きいが，児の性格傾向や心理発達，学習能力などの影響が大きく，すぐには改善が期待できないことが多い．また，児の将来についても考えざるをえない．医療者は，心因性難聴はそれらを考えていく一つのきっかけと考える．

　　　　　　　　　　　　　　　　　　　　　　　　　　　　（工藤典代）

引用文献

1) 日本耳鼻咽喉科学会社会医療部日本学校保健委員会．耳鼻咽喉科学校医のための小児心因性難聴への対応指針．日耳鼻会報 2000；103：588-98．
2) 工藤典代．耳鼻咽喉科でのこころのケア―私はこうしている：心因性難聴．JOHNS 2009；25：715-8．
3) 工藤典代．小児の心因性難聴．矢野　純，久保千春編．心因性難聴．初版．東京：中山書店；2005．p.3-12．

付録

患者への説明用

患者への説明用書類 実例集

外傷性鼓膜穿孔について ……………………………………………… 288

急性低音障害型感音難聴について …………………………………… 289

音響外傷について ……………………………………………………… 290

機能性難聴について …………………………………………………… 291

患者への説明用 イラスト

外来で患者さんに説明をする際，難聴の責任部位などを具体的に絵で示すと理解が得られやすくなると考え，症状の説明に役立つイラストをいくつか考案しました．コピーなどをして，それぞれの病状に応じた所見や文字を書き込み，患者さんへの説明にご活用ください．

耳の構造 ……………………………………………………………… 292
- 耳の構造と難聴の分類を示しました．また，鼓膜と耳小骨はとくに拡大図をつけました．
- 難聴の説明にご使用ください．

蝸牛の構造 …………………………………………………………… 293
- 蝸牛およびコルチ器の構造を示しました．
- 感音難聴の説明にご使用ください．

本イラストについては，下記ウェブサイトにてご登録いただきますと，画像データをダウンロードしてご利用いただけます．
http://www.nakayamashoten.co.jp/bookss/define/series/ent.html

外傷性鼓膜穿孔について

(顔面神経麻痺・内耳障害を伴わない症例に限局)

あなたの［右、左］の鼓膜は（　　　）が原因で穴が開いています。
これを「外傷性鼓膜穿孔」と言います。

治療の流れ

- 鼓膜は本来、再生能力に富んだ組織であり、外傷では 10 人中 8 人が自然に閉鎖しますので安心してください。ただし、原因が熱傷（やけど）である場合には自然閉鎖は 10 人中 4 人くらいになります。
- 最も大切なことは、感染を起こさないことです。感染を起こすと自然閉鎖率が低下しますので、感染予防のため本日から抗菌薬を 3 日間内服していただきます。
- 入浴・シャンプーの際に耳の中に水が入らないように注意してください。また、水泳は鼓膜の穴が完全に閉じるまでは避けるようにしてください。
- だいたい 3 か月ほど経過をみても鼓膜の穴が閉鎖しない場合には、手術で鼓膜の穴を閉じることが必要になります。また、鼓膜の穴が閉じても難聴が改善しない場合には耳小骨という鼓膜の裏側の小さな骨がずれている可能性があり、聴力を回復させるためにはやはり手術が必要です。

治療前の検査

- 純音聴力検査という聞こえがどの程度悪いかを調べる検査を行います。その後、薄い紙のようなものや綿で鼓膜の穴にふたをして、もう一度、聴力検査（パッチテスト）を行います。パッチテストで聴力が回復すれば問題ありませんが、回復しない場合は先に述べた耳小骨がずれている可能性があり、CT 検査を行います。
- 鼓膜の穴にふたをした状態のほうがよく聞こえて快適であれば、そのままにしておきますのでおっしゃってください（耳だれが出る場合には外してしまいます）。

治療中の注意点

- 耳だれが出た場合にはすぐに受診してください。
- 現在のところ内耳というめまいや聞こえの神経に障害はありませんが、遅れて症状の出てくることがあります。めまい・ふらつきの症状が出現したり、聞こえが悪化してきた場合にもすぐ受診してください。
- 必ず鼓膜の穴が閉じているかを確認できるまで通院してください。

急性低音障害型感音難聴について

原因不明で、急性あるいは突発性に感音難聴をきたす、とても多い病気です。
臨床的には、有名な突発性難聴とメニエール病のちょうど中間に位置します。
1990年頃にわが国で認められるようになった新しい病気です。

どんな病気か

- 原因は不明ですが、職場や家庭での精神的ストレス、個人的な心配事・過労・体調不良などが誘因となることが多いといわれています。
- 発症は、急性あるいは突発性に起こります。
- 自覚症状として、耳閉塞感、耳鳴（ゴー・ボーなどの低い音）、難聴、聴覚過敏（周囲の特に低い音が不愉快に響く）などがあります。一側（時に両側）に自覚します。

病気の特徴

次の4点があげられます。

- 発症しやすい性格（思考行動傾向）があります。まじめで几帳面・責任感の強い頑張り屋がかかりやすいといわれています。
- 結婚・出産・育児にかかわる若年女性に多い病気ですが、全年齢層に（中高年齢者にも）発症します。
- 聴力障害の特徴は、低音域に限局し、程度は軽度〜中等度です。
- 障害部位は、一側（まれに両側）の内耳です。

治療

薬物治療と生活習慣の改善を組み合わせて行います。

- 薬物治療としては、循環改善薬、イソソルビド製剤、自律神経調整薬などを使い、難治例にはステロイド薬や抗不安薬、抗うつ薬を使うこともあります。
- 生活習慣の改善としては、規則的生活を行い、十分な睡眠をとること、小汗をかくような有酸素運動（速足歩行、エアロビックなど）を週1〜2回以上行うことを心がけてください。難治例には心理学的治療（認知行動療法）が必要なこともあります。

治療後の経過

- 再発しやすいが多くは治ります（予後良好）。
- 罹患した100人中の割合は、60人が再発なし、40人が同側（時に反対側）に再発をきたし、そのうち約10人がめまいを反復するようになってメニエール病に移行するとされます。

治療後の留意点

この病気は長期にわたる経過観察が大切です。そのため、以下の点に留意してください。

- 自覚症状と聴力障害が合わないことがあります。治癒確認のために来院してください。
- 難治例（不変悪化例、頻回再発例、メニエール病移行例）や他疾患（聴神経腫瘍など）合併例が時にみられます。
- 自然治癒傾向がある病気ですが、再発して3日経過しても症状が変わらないときには、早めに来院してください。
- 吐き気を伴うめまいを自覚した時は必ず来院してください。

音響外傷について

- 強すぎる音（強大音）は耳を傷めます（音を感じる細胞を傷害し、難聴が起こることがあります）。これを音響外傷といいます。音響外傷は一定の条件で起こるものではなく、人によって、またその時によって、同程度の音でも難聴が起こる場合、起こらない場合があります。難聴が起こってしまったときには、早期の治療が大切です。

治療の流れ

- 強大音によって生じた難聴は急性期であれば改善の可能性があります。しかし、時間がたって難聴が固定してしまったあとでは、回復することは困難と考えられています。
- まず必要なことは、①耳の安静と、②早期治療です。
  ①大きな音は極力避けるようにしましょう。
  ②耳鼻咽喉科専門医の指示のもと、きちんと治療を受けましょう。
- 治療薬の中心は副腎皮質ホルモン（ステロイド）になります。音響外傷に対しステロイドに代わる有効な薬剤はありません。十分な量で治療を開始し、徐々に薬の量を減らしていきます。厳密に服薬指示を守ることが大切です。
- ただし、高血圧、糖尿病、結核などの感染症、消化性潰瘍、骨粗鬆症や骨折、緑内障や白内障、血栓塞栓症、うつ病などの精神疾患、不眠症などのうち、現在安定していない病気をおもちの場合、ステロイド治療ができるか否か、それぞれの主治医との緊密な連携が必要になります。満月様顔貌（顔や体幹部に脂肪が沈着します）、痤瘡（にきび）、多毛、皮膚が薄くなるなどの変化が起こりえますが、多くの場合はステロイド治療が優先されます。

繰り返さないために

- 日常生活の環境音に神経質になる必要はありません。しかし、今回のきっかけとなったような強大音は可能な限り避けてください。避けることができない強大音に対しては、耳に入る音負荷を少しでも軽くするために、耳栓を使用することや、聞く時間を極力短くすることが有効です。
- 自分では難聴と思わないこともあるので、強い音を聞いた後に耳鳴りや耳がつまったような感じがあったら放置せず、耳鼻咽喉科で診察を受けてください。

機能性難聴について

お子さんの聞こえについて、経過や検査の結果から機能性難聴（心因性難聴）が疑われます。日常の生活にはほとんど不便はありませんが、これからも経過をみていく必要があります。

聞こえの現状について

- お子さんの聞こえは、聴力検査をしますと＿＿＿dBとなっています。この聞こえの検査はレシーバから出た音がお子さんに聞こえたかどうかを調べる検査です。
- ほかの検査もしましたところ、耳自体には中耳炎などの耳の病気はありませんでした。聞こえの神経は大丈夫のようです。
- 総合した結果では、お子さんの聞こえは日常生活にはほとんど支障がないと思われます。

機能性難聴・心因性難聴とは

- 聴力検査の結果では聞こえが悪いように出ているのに、「聞こえの神経は正常である」と思われるときに、機能性難聴といいます。
- このような場合で、聞こえが悪いという聴力検査結果が出る背景には、こころの影響があると考えられており、子どもの場合、ほとんどが機能性難聴＝心因性難聴です。

原因

- 「こころの影響」は、専門用語では「心理的要因」といいます。それがなにかはっきりとわからなくても、こころに負担になっていることがある、と考えられます。
- 実際には、学校での出来事、塾など放課後や家庭生活の中で、なにかお子さんにこころの負担になっていることがあるということになります。
- 具体的に、学校での友達関係やお勉強、塾や親子兄弟関係などで、困っていたり悩んでいる原因がわかることがあります。

対処法と経過

- こころの負担になっていることが解決の方向に向かいますと、聞こえもよくなってきます。原因がわからない場合や解決が難しい場合には、聞こえの悪さが1年、2年と長引くことがあります。
- 学校の担任の先生などにも、それとなくお子さんが楽しく学校生活を送っているかなど、聞いてみましょう。また、家庭生活も子どもの視線でみてみましょう。
- 聞こえの検査は定期的に調べて経過をみていきましょう。
- 「聞こえ」のほかにも、視力や視野などにも影響が出ていることがあり、学校健診などでみつかることがあります。

今後の注意点

- お子さんが元気に日常生活を過ごせているかどうか、こころに負担になっていることがないかどうか、見守っていきましょう。問い詰めると逆にこころの負担になってしまうことがありますので注意しましょう。
- お子さんの様子や過ごし方で気になることがあったら、主治医にご相談ください。心理の専門の先生と相談するなど、一緒に考えていきたいと思います。

中耳換気不全に基づく疾患

鼓膜の陥凹や中耳貯留液が主な所見で，その程度によりさまざまな病態を示している．

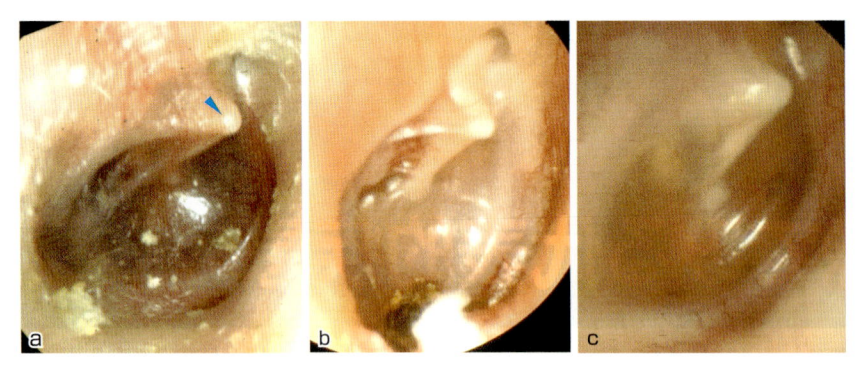

●滲出性中耳炎の鼓膜所見（▶p.21）
a：鼓膜緊張部の陥凹のためツチ骨柄も内陥し，ツチ骨短突起（►）が相対的に突出してみえる．弛緩部にも軽度の陥凹がみられる．
b：鼓膜は菲薄化し高度に内陥しているが，貯留液はわずかである．
c：鼓膜の陥凹は軽度であるが，鼓室全体に透明に近い色調の貯留液がみられる．

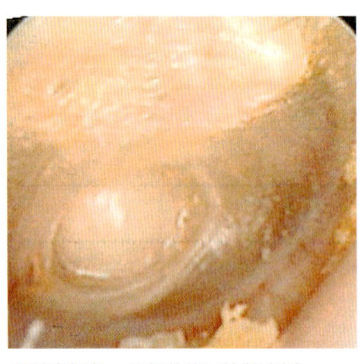

●鼓室岬角への部分的な接着症例（▶p.22）
先天性真珠腫などの鼓室内の白色病変と誤認する可能性がある．

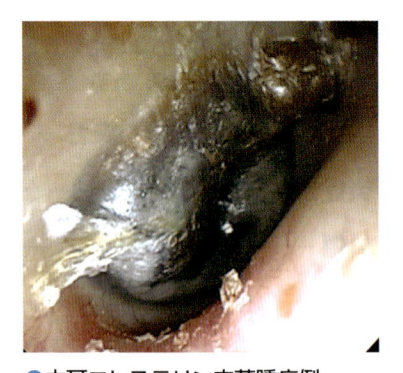

●中耳コレステリン肉芽腫症例（▶p.22）
暗青色の貯留液が透見される．この症例では鼓膜は膨隆しているが，陥凹している症例も多い．

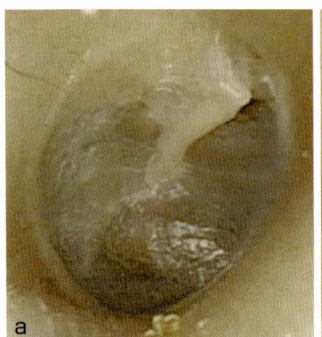

●耳管開放症例（▶p.23）
a：陥凹時，b：膨隆時．
鼓膜は菲薄化し呼吸性の動揺がみられる．

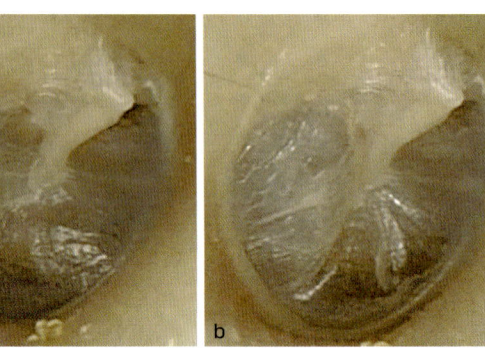

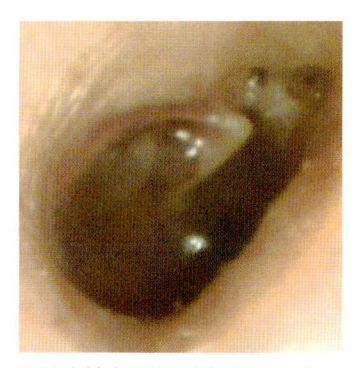

●航空性中耳炎症例（▶ p.23）
鼓膜緊張部，弛緩部に陥凹がみられ，発赤を伴う貯留液を認める．後上象限には一部気相もみられる．
（浦野正美先生より提供）

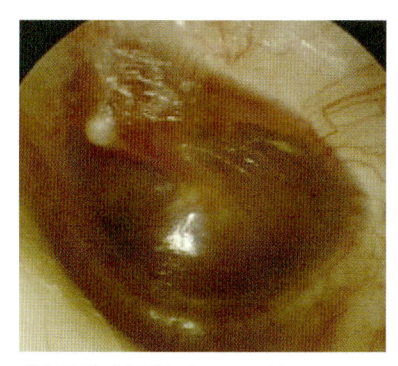

●航空性中耳炎（▶ p.112）
耳痛，耳鳴を伴う．鼓膜の血管の拡張を伴い鼓膜全体の軽度発赤を認める．

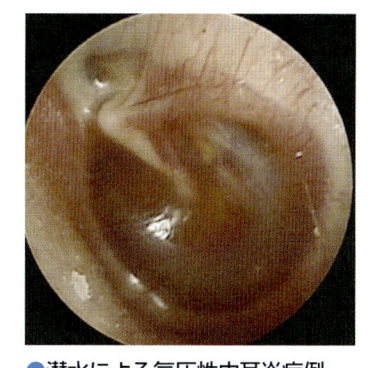

●潜水による気圧性中耳炎症例（▶ p.113）
耳抜きできずに耳痛，耳閉塞感，自声強聴（左側＞右側），過去の中耳炎の既往と考えられる鼓膜弛緩部にdimple様所見があり，中耳腔は貯留液で充満している．

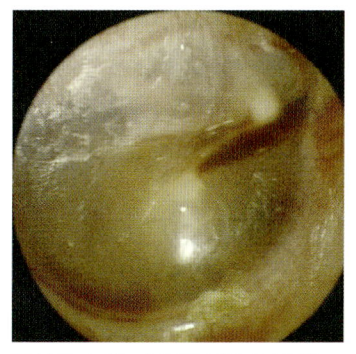

●ドライブによる峠越え・下山時の耳閉塞感・難聴症例（▶ p.114）
無自覚性．移動教室にて富士山5合目へいった学童．

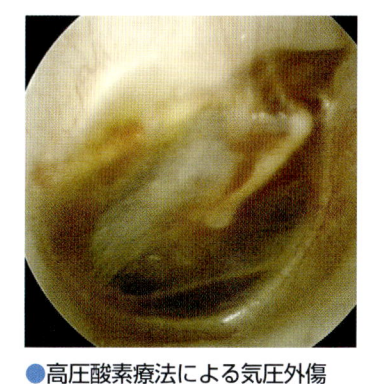

●高圧酸素療法による気圧外傷（▶ p.115）
初診時．高圧酸素療法を3日間うけ，耳の違和感，自声強聴のため来院．

炎症性疾患

各種の中耳炎でさまざまな所見を呈している．

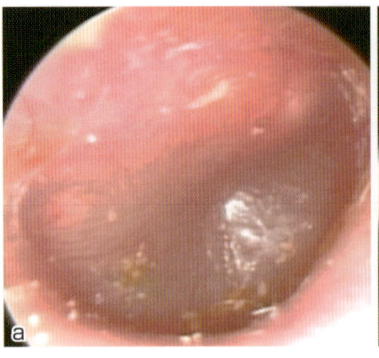

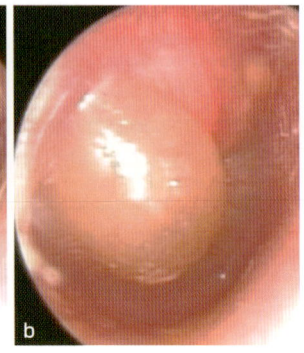

● 急性中耳炎症例（▶ p.24）
a：鼓膜，外耳道皮膚の発赤，腫脹がみられる．
b：鼓膜後部からの水疱を形成している．
（浦野正美先生より提供）

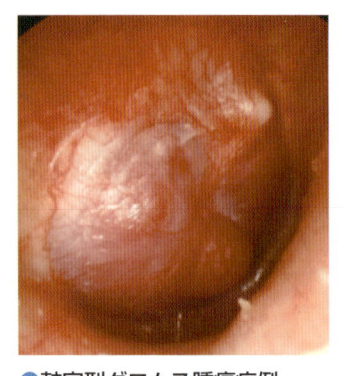

● 鼓室型グロムス腫瘍症例（▶ p.24）
血管の怒張を伴う不正な赤色病変が鼓室内にみられる．

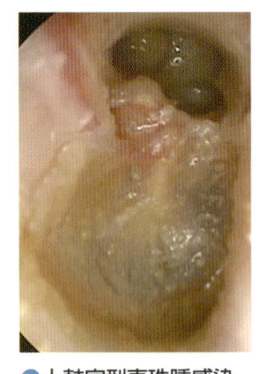

● 上鼓室型真珠腫感染症例（▶ p.24）
上鼓室に大きな骨欠損部を認める．同部位の感染により鼓膜，外耳道に膿が流出している．

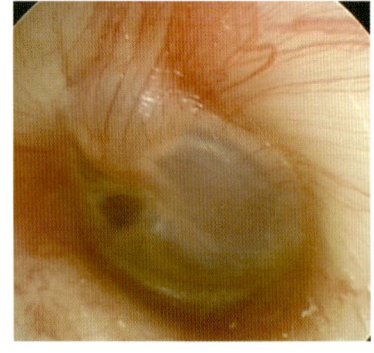

● 擤鼻による耳障害（▶ p.116）
擤鼻による耳痛，上咽頭炎，アレルギー性鼻炎を伴った症例．

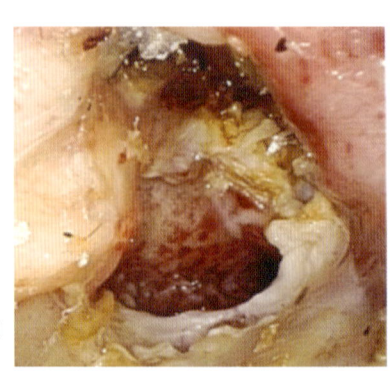

● 真珠腫性中耳炎から内耳炎を生じた症例（初診時）（▶ p.157）
鼓膜穿孔と穿孔縁からの上皮の鼓室内への進展がみられる二次性真珠腫．

外傷

外傷性鼓膜穿孔は外傷の病態のより穿孔の形態が異なり，その程度によっても耳小骨損傷や内耳障害などの種々の合併症をきたす．また，放置した場合の遅発性合併症にも注意を要する．

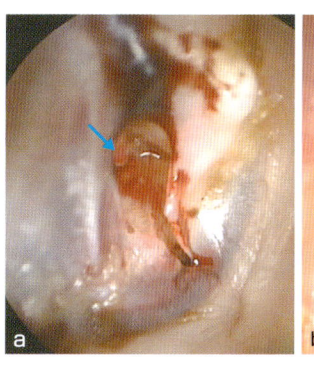

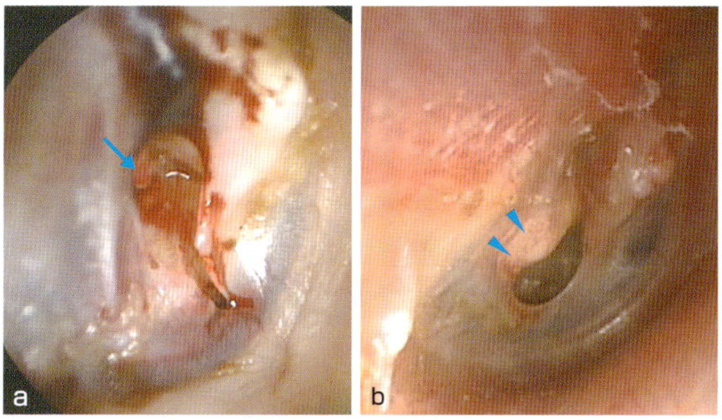

●外傷性鼓膜穿孔症例（▶ p.25）
a：外リンパ瘻合併例．鼓膜後上部に穿孔を認め，穿孔から内方に偏移したキヌタ・アブミ関節（→）が認められる．
b：耳小骨離断合併例．鼓膜後方に穿孔を認め，穿孔後部に偏移したキヌタ骨長脚（▶）がみられる．

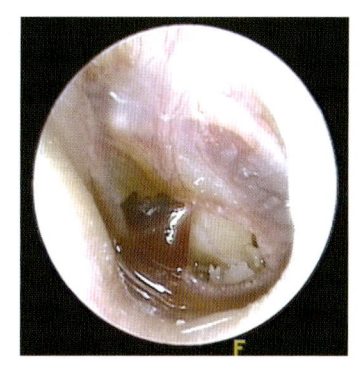

●殴打による鼓膜穿孔症例（▶ p.75）
受傷直後．

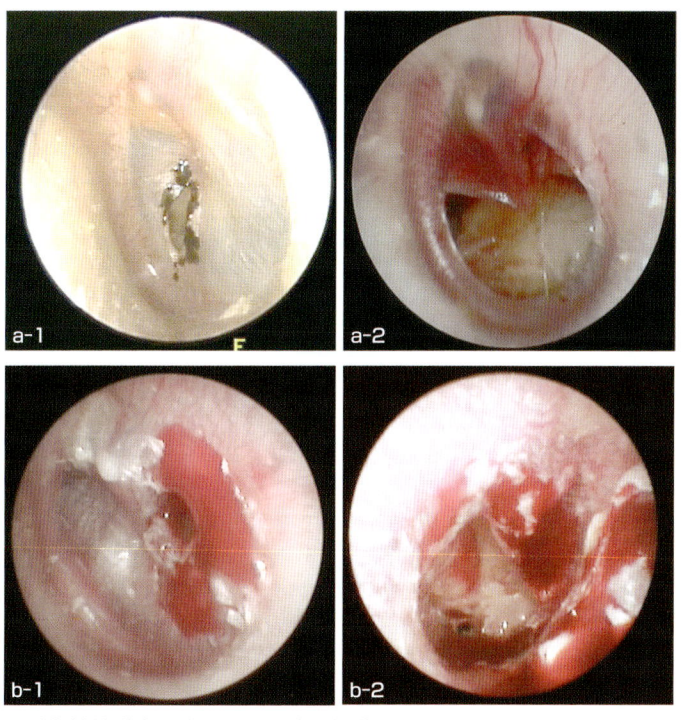

●外傷性鼓膜穿孔症例の初診時の鼓膜写真（▶ p.72）
a：介達性．1：転倒による側頭部打撲，2：ドッジボールによる打撲．
b：直達性．耳かき，または綿棒による損傷．
介達性では，小穿孔例が多く血塊や耳漏の発生は比較的少ない．一方，直達性の症例では，鼓膜のみならず外耳道皮膚や鼓室粘膜の損傷も合併することが多く，しばしば血塊や耳漏，角化物の堆積が認められる．

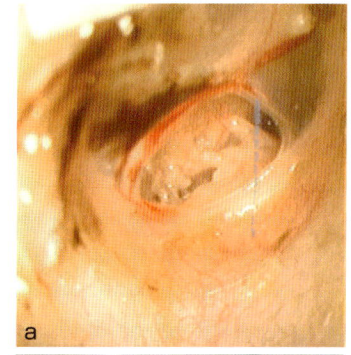

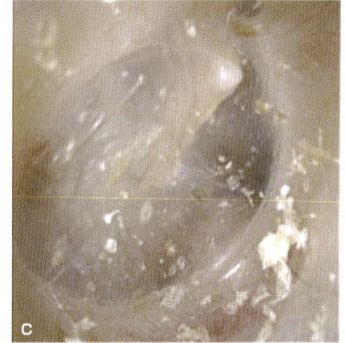

●耳かきによる外傷性鼓膜穿孔例の右鼓膜（▶ p.79）
a：初診時（受傷後 1 か月）．
c：受傷後 5 か月．

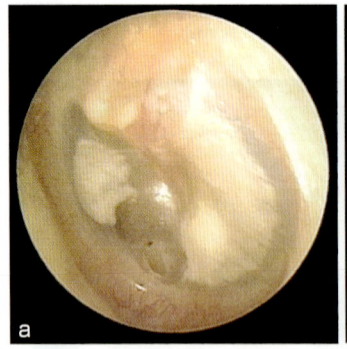

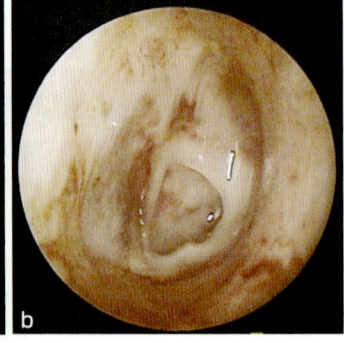

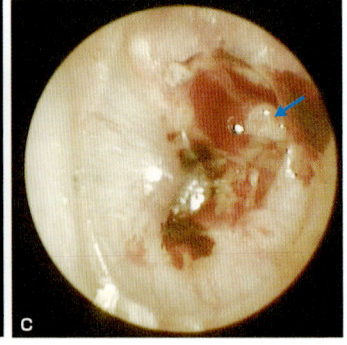

●**外傷性鼓膜穿孔例**（▶ p.73）
a：鼓膜小穿孔のみ，b：穿孔および耳小骨連鎖離断，c：穿孔，耳小骨連鎖離断および内耳障害．aは殴打による介達性の受傷例．b，cはそれぞれ耳かきおよび木の枝による直達性の受傷例．鼓膜小穿孔のみでは，低音部の軽度の気骨導差にとどまるが，耳小骨連鎖離断を伴う場合には全周波数の大きな気骨導差を認め，内耳障害が加わる場合には，骨導閾値上昇も認められる．cの症例では，鼓膜穿孔を通しアブミ骨頭（→）が観察される．

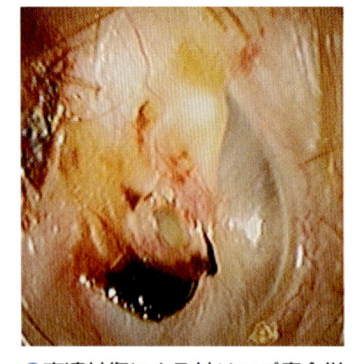

●**直達外傷による外リンパ瘻合併例の右鼓膜所見**（▶ p.68）
後上部に小穿孔を認めた．

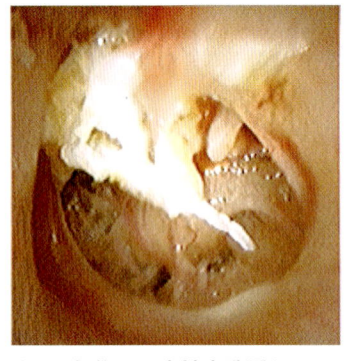

●**30年後に二次性真珠腫をきたした症例の左鼓膜所見**（▶ p.78）
15歳時に外傷性鼓膜穿孔を生じたが手術拒否し，30年後に二次性真珠腫をきたした．

●**外傷に伴い鼓膜に穿孔を有する症例**（▶ p.143）
鼓膜の穿孔部からキヌタ・アブミ関節がみえる．このような症例で耳漏や異物を合併すると，処置の際に思わぬ合併症をきたしかねないので気をつける．

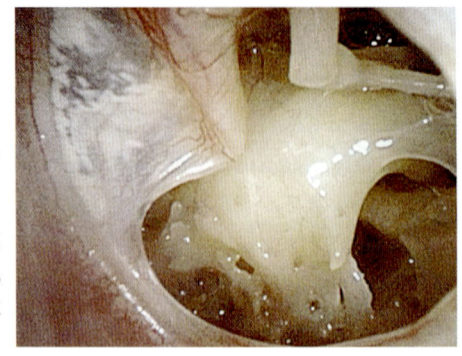

索引

和文索引

あ

悪性腫瘍	52
アセタゾラミド	214
アデノシン三リン酸二ナトリウム	
水和物	251
アデホス-L コーワ®	214
アデホスコーワ®	214, 251
アブミ骨筋反射（検査）	
	30, 36, 270, 277
アミノグリコシド系抗菌薬	30

い

医原性外リンパ瘻	141
イソソルビド	185, 214, 215, 218, 221
治療効果	186
イソバイド®	186, 214
一側感音難聴	43
一側性難聴	19, 163
遺伝子解析	
急性低音障害型感音難聴	204
遺伝性難聴	18
異物	18
インフォームドコンセント	
音響外傷	254, 256
外傷性鼓膜穿孔	77
急性低音障害型感音難聴	220
ステロイド使用にあたって	255

う

ウイルス性中耳炎	167, 169
ウイルス性難聴	160
ウェーバー法	111
ウェゲナー肉芽腫	41
——による感音難聴	40
ウォークマン難聴	11

え

塩基性線維芽細胞増殖因子	74

お

横骨折	90
オキシメタゾリン	120
音響外傷	30
インフォームドコンセント	254
検査	250
プライマリケア	248
防御	252
銃火器による——	256
音響刺激	180
音響性聴力障害	248
音響による急性難聴	226
温度眼振検査	231

か

外耳炎	18
外耳気圧外傷	107
外耳道疾患	20
外耳道湿疹	211
外耳道真珠腫	211
外傷	25, 34
外傷初期診療	83
外傷初期診療ガイドライン日本版	83
外傷性外リンパ瘻	137
外傷性鼓膜穿孔	18, 25, 64, 72
インフォームドコンセント	77
自然閉鎖率	66
手術治療	66
純音聴力検査	73
診断治療のフローチャート	67
随伴症状	71
注意事項	77
外傷性耳小骨離断	97
外傷性遅発性内リンパ水腫	128
外傷性良性発作性頭位めまい症	128
介達性鼓膜穿孔	64
海綿状血管腫	263
外リンパ瘻	11, 17, 18, 23, 31, 40, 42,
	102, 122, 132, 201, 224
アブミ骨手術後	134
医原性	134, 141
外来診療中に誘発した場合の	
対処	143
患者，家族への説明	144
原因・誘因	123
手術適応と時期	102
手術の実際	140
診断基準	123
診断のフローチャート	124
中耳外傷性	132
適応と手術のタイミング	
	138, 140
難聴，めまいの発生機序	102
発症の誘因	122
病態	122
誘因	141
耳管通気に伴う——	142
頭部外傷性——	132
特発性——	211
鼻ネブライザーによる——	142
外リンパ漏出	133
蝸牛型メニエール病	
	176, 183, 198, 217
治療	185
蝸牛神経活動電位	179
蝸牛マイクロホン電位	179
加重電位	179
ガスリー検査	168
画像検査	
外リンパ瘻	125
中枢性難聴	265
蝸電図検査	179
化膿性内耳炎	
髄膜炎由来の——	149
耳由来の——	148
感音難聴	3, 28, 30, 44
自己免疫疾患に伴う——	211
眼振検査	271
癌性髄膜炎	263
鑑別診断	
中枢性難聴	266
顔面神経麻痺	95, 169

き

気圧外傷	106, 110
——を起こす危険な圧変化と	
因子	118
外耳	107
再発予防	118
中耳	108

治療のポイント	110
内耳	108
予測	118
予防	119
気圧性中耳炎	
潜水による——	112, 113
機能性難聴	18, 226, 276, 280
純音聴力検査	277
診断後に話す内容について	283
診断の流れ	276
問診内容	282
急性音響性感音難聴	10, 18
急性感音難聴	6, 32, 48
診断	9
多発脳梗塞による——	49
肺癌の髄膜癌腫症による——	53
ベーチェット病による——	51
急性中耳炎	18, 24, 56, 150
——による内耳炎	155
急性低音障害型感音難聴	10, 18, 31, 35, 194, 203, 207, 213, 220, 227
遺伝子解析	204
インフォームドコンセント	220
患者数の推移	194, 195
経過予後	221
再発予防	217
自覚症状	195
診断基準	198, 199, 208
生活指導	221
性別・年齢分布	194
治療法の選択	215
治療をめぐる問題点	215
病態	198, 200
メニエール病との鑑別	210
メニエール病（内リンパ水腫）との関連性	202
メニエール病への移行	198, 200
薬物治療	221
予後	196
急性伝音難聴	6
急性難聴	2, 6
——をきたす疾患	28
——を示す感音難聴の発症パターン	31
——を示す伝音難聴の鑑別	29
画像診断	40
鑑別診断	6
原因	3

原因と発症・進行性のパターン	17, 18
代表的症例	6
分類	2
中枢性疾患に伴う——	3
く	
グリセロールテスト	177, 198
け	
携帯音楽プレーヤー	
使用上の注意	255
こ	
高圧酸素療法	114, 115, 236, 238
抗うつ薬	221
高音漸傾型	35
航空性中耳炎（中耳症）	23, 110, 111, 112, 118
抗好中球細胞質抗体関連血管炎	151, 158
好酸球性中耳炎	150
——による内耳炎	157
高次脳機能障害の合併	
側頭骨骨折	91
高速エレベーター	113
更年期障害	219
擤鼻	115
——による耳障害	116
抗不安薬	221
後迷路性難聴	268, 272
語音聴力検査	266, 270, 277
鼓室外誘導法	180
鼓室型グロムス腫瘍症例	24
鼓室内滲出液	21
鼓室内ステロイド注入療法	234
鼓室内誘導法	179, 181
骨導閾値上昇	56
機序	57
鼓膜換気チューブ	243, 244
鼓膜所見	20
外リンパ瘻	124
急性難聴をきたす疾患との関係	26
耳小骨離断	98
内耳炎	154
鼓膜穿孔	
自然閉鎖率	77

殴打による——	75
コルヒチン®	52
五苓散	214
混合難聴	3
さ	
災害共済給付申請用書類	76
細菌性内耳炎の臨床像	148
柴苓湯	214
詐聴	276, 280
し	
ジーグル耳鏡	29
耳音響放射（検査）	266, 271, 278
耳管開放症	22, 23, 211
耳管換気不全	21
耳管狭窄症	211
耳管鼓室気流動態法	118
耳管通気	142, 145
——による併発症	117
自記オージオメトリー	270
シクロホスファミド	218
耳硬化症	18
耳垢栓塞	18, 227
自己免疫疾患	18
——に伴う感音難聴	211
自己免疫性感音難聴	51
耳小骨離断	97
原因と病態	97
鼓膜所見	98
手術適応	101
単独例での治療方針	103
治療方針決定の流れ	101
シスプラチン	30
自声強聴	195
耳性髄液漏	136
持続音検査	277
耳痛	13
耳内清掃	74
自発眼振所見	
内耳炎	154
耳閉感	3, 14
耳閉塞感	195
ドライブによる峠越え・下山時の——	114
耳鳴	3, 15, 195, 234
耳鳴再訓練療法	234
縦骨折	88

腫瘍	263
純音聴力検査	35, 56, 98
外傷性鼓膜穿孔	73
外リンパ瘻	125
機能性難聴	277
中枢性難聴	264, 269
メニエール病	176
循環改善薬	221
漿液性内耳炎	148
上鼓室型真珠腫感染症例	24
小脳橋角部腫瘍	212
上半規管裂隙症候群	18, 211
職業性慢性音響性聴器障害	257
自律神経調節薬	221
耳漏	13, 14
心因性難聴	32, 226, 276, 280, 284
診療の流れ	281
神経興奮性検査	96
神経鞘腫	226
人工内耳	
ムンプス難聴症例に対する――	165
真珠腫性中耳炎	18, 141, 150
――による内耳炎	156
滲出性中耳炎	18, 21, 211
浸透圧利尿薬	185

す

髄液耳漏	13
随伴症状	13, 14
外傷性鼓膜穿孔	71
水平型	35
髄膜炎	18
睡眠障害	219
睡眠導入薬	221
ステロイド	52, 65, 152, 186, 211, 213, 216, 218, 221, 222, 226, 234, 251, 254, 256
鼓室内投与法	242
併用療法の効果	241
ステロイド依存性感音難聴	18, 211
ステロイド依存性難聴	225
ストレス源の評価	191

せ

生化学的検査	
外リンパ瘻	125
生活習慣病	231

セフカペンピボキシル塩酸塩	74
ゼルフォーム®	241
前下小脳動脈	48
前下小脳動脈症候群	262
穿孔辺縁処置	74
潜水	
――による気圧性中耳炎	113
――による障害	23
――による中耳気圧外傷の分類	108
耳抜き	112
前庭水管拡大症	18, 43
前庭誘発筋電位検査	231
先天性外リンパ瘻	136
閉鎖法	137
先天性サイトメガロウイルス感染症	167, 168
先天性難聴	167
先天性風疹症候群	167

そ

騒音性一過性聴覚閾値変化	248
騒音性永続性聴覚閾値変化	248
騒音性難聴	257
診断の要件	257
臨床上の問題点	258
側頭骨骨折	18, 82, 87, 94
合併症	93
合併症に対する外科治療	96
高次脳機能障害の合併	91
随伴症状のプライマリケア	93
分類	87
交通外傷による――	82
側頭骨腫瘍	18

た

ダイアモックス®	214
代謝賦活薬	221
対側型遅発性内リンパ水腫の診断	177
多発性硬化症	263
多発性耳硬化症	18
多発脳梗塞による急性感音難聴	49
炭酸ガス吸入	251

ち

チクロピジン塩酸塩	52
遅発性内リンパ水腫	176, 184

診断基準	177
治療	185
チャーグ・ストラウス症候群	151
中耳炎	
――から内耳障害の発症機序	60
――による内耳障害の診断の流れ	57
内耳障害を伴う――	59
中耳加圧療法	218
中耳外傷	97
診断の流れ	98
中耳外傷性外リンパ瘻	126
中耳気圧外傷	108
中耳機能検査	29
中耳コレステリン肉芽腫症例	22
中枢疾患	48
中枢性難聴	262, 272
画像検査	265
鑑別	262
鑑別診断	266
純音聴力検査	264, 269
診断の進め方	264, 265
病歴の聴取	268, 269
プライマリケア	268
聴覚過敏	195
聴覚系随伴症状	93
聴覚障害	
携帯音楽プレーヤーによる――	255
聴神経腫瘍	18, 42, 226, 263
聴性定常反応	38
聴性脳幹反応	31, 33, 38, 271, 277
聴性誘発電位検査	266
直達外傷による外リンパ瘻合併例	68
直達性鼓膜穿孔	64

つ

椎骨脳底動脈系閉塞	18

て

低音障害型感音難聴	176, 208
――を示す遺伝性難聴	38
ディスコ難聴	254
低分子デキストラン糖®	214
ティンパノグラム	35
デカドロン®	214
デキサメタゾン	59, 214, 234, 243, 244
デシベルレベル	249

テルダーミス® 74
伝音難聴 3, 28
電気神経検査 96

と

頭位眼振検査
　　外リンパ瘻 125
当帰芍薬散 219
頭部外傷性外リンパ瘻 126
頭部打撲 34
トゥリオ現象 211
特発性外リンパ瘻 139
特発性低髄液圧症候群 211, 272
特発性難聴 225
特発性両側性感音難聴 18, 32
突発性難聴
　　9, 17, 18, 43, 44, 224, 233, 234, 240
　　MRI 画像所見 231
　　オージオグラムの聴力型 229
　　改善率の定義 236
　　患者への説明 228
　　鑑別診断のための問診と検査 227
　　厚生省研究班による聴力予後
　　　判定結果 236
　　疾患感受性遺伝子 204
　　初診時聴力レベル 229
　　診断 225
　　治療効果 236
　　陳旧例治療 236
　　陳旧例に対する高圧酸素療法
　　　の適応 239
　　ドラッグデリバリーシステム
　　　 241
　　脳血管障害との関連 9
　　予後診断 229
　　低音障害型── 209
突発難聴の原因 225
ドラッグデリバリーシステム 241

な

内耳炎 40, 148
　　──をきたす疾患 149, 150
　　急性中耳炎 155
　　鼓膜所見 154
　　自発眼振所見 154
　　診断のためのチェック項目 153
　　標準純音聴力検査 154

プライマリケア 153
平衡機能検査 154
瘻孔症状 154
　　ANCA 関連血管炎による── 158
　　好酸球性中耳炎による── 157
　　真珠腫性中耳炎による── 156
　　慢性中耳炎による── 156
内耳気圧外傷 108
内耳循環改善薬 59
内耳循環障害 200
内耳障害 56, 65
　　──を伴う中耳炎 59
　　後迷路障害との鑑別 32
内耳振盪症 128
内耳性難聴と後迷路性難聴の鑑別 33
内耳瘻孔 201
内リンパ水腫
　　44, 45, 183, 184, 202, 213, 214
　　画像診断 203
　　原因 218
　　診断 32
内リンパ嚢手術 218
ナシビン® 120
難聴 195
　　進行のパターン 16
　　診断のためのフローチャート 39
　　レベル 34

に

二次性真珠腫 78

ね

ネオラミン・スリービー® 214
ネブライザー 145
ネブライザー中の耳違和感 117

の

脳血管障害 17, 226, 262
脳表ヘモジデリン沈着症 272

は

パッチ 65
パッチテスト 29, 73, 98
鼻ネブライザー 142
パナルジン® 52
原田病 18
バリキサ® 169

バルサルバ法 111, 112
半規管麻痺 231
ハント症候群 13, 18, 225

ひ

肥厚性脳硬膜炎 272
歪成分耳音響放射（検査）
　　　 37, 230, 278
ビタミン B_{12} 59
ビタミン製剤 214, 221
非内リンパ水腫
　　病態の混在 200
ピペラシリン 152
標準純音聴力検査
　　内耳炎 154
疲労現象 33

ふ

複合活動電位 179
プライマリケア
　　音響外傷 248
　　中枢性難聴 268
　　内耳炎 153
プランルカスト 120
ブリューニングス拡大耳鏡 29
プレドニゾロン® 52, 213
プレドニン® 51, 59
フロモックス® 74

へ

平衡機能検査 58
　　内耳炎 154
平衡訓練 189
　　北里大の運動内容 190
ベーチェット病
　　──による急性感音難聴 51
ペーパーパッチ 74
ベスキチン W® 65, 74
ヘッドホン難聴 255

ほ

ボイルの法則 107
補充現象 33, 36
ホルネル徴候 48

ま

マイクロウィック 242
マイクロカテーテル 242

慢性中耳炎 25, 150
　　——による内耳炎 156

み
三菱難聴訴訟事件 257
耳抜き 119

む
ムンプス 171
ムンプス難聴　17, 18, 160, 161, 224
　　診断基準 162
　　治療 164
　　発症機序 164
　　予防 171
ムンプス難聴症例に対する人工内耳 165
ムンプスワクチン 160, 171

め
迷路気腫
　　アブミ骨陥入を伴う—— 133
迷路骨包骨折型側頭骨骨折 133
メコバラミン 113, 251
メチコバール® 113, 116, 214, 251
メチルプレドニゾロン 243
メニエール病　18, 19, 45, 176, 183, 189, 202, 209, 213, 214, 217, 226
　　蝸電図 180
　　再発予防のための日常アドバイス 192
　　純音聴力検査 176, 178
　　新ガイドライン 210
　　診断基準 184, 200
　　ステージ分類 178
　　ステロイド使用のための参考資料 187
　　生活指導 191
　　聴力の変動パターン 178
　　治療 185
　　発作予防対策 191, 192
メニエット® 218
めまい 3, 15, 208
　　急性期（発作期）の治療 185
免疫異常に伴う難聴 225

も
モンディーニ型内耳奇形 136
モンテルカスト 120

や
薬剤性難聴 18

ゆ
有酸素運動 192

ら
ラムゼイ・ハント症候群 169

り
利尿薬 214
流行性耳下腺炎 160
リンデロン® 152

ろ
瘻孔検査
　　外リンパ瘻 125
瘻孔症状
　　内耳炎 154
ロック難聴 11, 254
ロメフロキサシン塩酸塩 74
ロメフロン® 74

わ
ワレンベルグ症候群 48

欧文索引

数字
3D-FLAIR 40

A
AAO-HNS（American Academy of Otolaryngology-Head and Neck Surgery） 176
ABC 82
acute hearing loss 2
acute low-tone sensorineural hearing loss（ALHL）
　　10, 31, 194, 202, 207, 213, 217, 220
　　準確実例の診断 207
acute noise-induced sensorineural hearing loss 10
acute sensorineural hearing loss 48
aerootitis 118
AICA（anterior inferior cerebellar artery） 48
AICA 症候群 48
ANCA（antineutrophil cytoplasmic antibody）関連血管炎 151
　　——による内耳炎 158
ATP 製剤 113, 116, 214, 215
auditory brainstem response（ABR） 31, 38, 271, 277
auditory nerve action potential（AP） 179
auditory steady-state response（ASSR） 38
autoimmune sensorineural hearing loss 51
autoinflation 119

B
barotrauma 106, 110
b-FGF 74
Boyle's law 107
Brünings 拡大耳鏡 29

C
C_2 型 36
c^5 dip 250, 257
canal paresis（CP） 231
central hearing loss 262, 268
Churg-Strauss 症候群 151
cochlear microphonics（CM） 179
cochlin-tomoprotein（CTP） 125, 130, 211
compound action potential（CAP） 179
conductive hearing loss 28
congenital cytomegalovirus infection（CMV） 168
congenital rubella syndrome 167

D
definitive therapy 84
delayed endolymphatic hydrops 176, 184
DEX 243, 244
dislocation of ossicles 97
distortion product otoacoustic emission（DPOAE） 37, 230, 278
double membrane break theory 102
drug delivery system 241

日本嚥下医学会 学会誌

嚥下医学

年間定期購読申込受付中!

創刊号 (Vol.1 No.1) 大好評発売中!

疾患の概念・治療・評価に関する最新の知見を掲載
嚥下障害の評価や治療・ケアに関する原著論文を多数掲載

メディカルスタッフに役立つ情報が満載
嚥下機能の評価方法、嚥下障害の治療・リハビリテーションの解説など看護師・言語聴覚士などメディカルスタッフにとって有益な情報を多数提供

チーム医療の実践をサポート
嚥下の問題のある患者さんの予後予測、治療・ケアの方針決定のうえでの指針を提示

動画配信によるわかりやすい解説
嚥下障害の病態の理解を促すために視覚的にインパクトのある動画を配信

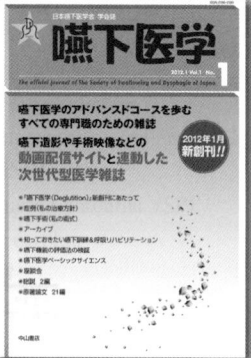

読者対象
医師 (耳鼻咽喉科, 神経内科, 呼吸器科, リハビリテーション科, 脳神経外科など), 看護師, 言語聴覚士, 理学療法士など

●編集委員
藤島一郎(浜松市リハビリテーション病院病院長, 日本嚥下医学会理事長)
梅﨑俊郎(九州大学医学研究院耳鼻咽喉科講師)
加藤孝邦(東京慈恵会医科大学耳鼻咽喉科教授)
山脇正永(京都府立医科大学総合医療・医学教育学教授)
谷口 洋(東京慈恵会医科大学附属柏病院神経内科講師)

●編集顧問
小宮山荘太郎(九州大学医学部名誉教授, 初代日本嚥下医学会理事長)

嚥下医学のアドバンスドコースを歩むすべての専門職のための雑誌

年間定期購読料 ▶ 定価2,940円 (本体2,800円+税)
※送料サービスです.
※お支払は前金制です.
B5判, 約300頁, 並製

Vol.1 No.2刊行予定 (2012年9月下旬)

中山書店 〒113-8666 東京都文京区白山1-25-14 TEL 03-3813-1100 FAX 03-3816-1015
http://www.nakayamashoten.co.jp/

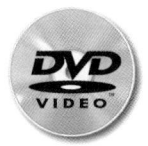

耳鼻咽喉科頭頸部外科 外来手術の基本テクニック

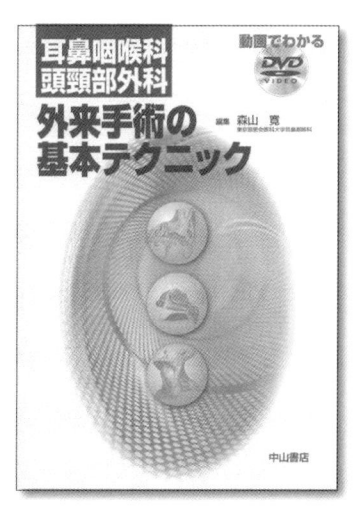

動画DVD付

編集●**森山 寛**（東京慈恵会医科大学耳鼻咽喉科教授／病院長）

ここ最近，日帰り手術で対応できる耳鼻咽喉科疾患が増えています．外来で行われる手術を，書籍とDVD-Videoで解説．本書に収められた21手技すべてが付属DVDに収録されています．

B5判並製／152頁／定価9,450円（税込）

ISBN4-521-67601-4

外来診療の守備範囲を広げる動画付き

DVD収録手技の一例▶ 外耳道異物，耳垢除去，鼓室換気チューブ留置，鼻茸切除，鼻出血止血，鼻骨骨折，唾石摘出，ポリープ切除，いびき症，咽喉頭異物，頸部腫瘤摘出など

中山書店 〒113-8666 東京都文京区白山1-25-14　TEL 03-3813-1100　FAX 03-3816-1015
http://www.nakayamashoten.co.jp/

実地医家の日常診療で遭遇する実際的なテーマを中心にとりあげ，
診療実践のスキルと高度な専門知識をわかりやすく解説

ENT ［耳鼻咽喉科］ 臨床フロンティア

全10冊

編集委員●小林俊光（東北大学）髙橋晴雄（長崎大学）浦野正美（浦野耳鼻咽喉科医院）

●B5判／並製／オールカラー／各巻平均280頁／本体予価13,000円

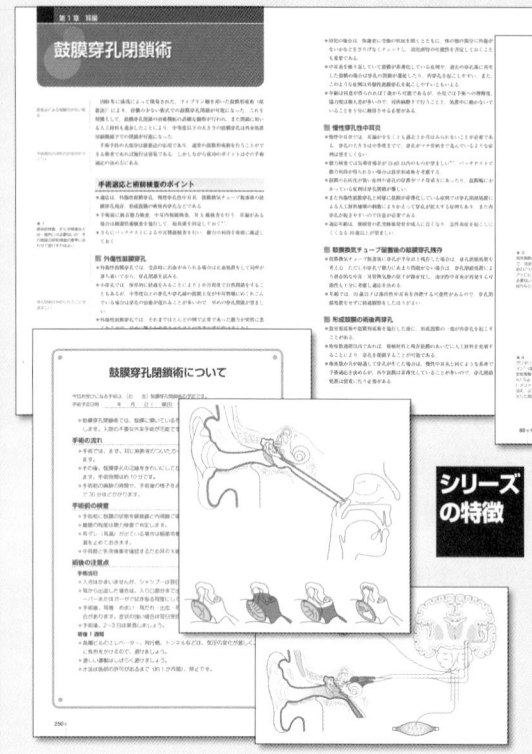

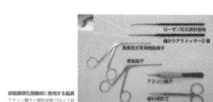

シリーズの特徴

▶ 実地医家の日常診療に求められる**身近なテーマ**が中心

▶ **高度な専門知識と診療実践のスキル**をわかりやすく，かつビジュアルに提示

▶ **高度な機器がなくても可能な検査，処置，小手術**などに重点をおいた解説

▶ 患者説明用の文例やイラスト集など，**インフォームド・コンセント**の際にも活用できるツールを提供
（イラスト集は弊社ホームページより画像データをダウンロードしてご利用いただけます）

全10冊の構成と専門編集

	タイトル	編者
■	実戦的**耳鼻咽喉科検査法**	小林俊光（東北大学）
■	耳鼻咽喉科の**外来処置・外来小手術**	浦野正美（浦野耳鼻咽喉科医院）
■	**急性難聴の鑑別**とその対処	髙橋晴雄（長崎大学）
□	**めまい**を見分ける・治療する	内藤 泰（神戸市立医療センター中央市民病院）
□	**がんを見逃さないために**—頭頸部癌診療の最前線	岸本誠司（東京医科歯科大学）
□	プライマリケアにおける**のどの異常への対応**	久 育男（京都府立医科大学）
□	**口腔・咽頭疾患と歯牙疾患**の臨床	黒野祐一（鹿児島大学）
□	**風邪症候群と関連疾患**—そのすべてを知ろう	川内秀之（島根大学）
□	**子どもと高齢者**に特徴的な耳鼻咽喉科疾患	山岨達也（東京大学）
□	耳鼻咽喉科**最新薬物療法**	市村恵一（自治医科大学）

定価（本体13,000円＋税）

※諸事情によりタイトルなど変更する場合がございます．

お得なセット価格のご案内

全10冊予価合計 **130,000円＋税**
↓
セット価格 **117,000円＋税**

13,000円おトク!!

※お支払は前金制です．
※送料サービスです．
※お申し込みはお出入りの書店または直接中山書店までお願いします．

中山書店 〒113-8666 東京都文京区白山1-25-14
TEL 03-3813-1100 FAX 03-3816-1015
http://www.nakayamashoten.co.jp/